TRANSFORMAÇÃO

TRANSFORMAÇÃO

Como buscar a cura para o trauma

James S. Gordon

Tradução de
Lucas Bandeira

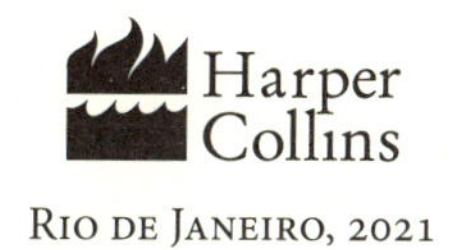

Rio de Janeiro, 2021

Título original: *The Transformation: Healing Trauma to Become Whole Again*

Este livro contém conselhos e informações sobre cuidados com a saúde. Ele deve ser usado de maneira suplementar, não como substituto de acompanhamento médico ou de outro profissional com formação em saúde. Se você souber ou suspeitar que tem problemas de saúde, é recomendado que procure conselho médico antes de embarcar em qualquer programa ou tratamento. Todos os esforços foram feitos para garantir a exatidão das informações do livro até a data de publicação. A editora e o autor isentam-se da responsabilidade sobre todo resultado médico que possa advir da aplicação dos métodos sugeridos neste livro.

Diretora editorial: *Raquel Cozer*
Gerente editorial: *Alice Mello*
Editora: *Lara Berruezo*
Copidesque: *Fernanda Marão*
Assistência editorial: *Anna Clara Gonçalves e Camila Carneiro*
Revisão: *Rowena Esteves*
Design de capa: *Anderson Junqueira*
Diagramação: *Abreu's System*

Dados Internacionais de Catalogação na Publicação (CIP)
(Câmara Brasileira do Livro, SP, Brasil)

Gordon, James

Transformação : como buscar a cura para o trauma / James Gordon ; tradução de Lucas Bandeira de Mello. -- Rio de Janeiro : HarperCollins Brasil, 2021.

Título original: Transformationl
ISBN 978-65-5511-203-0

1. 1. Autoajuda - Técnicas. 2. Estresse pós-traumático - Distúrbios - Tratamento alternativo 3. Mente e corpo 4. Trauma psíquico - Tratamento alternativo I. Título.

21-76457 CDD-616.8521
NLM-WM 170

Índices para catálogo sistemático:

1. Trauma psíquico : Tratamento alternativo : Medicina 616.8521

Cibele Maria Dias – Bibliotecária – CRB-8/9427

Os pontos de vista desta obra são de responsabilidade de seu autor, não refletindo necessariamente a posição da HarperCollins Brasil, da HarperCollins Publishers ou de sua equipe editorial.

HarperCollins Brasil é uma marca licenciada à Casa dos Livros Editora LTDA.

Rua da Quitanda, 86, sala 218 – Centro
Rio de Janeiro, RJ – CEP 20091-005
Tel.: (21) 3175-1030
www.harpercollins.com.br

Para Gabriel Gordon-Berardi e Jamie Lord: vocês estão em meu coração

e

William Alfred, Robert Coles, Sharon Curtin e Shyam Singha:
vocês iluminaram meu caminho e tornaram minha jornada calorosa

Sumário

Introdução

HÁ DOIS EQUÍVOCOS comuns e perigosos sobre o trauma psicológico.

O primeiro é que o trauma (que vem de uma palavra grega que significa "ferida") só atinge alguns de nós: combatentes ou civis numa guerra, vítimas de desastres naturais, sobreviventes de estupro e incesto, crianças que cresceram em famílias rígidas e sórdidas.

O segundo é que o trauma é um desastre consumado, que causa danos emocionais permanentes, requer tratamento eterno e limita severamente a vida daqueles que passaram por ele.

NA VERDADE, mais cedo ou mais tarde, o trauma acontecerá com todos nós. Em uma pesquisa recente do governo americano, 60% dos adultos disseram que, quando crianças, sofreram abuso e/ou negligência significativos. Estudos sobre experiências adversas na infância (EAIs) nos anos 1990 mostraram que mais de um quarto dos americanos que responderam à pesquisa, todos de classe média, com escolaridade e financeiramente estáveis quando crianças, "apanharam com alguma ou muita frequência [...] com tanta força que [eles] apresentavam marcas ou ferimentos".[1]

É traumático ter uma doença que põe a vida em risco, ter uma incapacitação duradoura ou uma dor crônica,[2] até mesmo cuidar de alguém nessas condições é traumático.[3]

A pobreza é traumatizante,[4] assim como o racismo[5] e a discriminação de gênero.[6]

Perder alguém com quem se tem uma relação amorosa é profundamente traumatizante,[7] assim como perder um emprego que dava significado e propósito à nossa vida.[8]

E todos nós, se vivermos tempo suficiente, teremos que encarar os traumas de perder entes queridos e, quando envelhecermos, da fragilidade física e da morte.[9]

O trauma atingirá a todos nós e suas consequências podem ser terríveis. Essa é a verdade, e também uma má notícia. A boa notícia é que todos nós podemos usar ferramentas de autoconsciência e autocuidado para curar o trauma e, de fato, ficarmos mais saudáveis e mais completos do que éramos antes. Se aceitarmos a dor que o trauma nos inflige, ele pode abrir nossas mentes e corpos para a transformação da cura. Se relaxarmos com o caos que ele nos traz, uma nova ordem, mais flexível e estável, pode emergir. Nossos corações partidos podem se abrir com mais consideração, mais ternura e com um amor renovado pelo próximo, assim como por nós mesmos.

Esse é o ensinamento atemporal dos xamãs, os mais antigos curadores indígenas de nosso planeta, e das maiores tradições religiosas e espirituais: o sofrimento é o solo em que crescem a sabedoria e a compaixão; é a escola em que nos formamos, comprometidos em curar a dor dos outros. Estudos científicos recentes sobre o crescimento pós-traumático chegaram a conclusões similares.

Aprendi isso depois de cinquenta anos de atendimento clínico a pessoas traumatizadas, assim como enfrentando os desafios comuns e as perdas dolorosas de minha longa vida. É isso que quero compartilhar com você aqui, agora, em *Transformação*.

HÁ CINQUENTA ANOS, quando era residente na emergência do Jacobi, hospital público no Bronx, conheci Diana e comecei a trabalhar com a cura do trauma.

Na faculdade de medicina, havia aprendido a ingressar no mundo interior de crianças traumatizadas e de pessoas mais velhas lutando contra doenças graves, e a escutar minha própria confusão e meus problemas. Busquei a ajuda de Robert Coles, um jovem psiquiatra dos Serviço de Saúde da Universidade Harvard, que estava trabalhando com crianças negras de Nova Orleans que enfrentavam a violência das gangues para poder frequentar as escolas. Bob ajudou-me a aprender por mim mesmo as lições de Freud: como na primeira infância, os traumas da perda e de abusos esquecidos tornaram-me mais vulnerável às perdas no presente. Ele também era um exemplo de franqueza, comprometimento e coragem, ao compartilhar comigo a própria dor e a perda e mostrar que eu podia fazer a diferença, curando não apenas os pacientes individualmente, mas em um universo mais amplo. E Bob ajudou-me a começar a descobrir quem eu era, a valorizar minha identidade — uma ideia duradoura de mim mesmo que me ajudou a atravessar tempos difíceis.

Quando ainda era residente em enfermarias médicas e psiquiátricas, fui acolhendo as lições de outros professores que passei a conhecer, tanto na vida real quanto em livros.

Logo no início, encontrei *Em busca de sentido*, o curto livro de memórias de Viktor Frankl, psiquiatra judeu-austríaco que foi confinado pelos nazistas em campos de concentração.[10] Em Auschwitz, em meio ao abuso mais desumano e a um sofrimento inimaginável, Frankl encontrou o sentido e o propósito de sua vida. "O sofrimento deixa de ser sofrimento", escreveu Frankl, "no momento em que passa a ter um sentido". Frankl encontrou um sentido ao escutar, entender e ter compaixão pelos seus colegas presos e por si mesmo. Ele percebeu, mesmo quando sua esposa foi condenada à morte em outro campo, que "o amor é o bem definitivo e supremo que pode ser alcançado pela existência humana". Ele aprendeu a "dizer sim para a vida apesar de tudo". Ao ler Frankl e admirá-lo, descobri que queria fazer o mesmo.

AJUDAR DIANA A se curar exigiu que eu que usasse tudo que Bob — e os livros, a faculdade de medicina e a minha residência — me ensinou e exigiu uma disponibilidade para aprender e para correr riscos emocionais que eu não podia imaginar.

Diana chegou no meio do caos cotidiano da madrugada. Ela tinha o rosto alongado, cabelo castanho curto e um corpo compacto. Vestia uma saia lápis e uma camisa de gola peter pan, e falava do jeito alerta do Bronx, combinando oralidade desbocada com observações psicológicas improvisadas e certeiras. Sua ficha médica estava cheia de diagnósticos terríveis. Diversos psiquiatras mencionavam um "transtorno de personalidade limítrofe", outro falava em "múltiplas personalidades", e outro ainda sugeria que ela era "esquizofrênica". Ela me contou que seu terapeuta na época estava terminando a residência e que ela pensava em se matar.

Pelos dois anos seguintes, Diana e eu nos encontramos três a quatro vezes por semana. Eu era o médico dela, e ela era minha professora. Toda sessão era envolvente, surpreendente, fascinante. Eu nunca sabia quem apareceria no consultório: uma garota de oito anos aterrorizada; uma versão furiosa e assassina de sua mãe; uma mulher descolada na casa dos vinte anos; um bebê indefeso chupando o dedo.

Os traços de Diana mudavam para combinar com a personalidade que aparecia. Sua voz afinava quando se lamuriava, ficando mais aguda para berrar e gritar. Às vezes ela se encolhia num canto e ficava olhando para a frente intensamente, como se visse o fantasma da mãe. Seu trauma severo aparentemente fez seu ego se fragmentar, dissociando-se em diferentes personalidades que não estavam cientes umas das outras. Os estudos de caso de Freud ganhavam vida.

Ficou claro para mim que o diagnóstico de Diana era muito menos importante do que o trauma antigo, profundo e tantas vezes repetido, responsável pela sua trajetória tortuosa. Depois de um tempo, descobri como o abuso infantil moldou alguns dos sintomas mais perturbadores e desconcertantes de Diana. "Eu sou um lixo. Sou uma merda", rosnou ela uma tarde depois de mais de um ano de terapia, tão furiosa quanto envergonhada. "Minha mãe costumava enfiar minha cabeça na lixeira", disse ela entre soluços, enquanto revivia a cena. "Ela me dizia que o lixo era o meu lugar."

Às vezes eu ficava pasmo com a raiva de Diana — ao notar uma desatenção minha ou um vislumbre de pouca honestidade em minhas palavras. Às vezes eu ficava completamente assustado pelo que ela passava e temia que ela ferisse a si mesma. E, entre um tipo de medo e outro, em meio a todo o esforço para entendê-la e ao que ela me ensinava sobre mim mesmo como terapeuta e pessoa, eu sentia meu coração se abrindo, talvez mais do que nunca, enquanto estendia meus braços para abraçar a criança aterrorizada, a pessoa inteira que vivia dentro daquela jovem mulher dividida, aflita e valente.

Bem devagar, Diana começou a ter consciência de que os desafios do presente — as necessidades de seus filhos, a raiva e as demandas sexuais de seu marido, as minhas férias se aproximando — evocavam, como um "disparo", memórias de necessidades não atendidas, de iras ameaçadoras, do abuso e do abandono que deformaram sua infância.

À medida que Diana compartilhava e exauria seus traumas passados comigo, ela parecia ficar mais alta, mais ereta. "Eu me sentia segura com você. Havia um 'eu' ali que era real", contou-me ela anos depois. "Eu estava submergindo e você era acolhedor e firme. Eu me senti aceita, me sentia mais completa. Finalmente eu mesma."

Ao mesmo tempo que se sentia mais segura, Diana ia ficando mais carinhosa e generosa com os filhos. Sua angústia diminuía, seus medos e suas fúrias "malucas" começaram a se aquietar e a luz de sua mente penetrante se acendeu.

Ainda seriam necessários anos de um trabalho psicológico exigente, mas eu já percebia os fragmentos de seu ser começando a se entrelaçar. Eu começava a entender que era possível que até mesmo os traumas mais terríveis fossem curados.

Explorando alternativas

A residência psiquiátrica foi intensa e focada. Os dez anos como pesquisador do Instituto Nacional de Saúde Mental (NIMH, na sigla em inglês) foram abrangentes e exploratórios. Comecei com o que havia aprendido com Diana e no Bronx e passei a cuidar de crianças que fugiam de casa e desabrigadas, além de seus conselheiros, nas ruas de Washington, e perto do condado de Prince George. Mais tarde, depois que fui escolhido para criar um programa nacional, cuidei de crianças em situação de vulnerabilidade e suas famílias em todos os Estados Unidos.

Hoje sei que todos nós sofremos ou vamos sofrer traumas — idosos hospitalizados, pessoas claramente perturbadas como Diana, crianças que fugiram de casa ou desabrigadas, abusadas ou confusas, assim como meus colegas, meus professores e eu mesmo. E logo eu começaria a acreditar que todos nós podemos nos recuperar de traumas passados e encarar as ameaças e os golpes do futuro com resiliência ou até graça.

Ainda assim, eu sabia que faltavam peças em meu programa de recuperação do trauma. Precisava encontrar maneiras de entender melhor as dimensões física e espiritual da vida, assim como os aspectos mental, social e emocional, e incluí-las em meu trabalho de cura.

Muitos psiquiatras na época interpretavam problemas emocionais como transtornos neurológicos que demandavam tratamento medicamentoso.[11] Mas essa abordagem biológica aparentemente racional parecia imprecisa, inadequada e até perigosa. Algumas pessoas que recebiam medicação psiquiátrica sentiam-se de fato melhores. Muitas, porém, sentiam que usar a medicação significava rotulá-las como doentes, dependentes de drogas e incapazes de agir para ajudar a si mesmas. Outras estavam certas de que os remédios embotavam suas emoções e tolhiam sua criatividade.

Já naquela época, estudos mostravam que antidepressivos e antipsicóticos costumam atrapalhar a digestão, fazer o paciente ganhar peso e causar dores de cabeça e tremores nas mãos.[12] E minha experiência clínica me mostrava que os remédios tratavam principalmente os sintomas, suprimindo e não resolvendo o trauma que causava muitos dos problemas dos pacientes.

Eu queria encontrar outras respostas: maneiras seguras e não farmacológicas de promover uma transformação biológica que combinassem com o trabalho que eu estava fazendo com a cura psicológica e que o aprimorassem.

Encontrei pesquisas sobre estresse e doenças relacionadas que indicavam uma nova direção. Aprendi que nossa bioquímica e nossa fisiologia são afetadas por pensamentos e humores, pelo lugar onde vivemos e com quem convivemos. E isso era algo que eu podia perceber em mim mesmo. Quando sentia dores nas costas, meu humor piorava. Quando estava frustrado e agitado, minhas costas sentiam.

Alguns estudos publicados revelaram que podemos usar conscientemente essa ligação corpo-mente para reverter danos emocionais e físicos.

As pesquisas diziam que quarenta minutos diários de meditação poderiam baixar a pressão sanguínea, diminuir a ansiedade, melhorar o humor, diminuir as dores e melhorar a imunidade e o funcionamento do cérebro.[13] Como todo médico, sabia que Hipócrates, o pai da medicina ocidental, havia nos advertido a, antes de tudo, "nunca causar dano ou mal a ninguém". Se a meditação funcionava tão bem, sem efeitos adversos, então me pareceu que ela devia ser a primeira linha de tratamento e que os medicamentos, com seus efeitos colaterais prejudiciais, deveriam ser o último recurso.

Seria ainda mais desafiador expandir meu trabalho de cura do trauma e incluir o espiritual. Descobri que os curadores indígenas haviam sido não apenas médicos, mas também guias espirituais; a mesma coisa acontecia com os monges e as freiras que, até a alta Idade Média, praticavam a medicina no Ocidente. Mas preocupações com o sentido e o propósito derradeiros e questionamentos sobre Deus e experiências místicas de união com algo para além do humano foram ignorados pela prática médica moderna ou taxados de "psicopatologias".[14] Essa visão me parecia míope. E ignorante.

Havia algum tempo que eu sentia haver verdades profundas nos mistérios bíblicos: Jacó lutando com o anjo, a estranha ligação de Moisés com Deus, a sabedoria, a compaixão e a sanidade extraordinárias das parábolas e injunções de Jesus — deixar de lado o orgulho e a riqueza material e amar o próximo, especialmente aquele que nos fere. Mais recentemente, fui atraído pela aceitação calma e lúcida do sofrimento no budismo. Mas essas para mim ainda eram apenas histórias, que forneciam lampejos, ideais. Eu desejava torná-las fatos do meu dia a dia e de minha prática psiquiátrica.

Assim, em 1973, conheci Shyam Singha, um homem tão fluente na poesia inspirada do espírito quanto na prosa elegante da ligação corpo-mente e nos mundos da medicina "alternativa" não ocidental. Shyam havia nascido na Caxemira e se estabelecera em Londres como osteopata, naturopata, acupunturista, fitoterapeuta e mestre em meditação. Ele se parecia e se movia como um gato grande, astuto, penetrante, imprevisível, e falava com familiaridade despreocupada de yin e yang; do céu, da terra e do homem, e dos cinco elementos da medicina chinesa. Quando cozinhávamos juntos, ele criava infinitas combinações de carnes e frutas, nozes e vegetais, ervas e temperos em uma variedade sem fim de pratos que deliciavam meu sistema digestivo e me deixavam energizado e relaxado, satisfeito e intrigado.

Shyam mostrou-me o poder transformador da meditação intensamente física que combinava tradições indianas, do sufismo do Oriente Médio, chinesas e tibetanas com psicoterapias corporais ocidentais como se fossem temperos: respirações rápidas e profundas seguidas de gritos e golpes; dar pulos e aterrissar nos calcanhares; rodopiar; chacoalhar e dançar; tagarelar; e rir de mim mesmo no espelho. Essa "meditação expressiva" aliviava minha tensão física e emocional, despertava e liberava o medo e a raiva reprimidos havia longo tempo, e abria as portas para uma ligação suave e fácil com um mundo revigorante e sempre em mudança.

NO FINAL DOS ANOS 1970, no NIMH, ajudei a criar e a dar as bases científicas para os novos campos da medicina holística, integrativa e corpo-mente. Fui coorganizador de dois livros — apanhados abrangentes do que sabíamos então sobre os benefícios e as limitações de abordagens como meditação, *biofeedback*, nutrição, fitoterapia, homeopatia, manipulação musculoesquelética, medicina ambiental, aiurveda e medicina chinesa.[15] Comandei o Estudo Especial Sobre Serviços de Saúde Mental Alternativos para o presidente Jimmy Carter.

O que eu estava aprendendo com as pesquisas, com Shyam e em meu atendimento psiquiátrico virava o conhecimento convencional de ponta-cabeça e me mostrava um outro caminho. Os sofrimentos físicos, emocionais e espirituais estavam ligados de maneira inextricável. Abordar a causa de maneira natural e sem efeitos colaterais, em vez de enfrentar os sintomas da doença, poderia reverter danos biológicos e psicológicos e melhorar muito nossa saúde, ajudando-nos a lidar com os traumas inevitáveis e a encontrar a consciência e a aceitação, o amor e a compaixão prometidos por todas as tradições espirituais.

Eu experimentava essas coisas em minha comida, sentia em meu corpo, via em minha vida, lia nas pesquisas mais recentes e provava em minha prática. Quando deixei o NIMH em 1982, perguntei-me como poderia manter tudo isso acontecendo — comigo e com todas as pessoas.

Autocuidado é a verdadeira atenção primária

Depois de nove anos atendendo em consultório e de escrita, encontrei uma resposta: criei uma organização sem fins lucrativos. No Centro de Medicina Mente-Corpo (Center for Mind-Body Medicine, ou CMBM) vivevíamos os princípios e as práticas do que chamei de "A Nova Medicina". Nossa missão nada modesta, na qual depositávamos nossa esperança, era tornar o autocuidado e o grupo de apoio que o incentiva partes centrais de toda assistência médica, do treinamento de profissionais da saúde e da educação de nossas crianças, para criar para nós mesmos "uma comunidade de cura e uma comunidade de curadores".

Dei partida ao CMBM em 1991, sem dinheiro ou equipe remunerada. Amigos e colegas, como Mary Lee Esty, assistente social e psicóloga que também havia estudado com Shyam, ofereceu suas habilidades e seu entusiasmo.

Mary Lee, eu e outros colegas começamos a construir um modelo que reunisse as técnicas e as abordagens que estávamos explorando: respiração lenta e profunda com o abdômen relaxado e exercícios de atenção plena; meditações expressivas; imaginário guiado, *biofeedback* e ioga; experimentos com palavras e desenhos, música, movimento e comida; rituais de cura de diversas tradições.

Aprendemos juntos e ensinávamos o que aprendíamos para grupos pequenos e dedicados formados por pessoas da área de Washington que sentíamos que mais precisavam disso: crianças negras e hispânicas de bairros do centro da cidade, devastadas e psicologicamente incapacitadas pela pobreza, pela violência, pelo abuso e pela negligência; pessoas com doenças crônicas e graves, como câncer, aids, cardiopatias e depressão; profissionais da capital que eram, como me disse um paciente congressista, "estressadas demais para lidar com o próprios estresse"; meus alunos de medicina de Georgetown, cujos temores ameaçavam restringir sua prática futura e solapar sua compaixão; e os refugiados que não paravam de chegar, sobreviventes de tortura ou da execução de parentes, e que eu atendia em meu consultório.

Depois de dois anos, Mary Lee e eu, junto aos primeiros líderes a quem ensinamos, organizamos um treinamento nacional em medicina mente-corpo.

Ensinando milhares a curar milhões

Eu adorava o tipo de ensino que era o cerne de nosso trabalho no CMBM e adorava a comunidade de curadores que estávamos criando, e gostei profundamente da missão que logo o presidente Bill Clinton me daria: chefe do conselho do recém-criado Escritório de Medicina Alternativa, ligado aos Institutos Nacionais de Saúde.

Apesar disso, crescia em mim outra necessidade. Queria saber se nossa abordagem mente-corpo, que começava a funcionar muito bem em hospitais, clínicas, escolas e em nossos consultórios nos Estados Unidos, poderia ajudar as pessoas mais traumatizadas e em situações de vulnerabilidade de alguns dos lugares mais sombrios do planeta.

A médica de família Susan Lord e eu nos fizemos essa pergunta e fomos à Bósnia em 1997, logo que o Acordo de Dayton foi assinado. Os quatro anos de guerra haviam devastado o país e deixado mais de 200 mil mortos; milhares de pessoas haviam sido aprisionadas em campos de estupro. Com isso, homens e mulheres bósnios pareciam se mover com dificuldade, frequentemente anestesiados pelo álcool, em meio a nuvens de tabaco. Os números de casos de depressão, insônia, alcoolismo e transtorno de estresse pós-traumático haviam explodido. Anos de trauma haviam triplicado a incidência de doenças físicas crônicas, entre as quais cardiopatias, câncer, diabetes e artrite. Homens que nunca foram violentos passaram a bater em suas esposas.

Em 1998, quando o conflito entre rebeldes kosovares e o governo sérvio começou, Susan e eu decidimos ir até lá para começar a trabalhar antes que os horrores da guerra produzissem o tipo de catástrofe psicológica pós-traumática que estávamos assistindo na Bósnia.

Durante a guerra, ensinamos meditação para os soldados das forças internacionais que resgatavam os corpos dos mortos, cruzando desarmados e assustados entre guerrilhas kosovares e paramilitares sérvios. Nós escutávamos o trauma nas palavras das mães e das crianças que foram expulsas de casa pelas bombas e nós o víamos em seus desenhos de construções em chamas e de corpos mortos e mutilados, assim como nos olhos obscurecidos pelo horror revivido. À medida que essas pessoas iam respirando devagar e profundamente; e compartilhavam suas histórias e desenhos conosco, assistíamos suas faces voltarem a expressar sentimentos agradáveis, seus ombros relaxarem, e ouvíamos suas palavras de gratidão. Estava ficando claro que nosso modelo de autocuidado e grupos de apoio funcionava para aliviar os sintomas do trauma, para fazer a cura acontecer.

A guerra acabou e, nos seis anos seguintes, meus colegas do CMBM e eu treinamos seiscentos psiquiatras, psicólogos, enfermeiros, conselheiros e professores kosovares. A medicina mente-corpo tornou-se uma parte oficial do sistema de saúde da nova nação.

Trabalhamos intensamente na região de Suva Reka, onde 80% dos lares havia sido destruído e 20% das crianças da escola de ensino médio New Life havia perdido pai, mãe ou ambos. Cinco anos depois do fim da guerra, quase metade daquelas crianças de aparência comum e muitos dos professores ainda tinham sinais e sintomas de transtorno de estresse pós-traumático (TEPT) avançado e incapacitante: eles eram ansiosos e agitados, tinham problemas para se concentrar e dormir, e as crianças brigavam com seus colegas e pais. À noite, eram assombrados por sonhos de morte e destruição, em que cabeças explodiam com tiros, mãos saíam de túmulos, e durante o dia tinham flashbacks. Sentiam-se distantes da família e dos amigos, emocionalmente entorpecidos. As notas das crianças estavam péssimas.

Os professores da New Life que foram ao nosso treinamento encontraram ali relaxamento, alívio e uma nova maneira de ajudar seus alunos. Nós os ensinamos a coordenar pequenos grupos de habilidades mente-corpo (MBSGs, na sigla em inglês) em que as crianças, sentindo-se seguras e compreendidas, podiam pela primeira vez chorar pelos pais e irmãos assassinados, pelos espancamentos e estupros que sofreram. Os professores ensinavam as crianças a acalmar a agitação, a aliviar a tensão de seus corpos e a imaginar um futuro de esperança para elas e para suas famílias. Alunos e professores conseguiram entender que o trauma e seus estranhos sintomas eram comuns a todos eles, e que eles podiam aprender juntos a lidar com o que lhes havia acontecido.

Publicamos um estudo piloto sobre os MBSGs coordenados pelos professores[16] e depois, em uma revista psiquiátrica importante, um estudo clínico randomizado controlado (ECR), o padrão-ouro da pesquisa médica.[17] O estudo comparou crianças com TEPT que foram aleatoriamente designadas a um programa de onze grupos de habilidades mente-corpo semanais com outras semelhantes em idade, gênero e diagnóstico. Foi o primeiro ECR publicado sobre uma intervenção — medicamentosa, psicoterápica, qualquer uma — em crianças com traumas de guerra. Depois de onze semanas, mais de 80% dos adolescentes que tinha sintomas de TEPT quando começou a frequentar nossos grupos não recebeu mais o diagnóstico. Os ganhos se mantiveram em três meses de acompanhamento. Em dois anos, todas as mil crianças na escola participaram dos grupos.

Esses estudos, e os posteriores, na Faixa de Gaza e nos Estados Unidos, mostraram que nosso modelo é extremamente eficaz para o alívio do trauma psicológico, a diminuição da raiva, a melhoria do sono e do humor e o aumento da esperança. Os estudos em Kosovo também demonstraram que pessoas inteligentes e dispostas — professores de uma escola rural de ensino médio — poderiam, com a supervisão de clínicos experientes, usar nossa abordagem com tanta habilidade quanto mestres ou doutores.

Essas foram descobertas cruciais. Se você quer ajudar toda uma população traumatizada, precisa poder confiar em muitas pessoas, não apenas nos poucos psiquiatras, psicólogos e assistentes sociais clínicos disponíveis. Essas descobertas também são uma ótima notícia para os leitores deste livro. Todos vocês, como os professores e alunos de Suva Reka, podem aprender nossa abordagem e usá-la com sucesso.

NOS VINTE ANOS DESDE ENTÃO, eu e meus colegas no CMBM fizemos treinamentos em todas as regiões dos Estados Unidos e viajamos para lugares de violência, devastação e pobreza avassaladoras. Nosso grupo, agora internacional, de 130 profissionais treinou mais de 6 mil clínicos, professores, líderes religiosos e comunitários, e conselheiros de grupos de ajuda mútua. E essas pessoas, por sua vez, compartilharam nosso programa com centenas de milhares de crianças e adultos: norte-americanos; sobreviventes de guerra na Bósnia, em Kosovo, na Macedônia, em Israel, Gaza, Síria e no Sudão do Sul; pessoas que sofreram com os furacões em Nova Orleans, Houston e Nova York, com o terremoto no Haiti, com os incêndios florestais na Califórnia e os tiroteios em escolas em Sandy Hook, Connecticut, Broward County, Flórida e Santa Fé, no Texas. Treinamos oitocentos clínicos e mediadores experientes de grupos de apoio mútuo que trabalham com militares americanos na ativa, veteranos e seus parentes e criamos programas para os bombeiros da cidade de Nova York e seus parentes após o Onze de Setembro.

Em 2015, depois de diversos anos de voluntariado, começamos a trabalhar intensamente na empobrecida Reserva Indígena Pine Ridge na Dakota do Sul. Vinte crianças haviam se matado no ano anterior ao convite que recebemos para treinar professores, conselheiros e anciãos, que combinaram nosso método com a cura tradicional Dacota; nos três anos desde então, apenas um jovem se suicidou.

Os profissionais que nós treinamos parecem trabalhar com tipos muito diferentes de pessoas, mas isso é apenas aparência. A viúva de Gaza, em sua burca preta, que esconde totalmente seu corpo e seu rosto, e a executiva do Vale do Silício cujo divórcio evoca a dor e o terror de ter sido negligenciada quando criança são irmãs em sofrimento. Também são semelhantes na maneira como usam a respiração lenta e profunda para acalmar a angústia e a ansiedade, como se sentem livres num momento exuberante de "chacoalhar e dançar" e como aprendem, primeiro de maneira hesitante, depois com alegria, a confiar em sua intuição e olhar para o futuro.

A pesquisa que continuamos a fazer — sobre crianças e adultos traumatizados, estudantes e profissionais de medicina estressados ou esgotados e veteranos com TEPT e dor crônica — pode trazer informação e alento. Esses estudos, publicados em revistas médicas e psicológicas, reforçam a resposta positiva de nossa experiência no CMBM com evidências científicas definitivas, visíveis e verificáveis.[18] O que estávamos fazendo funciona.

É essa abordagem, que passei cinquenta anos aprendendo, empregando e desenvolvendo e que funciona tão bem com tantos tipos de pessoas, que trago em *Transformação*.

ESPERO QUE, quando você estiver lendo este livro, sinta que estou ao seu lado, dando um abraço firme enquanto você atravessa sua dor e descobre forças que desconhecia ou que havia esquecido que tinha.

Escrevi este livro para que você possa empreender essa jornada de cura por conta própria, da sua maneira e no seu tempo. Mas também quero encorajá-lo a compartilhar a jornada com aqueles que lhe são queridos, a usar as ferramentas e técnicas com seu cônjuge ou parceiro, com amigos, pais e filhos.

Algumas das pessoas que encontrará neste livro talvez o façam se lembrar de você mesmo, por seus problemas específicos, pelos traumas que sofreram, ou pela idade, gênero, ocupação e etnia. Outras serão diferentes de diversas maneiras. Todos foram meus professores e podem ser seus.

Às vezes, esse aprendizado pode — e vai — ser desafiador. Não é prazeroso ou fácil sentir dores reprimidas há muito tempo ou lidar com ameaças do presente ou que antevemos. Mas no final é um grande alívio finalmente encarar nossas perdas e medos e é muito recompensador reverter o dano biológico infligido pelo trauma, libertar-nos do sofrimento antigo e do medo presente. E no fim é uma grande alegria compartilhar as lições que enriquecem nossas vidas com as pessoas que as desejam ou delas precisam.

Acredito que em *Transformação*, você, assim como as pessoas que você vai conhecer neste livro e como eu, vai descobrir fontes escondidas de energia física e mental e de esperança, além da capacidade de imaginar e usar perspectivas e soluções que antes eram impensáveis. E talvez, como xamãs e líderes espirituais ensinam há muito tempo, você descubra nas ruínas do trauma os tesouros do sentido e do propósito — e um amor pelo próximo e por si mesmo que vai acalentar e iluminar todos os momentos da sua vida.

1
Um convite

QUANDO SE SENTAR COM SCOTT PELLEY, correspondente do programa *60 Minutes*, da CBS, Azhaar Jendia, uma garota de nove anos, vai estar séria e composta.[1] Hoje, porém, no pátio úmido de uma escola sombria em Shuja'ea, um bairro de Gaza transformado em escombros por bombardeios na guerra de 2014 com Israel, ela está chorando. Estou sentado em roda com Azhaar e outas sete crianças. Os pais de todas elas morreram na guerra seis meses antes. Fatma, uma professora palestina que havia liderado seis seções do grupo de habilidades mente-corpo com as crianças, está presente, assim como Jamil, o psicólogo que dirige o programa do Centro de Medicina Mente-Corpo em Gaza.

Eu explicava para aquelas crianças perplexas, cujas expressões pareciam me perguntar por que, afinal, eu quis ir a Gaza, que sou um psiquiatra americano e que vinha trabalhando em Gaza desde 2002, antes de elas nascerem. Eu e minha equipe multinacional no CMBM havíamos treinado Jamil, Fatma e outros setecentos médicos, enfermeiros, conselheiros, professores e mulheres ativistas de Gaza. Eles, por sua vez, organizaram pequenos grupos em que esses meninos e meninas, e mais milhares de crianças e adultos, descobriram que alguém queria ouvi-los e se preocupava com eles, e que esperança, alívio e a cura de seus traumas terríveis eram possíveis.

Os cachos longos e negros de Azhaar emolduram seu rosto quando ela se inclina para apontar os detalhes de dois grupos de desenhos feitos cuidadosamente com giz de cera: o primeiro feito no começo de seu primeiro MBSG, o segundo feito três semanas depois, ao final do nono e último encontro. Nesse meio-tempo, Azhaar e as outras crianças aprenderam a usar as ferramentas de autocuidado que ensinamos. O irmãozinho mais novo de Azhaar esconde o rosto no ombro da irmã quando ela começa a falar.

Azhaar aponta o primeiro desenho do primeiro conjunto, que, na verdade, mistura os dois primeiros desenhos que costumamos fazer. Pedimos que os participantes desenhem "você mesmo" e "você com seu maior problema". No lado esquerdo da folha, pedras caem sobre a casa dela, que está sendo bombardeada por aviões israelenses que sobrevoam o lugar. No solo, perto da casa, há um corpo ensopado de vermelho. "Este é meu pai", conta Azhaar. Próximo, estão mais dois corpos, lado a lado, que são seus tios, e não muito distante há um quarto corpo, "minha tia". Os túmulos do pai, dos tios e da tia de Azhaar estão no alto da folha, acima dos aviões israelenses, como se eles já tivessem subido aos céus; o túmulo da mulher está decorosamente separado do dos homens. "Esses são os mártires de Shuja'ea", explica ela. No canto superior direito, há um pequeno boneco palito, com a boca curvada de tristeza. "Esta sou eu", diz Azhaar.

Está tudo ali, como muitas vezes ocorre nos desenhos tanto de adultos quanto de crianças. As terríveis perdas estão tão evidentes. A pessoa traumatizada é tão pequena, diminuta, periférica, mal sobrevive.

Esse primeiro desenho é doloroso. O segundo, que responde ao pedido para desenhar "você com seu maior problema resolvido", é excruciante. Um retângulo acinzentado preenche a folha. "Sou eu no túmulo", explica Azhaar. Ela parece um cavaleiro medieval em um sarcófago. "A solução para o meu problema", anuncia ela, o que me lembra seu estado mental quando começou a participar do nosso programa, "é ser assassinada pelos israelenses. Seria bom. Eu ficaria com meu pai, que eu amo. Não há nada para mim nesta vida".

As pessoas sentadas em círculo permanecem atordoadas e em silêncio. Sei bem que, quando sofremos traumas, podemos perder as esperanças de mudar ou de nos recuperar. Ainda assim, o significado firme e terrível do desenho e das palavras de Azhaar pesam em meu estômago como uma pedra.

"E estes", continua Azhaar, e seu sorriso de repente ilumina nossa tarde, "são os desenhos que fiz na semana passada". São os desenhos feitos no fim de uma série de encontros, depois que adultos e crianças aprenderam e usaram as técnicas que ensinarei a vocês: diversos tipos de meditação e movimentos; imaginário guiado e *biofeedback*; alimentação com atenção plena; consciência corporal e diálogos escritos; risada, gratidão e perdão; maneiras de encontrar orientação das pessoas que povoam nossas árvores genealógicas.

Os participantes fazem esse segundo conjunto de desenhos depois que estiverem confortáveis consigo mesmos e próximos uns dos outros, na segurança do círculo do grupo construído pelos líderes, uma segurança que espero que você sinta enquanto lê este livro.

Nesse conjunto, o primeiro desenho é de novo "você mesmo". Dessa vez, a composição de Azhaar era simples e equilibrada. De um lado da página, em vez de uma pequena figura palito, havia uma garota sólida e maior, vestindo uma saia brilhante. No papel, assim como na vida, ela agora tinha cachos que emolduravam um rosto sorridente. Uma flecha saía de seu peito e atravessava a página, passando por flores com pétalas nítidas, e apontava para uma árvore explodindo de folhas verdejantes. No meio da página, a flecha atingia um coração com uma mensagem manuscrita cuidadosamente em inglês, que ela estava aprendendo na escola, que dizia: "Eu amo a natureza". "Depois desses encontros, eu gosto de sorrir", conta-me Azhaar. "Eu me amo."

O segundo desenho mostra "quem ou como você queria ser". Nele, Azhaar está vestindo o que ela explicar ser um jaleco branco de médico. Há um estetoscópio em torno de seu pescoço, com os tubos saindo de suas orelhas. O auscultador em formato de disco, que capta os sons, está encostado no peito de uma figura deitada sobre uma estrutura que, estranhamente, parece o túmulo do primeiro conjunto de desenhos.

"Esse é o meu paciente", anuncia Azhaar. "Ele está deitado na maca de exame. E eu sou uma médica do coração" diz ela, orgulhosa.

"E quem são esses?", pergunto, apontando para cinco personagens enfileiradas perto da maca.

"São meus outros pacientes. Estão esperando para me ver."

Estou impressionado e encantado. Os desenhos de Azhaar me contam que, depois de nove encontros de duas horas por três semanas, ela havia deixado o desespero suicida e aceitado um futuro cheio de esperança.

E esses desenhos em breve levarão a mesma mensagem para 15 milhões de espectadores do episódio de *60 Minutes*.

Azhaar, é claro, ainda sofre pelo pai. Ela me conta, entre lágrimas ternas, que havia ganhado dele as meias roxas que ela está usando. Mas suas perdas terríveis haviam se transformado. Ainda tinha o coração partido, mas ele se abrira para a compaixão e oferecera para ela uma nova vida. Ela vai ser uma médica de coração — tanto no sentido de uma especialista nesse órgão quanto no sentido de uma médica com coração — e vai cuidar de outras pessoas em Gaza cujos corações também foram feridos.

O terceiro desenho, "como você vai sair de onde está e chegar aonde quer estar?", é objetivo, prático. A garota que se encanta com a natureza agora está dentro de uma casa. Diante dela há um livro aberto, ao lado de uma pilha de outros livros. "Vou estudar tanto que vou entrar na faculdade de medicina", explica ela. Mas aqui também há uma surpresa. Quando olho mais de perto, vejo que o túmulo que havia virado a maca no segundo desenho desse segundo conjunto aparecia como uma escrivaninha. Aquilo que, nove grupos antes, era uma rua sem saída para uma criança desesperada agora era o ponto de apoio do progresso de uma estudante em direção a um futuro de afirmação da vida.

NAS PÁGINAS DE *TRANSFORMAÇÃO*, vou compartilhar com você as ferramentas e as técnicas práticas de autocuidado que Azhaar aprendeu e que eu e meus colegas no CMBM ensinamos. Vou explicar como e por que elas revertem os danos biológicos e psicológicos do trauma. Vou mostrar a você, passo a passo, como reuni-las em um programa abrangente, projetado para se adaptar a suas necessidades e preferências individuais. À medida que trabalharmos juntos, você, como Azhaar, vai descobrir em si mesmo a esperança, a coragem, e a força e a habilidade interiores que trarão os melhores resultados, mais satisfatórios e duradouros.

No próximo capítulo, descrevo os danos biológicos, psicológicos e sociais infligidos pelo trauma. Compreendê-los vai ajudá-lo a entender e a lidar com o que aconteceu com você e a perceber como isso o afeta agora. Isso proporcionará um patamar a partir do qual você pode medir as mudanças positivas que a cura prescrita por *Transformação* pode trazer.

Nos capítulos seguintes, compartilho diversas ferramentas e técnicas específicas de autocuidado que empreguei nos últimos cinquenta anos. Vou mostrar a você como cada uma dessas ferramentas revertem os danos biológicos e psicológicos do trauma e vou fornecer as evidências científicas que demonstram a eficácia delas.

Cada capítulo pretende encorajá-lo a olhar para si mesmo e para as perturbações de sua mente de uma maneira mais gentil, generosa e esperançosa. À medida que você praticar as ferramentas que vou ensinar, vai perceber, como Azhaar, que tem o poder de usá-las para reverter os efeitos biológicos, psicológicos e espirituais negativos do trauma e para ajudá-lo na cura. Também vai perceber que você merece ser saudável e completo.

Você também vai aprender a compreender e usar o trauma como uma porta de acesso para um mundo de conhecimento, como o catalisador que o encoraja — como Viktor Frankl, Diana e Azhaar — a aceitar a esperança e o amor, a crescer e a se tornar pleno.

A história de Azhaar ilustra esse argumento de maneira poderosa: uma garota devastada encontra o significado e o propósito de sua vida: abrir seu coração para os outros e os ajudar a curar seus corações feridos.

Presenciei esse tipo de transformação inúmeras vezes, em milhares de pessoas com quem trabalhei e em mim mesmo. Vou ensinar você a assumir, estimular e nutrir esse processo natural.

Jane, uma americana de sessenta anos, esposa e mãe, que você logo vai conhecer, nunca leu Viktor Frankl, mas ela soou como ele quando falou: "Eu não desejaria ter tido câncer, mas essa foi a experiência mais importante da minha vida". Ao longo dos anos, muitas outras pessoas me disseram coisas semelhantes.

Essa é, como compartilhei com você, a descoberta dos povos indígenas. Ela anima os rituais xamânicos de cura e iniciação na Ásia, na África e na América do Sul, assim como a Busca da Visão e as Danças do Sol dos indígenas das planícies norte-americanas. Também está presente nas tragédias encenadas em festivais da Grécia Antiga.

As histórias dos líderes religiosos de todo o mundo deixam clara a conexão entre o trauma no início da vida e a iluminação posterior, entre uma infância de perigo e abandono e missões na vida adulta que transformaram o mundo com compaixão, proporcionando sentido e construindo comunidades. A mãe de Sidarta Gautama, que depois se tornou Buda, morreu dias depois do nascimento do menino. Abraão, o patriarca hebreu, teve de deixar sua terra natal, e Moisés foi abandonado pela mãe. A família de Jesus fugiu para salvá-lo da morte. O profeta Maomé era órfão.

Esse mesmo padrão reaparece nas histórias de homens e mulheres modernos que transformaram seus sofrimentos em vidas de heroísmo e compaixão: Harriet Tubman, mulher escravizada que foi açoitada e espancada, fugiu do Sul dos Estados Unidos e depois retornou diversas vezes para libertar centenas de pessoas e liderou um movimento pela igualdade racial e de gênero; Franklin Roosevelt, que tinha todos os privilégios, enfrentou os desafios de uma doença paralisante, a poliomielite, com coragem e elegância inesperadas e se tornou um presidente com propósito e visão incomuns; Nelson Mandela, engajado e rebelde, tornou-se humilde e sábio ao longo de 27 anos de prisão cruel e foi um exemplo de sinceridade e reconciliação para todo o mundo; Scarlett Lewis, cujo filho Jesse foi baleado na escola Sandy Hook, tornou-se ativista a favor de serviços de saúde mental para crianças em situação de vulnerabilidade e violentas como o assassino de seu filho.

Quando falamos de traumas, estamos, como diria Gabriel, meu filho de dezesseis anos, "falando de muita realidade". Mas não estamos falando de psicopatologias, doenças mentais ou aberrações. O trauma é uma parte integrante e inescapável da vida de todos nós.

Nas páginas deste livro, vou mostrar que você também — assim como todos nós — pode experimentar e adotar o caminho da autodescoberta e do autocuidado que o trauma abre para nós. Você vai descobrir que, por mais comum e esperado ou opressor e excepcional que seja seu trauma, ele pode ser o toque de despertar para sua jornada de autorrealização.

ESTE LIVRO, como a história de Azhaar, começa com dor e reconhecimento, e se desdobra em experiências de autoconsciência, empoderamento e amor, cura e esperança.

A esperança de que falo não é aquela falsa do pensamento mágico, mas a esperança adquirida na experiência vivida, na descoberta de que as técnicas que você está aprendendo, os experimentos de autoexploração e autoexpressão, estão produzindo uma diferença real, sensível e mensurável em sua vida.

Acredito que ler as histórias de pessoas como você que usaram essa abordagem para lidar com desafios que lembram os seus, ou pareçam maiores do que os seus, será uma inspiração. Profissionais de alto desempenho, mas sujeitos a problemas e confusões, assim como policiais, bombeiros, empresários, fazendeiros, atendentes e donas de casa, todos se beneficiaram dessa abordagem. Da mesma maneira, universitários e colegiais, idosos com Alzheimer e crianças de três anos em creches.

Você verá que sobreviventes do massacre e da destruição da guerra — combatentes americanos e civis como Azhaar — usaram a abordagem que aprenderá para reconstruir suas vidas e reconciliar seus espíritos; que os riscos de doenças fatais ocasionaram uma vida nova a Jane e muitos outros; que pessoas que perderam empregos estimados e entes queridos encontraram nova satisfação e conforto, às vezes ainda mais profundas. Crianças e adultos cujos corpos e mentes foram afetados pelo estupro e por outras formas terríveis de abuso usaram esse programa para se recuperar e levar vidas com significado, propósito, alegria e conforto. Você também vai encontrar diversas pessoas muito parecidas com você que seguiram a abordagem deste livro para a cura do trauma a fim de resolver crises comuns da juventude, da meia-idade e da velhice.

TRANSFORMAÇÃO PODE EXIGIR que se desenrolem, uma a uma, camadas de eventos passados esquecidos e de sentimentos enterrados. O programa é feito para você aceitar e se sentir em paz com todos os estágios da sua história. Ele oferece maneiras de pôr em perspectiva o que aconteceu com você, de expressar sua dor e sua raiva sem ser tomado e dominado por elas. Às vezes, como ocorreu com Azhaar, o processo é supreendentemente rápido. Outras, principalmente quando o trauma é precoce, impregnado de traição, e é repetido, como o de Diana, o processo é uma maratona, não uma corrida de velocidade. Precisamos aprender a ser pacientes conosco e a aproveitar todos os estágios da jornada, cada camada que descortinamos e a liberdade que vem com isso.

Como muitas pessoas com as quais trabalhei e como eu mesmo, você provavelmente vai aprender a tirar satisfação de cada passo que der, seja superando a inércia matinal a fim de praticar uma meditação expressiva e energizante, seja preparando e comendo com atenção plena um prato saboroso. Sempre me assombro com os sorrisos amplos que aparecem nos rostos daqueles que percorrem o caminho da transformação, com a necessidade súbita e desajeitada de dançar e abraçar.

A compreensão de que as técnicas que você vai aprender — como a respiração lenta e profunda e a meditação ativa e expressiva, a conexão com ambientes e animais, a aceitação da gratidão e do perdão e a participação em círculos de cura — têm sido usadas há milênios por populações indígenas e em grandes tradições espirituais vai fortalecer sua esperança de mudança.

O conjunto crescente de trabalhos científicos modernos que vou compartilhar é tranquilizador e encorajador. Ele irá demonstrar que você pode usar essas ferramentas para produzir de maneira consistente tanto os benefícios psicológicos que procura quanto as mudanças biológicas que os possibilitam, e que essas mudanças foram e podem ser mensuradas.

Antes de tudo, sua esperança vai surgir de sua própria experiência com esse programa, vendo seus próprios desenhos, como fez Azhaar, e sentindo na pele, assim como em sua mente, que aquilo que você está aprendendo e fazendo produz uma diferença. Você perceberá, ao longo do tempo, que a cura e a transformação tornam-se mais fáceis, menos dolorosas, mais rápidas e seguras. Você vai se sentir mais capaz e curioso, mais aberto a novas ideias e mais disposto a se sentir satisfeito e a ser gentil.

O COMPROMISSO que o trauma nos convida a aceitar é no fundo tanto espiritual quanto terapêutico. Ele nos permite — mesmo se formos agnósticos ou ateus — viver em harmonia com quem somos, descobrir que estamos ligados e somos agraciados por algo ou alguém maior que nós mesmos: Deus, natureza, outras pessoas, o sentido e o propósito de uma vida.

Acredito que você vai perceber que toda técnica que ensino, cada ferramenta que uso, cada experimento que você vai fazer oferecem a oportunidade de descobrir ou reafirmar essa dimensão espiritual. Ela pode surgir a qualquer momento: em momentos de êxtase, nos quais respiramos lenta e profundamente, sem nada na mente; em uma imagem que revela um sentido e um propósito que sempre pareceram fugidios; na liberdade infantil e alegre após chacoalhar e dançar; ao compartilhar uma dor antiga e profunda com um novo amigo; quando o perdão inesperadamente permite que as cadeias do ressentimento sejam rompidas; ou quando você envolve cada momento de uma vida prestes a acabar em uma consciência meditativa.

À medida que aprendemos a aceitar e a acolher os desafios do trauma, em vez de fugir deles ou embotá-los, podemos aprender, como Azhaar, Viktor Frankl e Diana, e como eu e outras pessoas que você vai conhecer nas páginas seguintes, que nossa maior dor pode nos ensinar as verdades mais importantes sobre nós mesmos: quem somos e quão profunda e inextrincavelmente estamos ligados uns aos outros; o que nos dá significado e propósito; e como podemos viver com mais sabedoria e compaixão, alegria e amor.

2
A biologia do trauma

Nossas respostas iniciais a ameaças físicas, abusos e perdas são saudáveis e projetadas para nos preservar.

A primeira resposta é buscar conexão e conforto, como fazíamos quando éramos bebês e crianças pequenas: pedimos e procuramos ajuda. De acordo com o neurobiólogo contemporâneo Stephen Porges, essa resposta é promovida pela parte mais evoluída do nervo vago, o elemento central da metade parassimpática de nosso sistema nervoso autônomo, que também é responsável por nos ajudar a "descansar e digerir", a relaxar.[1] Esse pedido de conexão é auxiliado e estimulado também pelos nervos que controlam a expressão facial e a fala.

Quando segurança e conforto não estão disponíveis ou são inadequados e a ameaça exige uma reação imediata, experimentamos a resposta "lutar ou fugir". Essa resposta, foi assim denominada há cem anos pelo fisiologista Walter Cannon, de Harvard,[2] é mediada pelo hipotálamo, uma das estações centrais de retransmissão do cérebro. Ela está ligada à divisão simpática do sistema nervoso autônomo e à amígdala, uma estrutura no formato de amêndoa presente em nossos cérebro límbico ou emocional. A reação de luta ou fuga, que ocorre em todos os vertebrados, aumenta a secreção de epinefrina, um neurotransmissor estimulante excretado pela medula (a parte interna) das glândulas adrenais, pequenas estruturas no formato de chapéu que ficam acima de nossos rins.

Essa reação permitiu que que nossos ancestrais enfrentassem ou escapassem de predadores e desastres naturais. Podemos perceber isso quando nos sentimos emocional ou fisicamente ameaçados, quando somos insultados ou quando lembramos ou antecipamos eventos dolorosos. Quando a reação de luta ou fuga é acionada, ela se sobrepõe às funções de descanso e digestão do sistema nervoso parassimpático. Todos nós já vivemos, diversas vezes, a reação de luta ou fuga.

Essa reação aumenta as taxas respiratória e cardíaca, aumenta a pressão arterial e envia mais sangue a nossos músculos maiores, o que permite que enfrentemos um predador com sucesso ou corramos dele. Enquanto isso, o sangue é redirecionado de nossas mãos, que se tornam mais frias, e de nosso trato digestivo — quando nossa vida está em perigo, não é uma boa ideia parar para um lanche.

Sinais enviados pelo hipotálamo também alcançam uma glândula próxima, a pituitária, que controla todos os órgãos de nosso sistema endócrino: tireoide, testículos, ovários etc. A resposta ao estresse comandada pela pituitária, que o médico Hans Selye identificou nos anos 1930,[3] nos prepara para lidar com os desafios da vida. Ela libera o hormônio adrenocorticotrófico (ACTH, na sigla em inglês) da pituitária, e o ACTH, por sua vez, informa à parte externa (córtex) das glândulas adrenais que devem secretar cortisol e outros hormônios do estresse. O cortisol nos ajuda a reter líquido, eleva a pressão arterial e mobiliza o açúcar das células, ativando e nutrindo nosso corpo e estimulando o funcionamento cerebral.

Quando lutar ou fugir e a resposta ao estresse não conseguem lidar com uma ameaça intransponível e inescapável — como quando uma mulher é estuprada sob a mira de uma arma, um soldado fica preso em um Humvee em chamas, ou um rato nas presas de um gato —, assume um derradeiro mecanismo de sobrevivência: a resposta de congelamento. Essa resposta é mediada pela parte mais antiga do nervo vago, na parte profunda de nosso tronco cerebral.[4] Ela produz um colapso fisiológico e libera endorfinas que embotam a dor. Quando congelamos, nós, seres humanos, podemos experimentar uma forma autoprotetora de distanciamento de nosso corpo desamparado e devastado chamada de dissociação. Quando uma mulher "deixa seu corpo" em uma situação de estupro ou espancamento, ela está num estado dissociativo. Diana e outras pessoas que você vai conhecer nas páginas de *Transformação* congelaram e passaram pela dissociação.

As respostas de luta ou fuga e de congelamento são vitais e necessárias, mas são projetadas para lidar com emergências agudas e para serem ligadas e desligadas rapidamente. Pense em um desses documentários sobre a natureza: uma gazela bebendo numa poça d'água na planície de Serengueti, na África. Um leão se aproxima e a gazela foge. Dois resultados são possíveis. Ou o leão captura a gazela e a história acaba, ou a gazela consegue fugir e aparece em cena alguns segundos depois, pastando alegremente. A resposta de luta ou fuga foi acionada, fez seu trabalho e desapareceu. O mesmo ocorre com o congelamento. Na maioria das vezes, seu gato vai abocanhar o rato até a morte. Ocasionalmente, porém, o gato pode perder o interesse e largar o rato inerte, então com um tremor o corpo congelado revive e dá no pé.

Entre os humanos, as respostas de luta ou fuga e de congelamento, assim como todas as alterações biológicas decorrentes do estresse, podem durar muito mais: por toda a duração de uma guerra, por toda a infância em um lar abusivo, pelo tempo que se suporta um casamento que mina a autoconfiança, ou durante o tempo de um tratamento doloroso após um diagnóstico nefasto.

E essas respostas podem continuar depois do fim do trauma real. A gazela pastando na planície e o rato que se retira para a toca esquecem o que aconteceu. Nós, humanos, podemos carregar conosco o leão ou o gato — a crueldade de um abusador, a perda de um ente querido, a ameaça de uma doença potencialmente fatal, o estupro e seu horror. Nosso cérebro grande e complexo às vezes repete um ciclo infinito de lembranças traumáticas de perda e abuso, de feridas e impotência, e da dor e da vergonha que as acompanham. Essas lembranças podem nos afetar tão profundamente quanto o trauma original e prolongar e intensificar de maneira significativa os danos físicos e emocionais.[5] É isso que ocorre com aqueles de nós que continuam a se preocupar com as lembranças de traumas passados.

Níveis altos de cortisol residuais podem destruir células do hipocampo, parte de nosso cérebro emocional crucial para a memória e a regulação do estresse.[6] Também podem diminuir e atrapalhar nossa resposta imune,[7] o que nos torna mais vulneráveis a infecções e a desordens autoimunes, como artrite reumatoide.[8] Depois de algum tempo, a glândula adrenal de pessoas cronicamente traumatizadas pode parecer "exaurida", incapaz de mobilizar a resposta apropriada a um novo estresse.[9]

O nível da dopamina, um neurotransmissor estimulante que faz com que nos sintamos bem, que aumenta em resposta ao evento traumático original, diminui.[10] Ocorre o mesmo com a serotonina, um neurotransmissor calmante cujos níveis podem ser baixos em quem está deprimido. Muitas pessoas que foram traumatizadas sentem-se cronicamente cansadas.[11]

O trauma diminui o funcionamento de diversas áreas do lobo frontal do córtex cerebral e, por consequência, diminui nossa capacidade de julgamento, autoconsciência e compaixão.[12] Conexões cerebrais vitais podem ser danificadas. Às vezes, a comunicação entre os dois hemisférios do cérebro — o esquerdo, mais linear e racional, e o direito, mais emocional, espacial e criativo — é prejudicada, o que faz com que nos sintamos fragmentados, incapazes de pôr em ordem pensamentos e sentimentos.[13] As imagens visuais do trauma, que são formadas no córtex visual na parte de trás do cérebro, podem ser parcial ou completamente separadas da área de expressão verbal (a área de Broca, que leva o nome de seu descobridor) no lobo temporal do hemisfério esquerdo. Muitos são torturados por imagens assustadoras e são incapazes de pô-las em palavras.

Caso se prolongue, a resposta de luta ou fuga nos deixa agitados e faz com que nos sintamos impotentes. Ficamos com raiva por pequenos motivos, ou mesmo sem nenhum, e não conseguimos racionalizar e controlar esse sentimento. Não conseguimos nos concentrar ou relaxar e nosso sono pode se povoar de pesadelos sobre o que sofremos ou podemos ainda sofrer.[14] Imagens dolorosas de perdas passadas e dores futuras retornam, invadindo momentos de calma. Quando o trauma causa um congelamento prolongado, nosso torpor emocional pode fazer com que nos afastemos daqueles de quem éramos próximos.[15] Não somos capazes de encontrar conforto em compartilhar com eles nossa dor.

Mesmo quando esses sintomas não chegam a ser incapacitantes como o transtorno de estresse pós-traumático, o trauma nos faz duvidar das ideias que temos sobre quem somos e a razão de estarmos no mundo.

Com frequência, intensifica nossa dor e nossa confusão, fazendo-nos sentir que fomos responsáveis pelo que aconteceu conosco. Quando sentimos culpa pelo dano causado a nós mesmo ou a outros, nossa mente se enche de recriminações.

Traumatizados, descobrimo-nos presos a um passado que parece condenado a se repetir para sempre, como as almas no *Inferno* de Dante. Às vezes, como ocorreu com Azhaar, a morte parece a única opção. Em momentos de desengano, o suicídio pode parecer corroborar nosso desespero ou demonstrar nossa lealdade com o que perdemos.[16] Vinte e dois veteranos de guerra americanos se matam todo dia.[17]

O TRAUMA DE AZHAAR foi avassalador, mas não se repetia diariamente. Ela sofreu muito e, quando participou pela primeira vez de nosso grupo, sentia que a morte era sua única opção, mas ela não tinha sido traída pelo falecido pai. Muitas crianças americanas, como Diana, são regularmente abusadas e negligenciadas pelas pessoas a quem procuram em busca de amor e apoio.[18] Nesse caso, o dano ao cérebro e à bioquímica provavelmente será muito maior e suas consequências psicológicas serão mais graves e duradouras. Quanto aos adultos, 66% das mulheres que tiveram muitos eventos adversos na infância e 35% dos homens que sofrem de depressão crônica têm cinquenta vezes mais probabilidade de tentar cometer suicídio do que aqueles que não experimentaram eventos adversos.[19]

A infância é quando somos mais vulneráveis. Como nossos cérebros ainda estão se desenvolvendo, o dano biológico pode se enraizar mais profundamente, difundir-se mais e ser mais difícil de reverter. Quando somos crianças muito pequenas, não conseguimos dar sentido e não temos as palavras para falar sobre o que está acontecendo, então é possível que, como Diana, cresçamos com medos e vulnerabilidades, imagens e sentimentos fragmentados e assustadores que não conseguimos entender ou explicar. Sem sabermos por que, talvez temamos a intimidade e sejamos muito sensíveis à perda ou ao risco de perder algo.

Algumas atitudes sociais podem piorar a situação. Nos Estados Unidos, construímos uma sociedade de individualistas inflexíveis que consideram a vulnerabilidade algo desconfortável ou mesmo vergonhoso. Em alguns lugares em que trabalhei, como Israel, Gaza, Kosovo, Bósnia, Sérvia, Macedônia e Haiti, há uma ênfase em ser forte, com consequências semelhantes. Empurramos o sofrimento e a morte inevitáveis — e seus traumas — para a periferia de nossas mentes e para o limite de nosso mundo social.

Pessoas que sobreviveram ao estupro, adultos que foram abusados e negligenciados quando crianças, aqueles entre nós que enfrentam a perda de entes queridos ou doenças fatais, indivíduos que lidam com discriminação e humilhação, até mesmo soldados cujo sofrimento é evidente e honroso minimizam ou negam suas feridas. Escondidas, elas apodrecem. Não compartilhadas, elas agravam nossa solidão e multiplicam nosso sofrimento, aprofundando e prolongando a devastação biológica e psicológica. Isso, por sua vez, nos torna mais vulneráveis a traumas futuros, bem como à vasta gama de circunstâncias e doenças — inclusive doenças cardíacas, diabetes, distúrbios imunológicos, câncer e alcoolismo — para as quais o estresse crônico contribui.[20]

E o ciclo continua, nos causando danos, nos debilitando, e talvez também a nossos filhos. O trauma pode causar mudanças epigenéticas (*epi* é o termo em grego para "além de")[21] — alterações na estrutura de nossos cromossomos que afetam a maneira como nossos genes funcionam e podem nos tornar menos resilientes e mais vulneráveis. Essas mudanças epigenéticas podem ser transmitidas para nossos filhos e netos e torná-los, assim como nós, menos capazes de lidar com o estresse e de evitar doenças.

O trauma também pode acelerar o encurtamento dos telômeros, estruturas no fim dos cromossomos que diminuem com a idade;[22] ao encurtar os telômeros, é possível que o trauma e o estresse decorrente dele encurtem nossas vidas.

EM *TRANSFORMAÇÃO*, apresentamos um programa abrangente, que aborda diretamente os danos biológicos induzidos pelo trauma. As técnicas são os antídotos para as respostas de luta ou fuga, estresse e congelamento. Elas recuperam funções que foram comprometidas: memória, concentração, autoconsciência, julgamento, inteligência emocional e compaixão. Muitas dessas técnicas, como você vai aprender, estimulam o crescimento de novos tecidos, incluindo novas células cerebrais no córtex frontal e no hipocampo.

Combinadas no programa abrangente de *Transformação*, essas técnicas restabelecem conexões cerebrais danificadas e promovem a integração saudável de pensamentos e sentimentos; elas ligam imagens traumáticas torturantes a palavras que as aliviem; elas vão libertá-lo da ruminação de pensamentos — o ciclo de pensamentos autodestrutivos e pessimistas que o prendem a um trauma.

Este programa pode produzir melhoras significativas e duradouras em sua vida. Pode prevenir doenças crônicas às quais, devido ao trauma, você está vulnerável. Pode reconectá-lo com a sabedoria intuitiva que vai guiá-lo na resolução de problemas que pareciam insolúveis. E provavelmente vai tornar muito mais fácil se aproximar de outras pessoas, amá-las e sentir o amor delas. Também pode ser uma força poderosa para prolongar sua vida e garantir que você não transmita vulnerabilidades epigenéticas a seus filhos.

O intestino em colapso

Quando especialistas debatem os danos biológicos do trauma, quase sempre focam na bioquímica, na fisiologia e na estrutura do cérebro. Negligenciar os efeitos do trauma no trato gastrointestinal é uma atitude míope e parcial. O trauma perturba nossa digestão de maneira tão previsível e perigosa quanto perturba nossos pensamentos e sentimentos.[23] E o que está errado em nosso intestino provoca mais danos ao cérebro, e esse dano novo vai, com o tempo, causar mais problemas ao intestino e à mente.

O restante deste capítulo mapeia a biologia desse círculo vicioso que amplifica o trauma. Entro em detalhes porque as informações são extremamente importantes — e muitas delas bastante novas — e porque é improvável que você as encontre em outros livros sobre trauma. Mais à frente, no capítulo "A dieta de cura do trauma", vou mostrar como usar alimentos e suplementos para quebrar o círculo, reverter os danos ao sistema digestório e ao cérebro e aumentar sua resiliência biológica e psicológica.

Os danos à nossa digestão começam em cima, naquilo que os pesquisadores chamam de fase cefálica (termo em grego para "cabeça") ou mental da digestão: como pensamos na comida, quais escolhas fazemos e a maneira como comemos o que estiver à nossa frente.

Às vezes, especialmente quando o trauma parece avassalador e incontrolável, perdemos totalmente o apetite. Nenhuma comida nos apetece. Quando comemos, é como se não sentíssemos gosto de nada. É uma sensação comum quando predomina a resposta de congelamento, mas também pode ser resultado da ansiedade e da agitação de uma reação prolongada de luta ou fuga.

O mais frequente, depois do trauma, é a tendência a comer compulsiva e rapidamente. Quando comemos depressa, as enzimas da boca não têm tempo de fazer seu trabalho digestivo. O restante de nosso trato gastrointestinal sofre e precisa trabalhar mais. Engolimos ar, que incha nosso estômago.

Desejando a satisfação emocional e física produzida pela comida, muitas vezes escolhemos *comfort foods*, que, como logo vou explicar, reduzem brevemente o estresse, mas logo depois o aumentam exponencialmente.

O estresse também pode prejudicar o funcionamento do estômago ou mesmo fazê-lo se rebelar contra o alimento. O ácido hidroclorídrico sobe do estômago para o esôfago, causando azia. A queimação não indica excesso de ácido, que na verdade é vital para a digestão e a absorção de nutrientes essenciais para a nutrição do cérebro, como a vitamina B12. Quando estressados, muitos na verdade desenvolvem deficiência de ácido hidroclorídrico.[24] Se tomarmos inibidores de bomba de prótons (IBPS), como omeprazol, para reduzir os sintomas da azia, comprometemos nossa digestão futura e ficamos mais vulneráveis aos efeitos do trauma.[25]

Com o tempo, em certas ocasiões, o estresse pode gerar úlceras, buracos no revestimento do estômago e do duodeno, parte inicial do intestino delgado. Isso pode causar hemorragias graves.[26]

O ácido hidroclorídrico ajuda nosso estômago a quebrar a comida em um líquido granuloso, que então vai para o intestino delgado, um tubo de 6 metros onde continua a digestão e a absorção de nutrientes.

O estresse afeta o intestino delgado de várias maneiras. Ele pode prejudicar as vilosidades — minúsculas projeções em forma de dedos das células endoteliais que revestem o intestino delgado — e interferir na absorção de vitaminas e minerais vitais que reduzem o estresse.[27]

O estresse também pode afrouxar as junções que ligam as células do endotélio.[28] Quando essas junções se espaçam, moléculas das substâncias alimentares que um intestino saudável não absorve atravessam nosso intestino "poroso" e entram na corrente sanguínea. Essas moléculas, como o glúten, uma proteína do trigo e de outros grãos, podem produzir reações inflamatórios destrutivas em todo o corpo, inclusive no cérebro.[29] Isso, por sua vez, contribui para a ansiedade e a depressão muitas vezes causadas pelo trauma.

O estresse também pode interferir na produção de enzimas digestivas que o fígado e o pâncreas secretam no intestino delgado. E o estresse pode perturbar os processos de desintoxicação por meio dos quais nosso fígado nos protege de subprodutos alimentares nocivos e venenos ambientais.

O estresse e o trauma também têm um efeito poderoso sobre o microbioma, o conjunto de dezenas de trilhões de bactérias que vivem em nosso intestino delgado.[30] O trauma pode transformar essa usina dinâmica de força, antes um amigo protetor e benéfico, em um inimigo perigoso.

Quando o microbioma está em equilíbrio, suas bactérias "boas", "probióticas", como as das famílias *lactobacillus* e *bifidus*, desempenham papéis importantes na digestão e na saúde geral. O microbioma ajuda a manter a integridade estrutural do intestino. Ele desempenha um trabalho importante no funcionamento do sistema imunológico, e suas bactérias são importantes na síntese de vitaminas B e da vitamina K. Suas bactérias boas também são cruciais para a produção de ácidos graxos de cadeia curta, que são a fonte de energia primária das células que revestem o intestino grosso.

Parece que o microbioma tem um papel especialmente importante na manutenção do funcionamento cerebral e para nos ajudar a lidar de maneira bem-sucedida com o estresse e o trauma. Um microbioma saudável estimula o nervo vago (90% das fibras desse nervo leva mensagem para o cérebro) até seu desempenho ótimo, que diminui o estresse. Provavelmente, ele ajuda a garantir que as mensagens que o nervo vago leva de volta ao cérebro promovam a manutenção das células nervosas e a cura dos neurônios danificados.

O microbioma pode regular nossa resposta ao trauma e ao estresse de outras maneiras. Ele está em contato direto com os cem milhões de neurônios (mais do que em nossa medula espinhal) que ficam no revestimento de nosso intestino delgado. Esses neurônios, às vezes descritos como nosso "segundo cérebro", produzem neurotransmissores como a serotonina, a dopamina, a noradrenalina e as endorfinas, que são vitais para lidar com o estresse e estabilizar o humor.

Sob estresse, a população de bactérias boas diminui e as quantidades de bactérias "ruins" patogênicas, que causam infecções, aumentam.[31]

O trauma também põe em risco o funcionamento do estágio final do trato digestivo, o cólon, o intestino grosso. O cólon é responsável pela remoção dos resíduos digestivos e por garantir a absorção adequada da água. É também onde as fibras não digeridas são fermentadas pelas bactérias e transformadas em ácidos graxos de cadeia curta, como o ácido butírico, que protegem o revestimento do cólon.

Quando estamos estressados, desiquilibramos as contrações lentas e regulares do cólon, que garantem bons movimentos intestinais, e é possível que tenhamos cólicas, constipação ou diarreia. Sob estresse, as bactérias do cólon migram para o intestino delgado, onde podem causar supercrescimento bacteriano do intestino delgado (SIBO, na sigla em inglês), uma condição que tem sido relacionada à depressão e que pode ser responsável por amplificar o estresse psicológico.[32]

Desejo por alimentos reconfortantes

A interação entre trauma e comida é poderosa e está embutida em nossa biologia evolucionária. A dra. Claire Wheeler, minha colega, costuma usar um cartum para ilustrá-la. A figura representa uma mulher sorridente, usando um vestido dos anos 1950 e segurando um bolo coberto com muito glacê, uma representação que americanos de certa idade talvez associem a uma personagem popular de propaganda de comida, a Betty Crocker. Escrita em letras maiúsculas garrafais está a palavra inglesa para ESTRESSADA (STRESSED), que, como somos informados, lida de trás para a frente, forma a palavra DESSERTS, o equivalente em inglês para SOBREMESAS.

Isso faz sentido do ponto de vista evolucionário. Se tivermos de correr de um predador ou lutar com ele, vamos precisar de energia rápida, alimentos facilmente quebrados em glicose, um açúcar simples que abastece nossos corações e pulmões trabalhadores e nossos músculos de ação. Além disso, precisamos garantir que haja sobra suficiente para que as moléculas de glicose que transportam a energia e que compõem o açúcar sejam armazenadas no fígado na forma de glicogênio, para ser usado numa emergência iminente.

A mesma coisa acontece no mundo moderno quando sofremos uma perda ou enfrentamos um estresse que parece avassalador. Como expliquei, nosso nível de cortisol aumenta e nos informa que coração, pulmões e músculos precisam da energia que vem do açúcar, que o cérebro precisa ser nutrido de maneira adequada. Nesse momento, buscamos comidas que sejam facilmente decompostas em açúcar — alimentos doces, gordurosos e salgados.[33]

Esses alimentos ricos em energia e pobres em nutrientes — como macarrão com queijo, um Big Mac, um pote de sorvete no fim da noite ou um litro de refrigerante — proporcionam injeções de açúcar, reduzem os níveis altos de cortisol e estimulam a produção da dopamina, hormônio do bem-estar, que diminuem o estresse. E, quando comemos açúcar ou alimentos rapidamente decompostos em açúcar, o aminoácido triptofano ingressa mais facilmente em nosso cérebro, aumentando o nível de serotonina, que acalma e melhora o humor.[34]

Esses alimentos açucarados e gordurosos também podem reduzir diretamente, embora por pouco tempo, algumas das outras consequências psicológicas do trauma. Pratos ricos em gorduras e carboidratos mostram-se prejudiciais tanto para memória de curto quanto para de longo prazo, incluindo lembranças dolorosas de eventos traumáticos.[35] E comidas doces no paladar aumentam nossos níveis de opioides endógenos, uma versão produzida pelo corpo de analgésicos como morfina.[36] Esse processo de melhoria do humor e tranquilização pode ser multiplicado pelas boas lembranças e associações intrínsecas à comida reconfortante: nossa mãe, ou outro adulto amoroso, nos acalmando com os mesmos pratos ou outros parecidos.

Infelizmente, a solução de curto prazo, embora atraente, pode se tornar uma séria dependência de longo prazo. Pesquisas feitas com humanos e com animais mostram que dietas ricas em açúcar e gordura podem facilmente causar dependência.[37] E, com o tempo, o consumo de *comfort food* tem um efeito contrário à sensação de bem-estar que costumava estimular. Os níveis de cortisol podem crescer e a serotonina cerebral diminuir; a dopamina e as endorfinas se esgotam. O fator neurotrófico derivado do cérebro (BDNF, na sigla em inglês), um ingrediente vital para o funcionamento saudável do cérebro e para o reparo e a regeneração dos neurônios, diminui após um trauma;[38] a *comfort food* o esgota ainda mais. Isso é particularmente prejudicial no hipocampo.

Enquanto isso, o consumo de *comfort food*, combinado com o estresse que buscamos aliviar, produz níveis altos de inflamação em todo o corpo. Ao longo do tempo, a inflamação pode contribuir de maneira significante para o desenvolvimento de depressão e angústia, assim como de problemas cardíacos, diabetes, artrite e câncer.[39]

O consumo continuado de *comfort food*, combinado com níveis altos e constantes de estresse, pode ser também um fator importante no ganho de peso. A combinação perigosa de comida reconfortante e estresse deposita quantidades significantes de gordura visceral — que se acumula no interior da barriga e em volta dos órgãos abdominais (fígado, pâncreas e intestinos) —, assim como daquela que fica abaixo da pele do abdome.[40]

Ambos os tipos de gordura contribuem para o sobrepeso, que é difícil de perder. A gordura visceral, que pode se acumular mesmo em pessoas magras, é particularmente perigosa. Com o tempo, ela pode aumentar os níveis de insulina e triglicerídeos no sangue, o que contribui para a diabetes do tipo 2, doenças cardíacas e outras enfermidades crônicas.[41] A gordura visceral acumulada também torna excessiva a resposta ao estresse, produzindo níveis altos de cortisol, que, por sua vez, aumentam a quantidade de gordura visceral.[42]

Quanto mais comemos *comfort food*, mais ficamos presos a ela. Quando fazemos um esforço para reduzir seu consumo, sentimo-nos mal e podemos até desenvolver sintomas reais de abstinência, como tristeza combinada com medo, agitação e sensação de impotência e de vitimização, sintomas que reproduzem e intensificam os sentimentos induzidos pelo trauma e que nos levaram, no começo, a buscar a *comfort food*.

Esse círculo vicioso é um perigo para a saúde. E você precisa saber que pode revertê-lo.

A DIETA DE CURA do trauma que apresentarei no capítulo 10 é o antídoto para os efeitos destrutivos do trauma no intestino e dos danos no cérebro. Ela alivia a abstinência de *comfort food*, regenera o trato digestivo e o cérebro afetados pelo estresse, repõe nutrientes perdidos, repovoa o microbioma de bactérias boas, promove a reconstrução do tecido cerebral danificado pelo trauma, reverte o acúmulo de gordura visceral e proporciona perda de peso. A dieta vai ajudar você a se recuperar mais rápida e facilmente do trauma. Também criará condições para você se tornar mais resiliente e saudável do que foi em toda a vida.

No próximo capítulo, você vai aprender uma técnica simples e poderosa que vai iniciar o processo de reversão do dano biológico do trauma no cérebro, maximizar a efetividade da dieta de cura do trauma e facilitar o uso e o aproveitamento de todas as demais ferramentas e técnicas que ensinarei a você.

3
Abdômen relaxado: acalmando mente, corpo e espírito

A MEDITAÇÃO É o antídoto para o trauma.

O trauma, com você agora sabe, produz tempestades de medo e agressão na amígdala e no sistema nervoso simpático. Ele suprime as funções executivas localizadas nas partes frontais do córtex cerebral, funções que ajudam a nos distinguir como humanos, como julgamento, auto-observação e compaixão. O trauma nos ata ao passado doloroso e nos deixa continuamente apreensivos quanto ao futuro. Ele pode anular nosso desejo intrínseco de nos ligar aos outros e nos forçar a temer e evitar aqueles cuja preocupação e cuidado seriam capazes de nos ajudar e curar.[1]

A meditação nos liberta dessas correntes. Ela nos devolve ao momento presente.

A meditação não é uma moda ou algo esotérico. Para praticá-la, você não precisa mudar suas roupas ou sua religião, ser um modelo de virtude e paciência, ou ir para as montanhas. Ela é acima de tudo uma atividade fácil de aprender e de fazer, e tem bases científicas sólidas. Pessoas de todas as fés, assim como agnósticos e ateus, podem praticá-la e dela se beneficiar. Nenhuma crença é necessária.

Quando meditamos, revertemos o dano biológico do trauma. A meditação acalma a tempestade. Aquieta o frenesi da amígdala e equilibra a resposta de luta ou fuga, do sistema nervoso simpático, com a resposta de descanso e digestão, do nervo vago do sistema nervoso parassimpático.[2]

Cientistas mostraram que, se você meditar regularmente, o tônus do nervo vago — seu nível de funcionamento — aumenta.[3] E, devido a esse melhor funcionamento, você tem uma autorregulação mais adequada, a memória aprimorada, o pensamento mais claro, mais habilidade para lidar com os estresses da vida e uma recuperação mais rápida da raiva e da angústia. O tônus vagal aprimorado decorrente da meditação também ativa os nervos associados à expressão facial e à fala, que nos ajudam a reconhecer e a aceitar o apoio que outras pessoas podem nos oferecer.

A meditação melhora o funcionamento do hipocampo, uma estrutura crucial para controlar a ansiedade e fixar a memória.[4] Quando você medita, também repara as conexões cerebrais que foram rompidas pelo trauma e reconstrói tecidos cerebrais que foram danificados ou destruídos. Nos últimos anos, pesquisadores como Sarah Lazar e Britta Holzel, de Harvard, mostraram diversas vezes que a meditação realmente promove o crescimento de novos tecidos cerebrais nas áreas do córtex frontal que o trauma costuma danificar, áreas responsáveis pela autoconsciência, pelo julgamento refletido e pela compaixão.[5]

Mais de quarenta anos de pesquisa também demonstraram que a meditação pode prevenir doenças físicas. Ela é uma forma confiável de combater a pressão alta[6] e diminuir a inflamação que contribui para muitas enfermidades crônicas.[7]

A meditação pode nos ajudar a ter uma vida mais longa, assim como mais calma, mais feliz e mais saudável. Pesquisadores da Universidade da Califórnia em São Francisco (UCSF), entre eles Elissa Epel e a vencedora do Nobel Elizabeth Blackburn, mostraram que a meditação auxilia na preservação do comprimento dos telômeros,[8] estruturas nas extremidades dos cromossomos que encurtam com a idade e de maneira mais rápida sob influência do estresse. Quando meditamos com regularidade, baixamos nosso nível de estresse e mantemos ou aumentamos o comprimento dos telômeros, talvez alongando nossas vidas.

É possível ainda que passemos os benefícios da meditação para nossos futuros filhos. Pesquisadores de Harvard e da UCSF mostraram que a meditação pode ajudar a reverter o dano epigenético do trauma e aprimorar mudanças benéficas e transmissíveis para os filhos na resistência ao estresse e na resiliência.[9]

E não são apenas os monges tibetanos ou praticantes experientes de meditação que colhem seus benefícios. Em um dos estudos de Lazar, praticantes iniciantes de meditação, conseguiram produzir modificações significativas na estrutura de seus cérebros depois de um curso intensivo de oito semanas.[10] Em outro estudo de Fennell, iniciantes mostraram-se capazes de desacelerar suas frequências cardíacas e respiratórias, baixar a pressão sanguínea e acalmar reações de raiva tão bem quanto praticantes mais experientes, e isso depois de apenas uma sessão de vinte minutos.[11]

Muitas das pesquisas sobre meditação foram realizadas com pessoas que meditam quarenta minutos por dia ou mais. No entanto, esses estudos recentes, assim como minha experiência, sugerem veementemente que você pode colher benefícios similares meditando por períodos menores.

Resumindo: A MEDITAÇÃO É MIRACULOSA.

Ela deveria ser um "tratamento preferencial" para todos nós — para curar o trauma, melhorar a resiliência, prevenir doenças, aumentar a felicidade e prolongar a vida.

Arrisco-me a dizer que, se a meditação fosse uma droga patenteável e rentável, todo médico do planeta a prescreveria para cada paciente que entrasse no consultório. Mas não espere uma prescrição médica. A meditação é fácil de ensinar e de aprender. TODO MUNDO PODE MEDITAR. Vou ensinar como aqui e agora, neste capítulo.

O PODER DA MEDITAÇÃO para ajudar e curar já está implícito no histórico da palavra. *Meditação* e *medicina* partem do mesmo radical grego e sânscrito *medi*, que significa "tomar a medida de" e "cuidar de" — uma boa descrição resumida da ciência e da arte médica. Na verdade, a meditação é um elemento central nas grandes tradições de cura do mundo todo, inclusive na medicina grega e hipocrática.

Há muitas maneiras de meditação. Elas surgiram em épocas diversas, em sociedades diversas, para fins diversos. Um antigo texto tântrico indiano (*tantra* é a palavra em sânscrito para "método"), o *Vijñāna Bhairava Tantra*, descreve 112 tipos: meditações com base na inspiração e na expiração, e no intervalo entre as respirações — na verdade, ele descreve tipos de meditação a partir de todo tipo de pensamento e atividade humana, inclusive no sexo.[12] Uma das minhas favoritas é: "Quando estiver sentado em um charrete a balançar, siga o balanço".

Embora haja muitas formas de meditação, todas elas podem ser divididas em três categorias gerais: para concentração, para atenção plena e para expressão.[13]

Os mantras hindus e as meditações sonoras ajudam na concentração, assim como aquelas que aconselham a focar em algo visual — uma pintura de um santo, uma montanha, uma flor — ou em um som. Toda religião e quase toda tradição espiritual inclui uma ou mais formas meditativas de concentração. Rezas repetitivas — "Pai Nosso", "Shemá Israel", "Il Allahu, Illallah" e "Hare Krishna" — também servem para concentração. Quando você as diz, concentra-se no nome de Deus.

A meditação para atenção plena, ou *mindfulness*, vem do Sul Asiático e deve sua origem a Siddhartha Gautama, o Buda, que a chamava de Vipassana, que em sânscrito significa "consciência". Há 2.500 anos, Buda exortou seus discípulos a se tornarem conscientes dos pensamentos, sentimentos e sensações à medida que eles emergiam, a deixarem que viessem e em seguida fossem embora. Em outros capítulos, vou mostrar como trazer a atenção plena para todas as atividades do seu dia a dia: sentar-se, andar, comer, lavar a louça e, sim, também para fazer amor.

As meditações expressivas, como a que Shyam me ensinou, são as mais antigas em nosso planeta. Elas são centrais na vida de muitos povos aborígenes e nativos e continuam a ser parte importante das religiões modernas. O povo Dacota canta e dança. Os Saan na África Austral e os indonésios chacoalhar. Os tibetanos respiram depressa, e os dervixes sufi rodopiam. Judeus hassídicos fazem o *davnen* — curvam-se rápida e repetidamente durante as orações — e dançam extaticamente. Santo Inácio de Loyola, fundador da ordem jesuítica, prescrevia exercícios físicos intensos. As posições e a respiração da ioga indiana, do tai chi e do qi qong chineses são formas lentas e poderosas de meditação expressiva. Nos capítulos seguintes, vamos praticar alguns tipos de meditação expressiva e descobrir o potencial delas para degelar e energizar corpos congelados pelo trauma e para abrir mentes fechadas pelo medo.

Agora, quero ensinar a você uma meditação para concentração que é fundamental para todo o nosso trabalho juntos. É chamada de "respiração o abdômen relaxado", porque você inspira devagar e profundamente pelo nariz e expira pela boca, com seu abdômen solto e relaxado. Como indica o nome, é algo despretensioso e ecumênico, mas poderoso. Relaxa o corpo, reativa o cérebro, acalma a mente, melhora as conexões, estimula a esperança. E é fundamental. Na verdade, é como os bebês respiram, suas barrigas subindo e descendo a cada respiração.

Aprendi essa meditação há quarenta anos com Stephen Levine, um psicólogo e mestre espiritual inspirador, e desde então a tenho praticado.[14] Costuma ser a primeira técnica que ensino em meu consultório e nos workshops, nos treinamentos e nos pequenos grupos que eu e meus colegas organizamos com centenas de milhares de pessoas esgotadas e traumatizadas.

Você vai perceber os benefícios dessa meditação desde a primeira vez que a praticar. Setenta a oitenta por cento dos praticantes — mesmo aqueles que perderam parentes, estão de luto pelo fim de um relacionamento, lutam com o câncer, ou sobreviveram a um desastre natural ou a um estupro recente — relataram mudanças positivas. Depois de apenas dez ou doze minutos, a tensão dos ombros relaxa, o batimento cardíaco desacelera e a corrente de pensamentos perturbadores míngua. As pessoas se sentem mais calmas, felizes, estáveis, presentes e esperançosas. Muitas delas relatam que repetem a prática antes de deitar e têm o melhor sono em anos.

Eis, por exemplo, o que aconteceu no Haiti depois do terremoto de 2010. Minha equipe e eu organizamos um treinamento em julho em Jacmel, cidade de artistas e artesãos na costa sul do país. Na manhã do segundo dia, enquanto eu cozinhava no calor de quarenta graus do auditório de uma escola primária, um homem sério e forte foi até o microfone na frente da sala. Como todos nós, ele suava. E oscilava um pouco, como se estivesse no deque de um navio.

"Meu nome é Batichon", disse ele em crioulo haitiano, uma das línguas do país que usávamos no treinamento. "Sou um fazendeiro aqui de perto e líder da minha comunidade."

Ele continuou:

"Preciso falar a vocês sobre a respiração do abdômen relaxado. Ontem, eu estava cético. Sou um homem prático, e cristão, então não sabia como isso poderia dar certo. Apesar disso, gostei muito do que senti com a prática. Meu pescoço, que estava rígido de raiva, ficou relaxado, e minha cabeça, que estava sempre cheia de preocupação com a casa destruída do meu irmão, com a comida da minha família e com a sobrevivência das belas árvores, começou a se acalmar.

"Quando voltei para minha vila, pedi que todos se reunissem e lhes ensinei a como fazer a respiração do abdômen relaxado. 'Tentem', disse a eles, como você falou conosco. 'Depois vocês decidem o que acharam.' Esta manhã, reuni novamente os moradores, antes que eles saíssem para o campo e eu viesse aqui. E ouvi o testemunho deles. Muitos disseram que tiverem a primeira boa noite de sono desde o terremoto. As crianças não estavam mais chorando tanto e não molharam as camas. Agora eu sei que essa respiração funciona. Obrigado."

CERTO. JÁ FALAMOS o bastante sobre meditação e abdômen relaxado. Vamos praticar.

Enquanto eu guiar você pelos passos da meditação, lembrarei como a respiração do abdômen relaxado estará mudando sua fisiologia, acalmando seu corpo e sua mente e facilitando a conexão com pessoas que podem ajudá-lo a se curar. Repetir os fatos biológicos serve como informação e encorajamento e ajuda você a profundar a experiência da meditação.

Vamos lá.

Encontre uma cadeira confortável em que você goste de ficar. Talvez você queira ter por perto algumas coisas que lhe fazem sentir em paz e ainda mais confortável: uma obra de arte, a foto de uma pessoa amada, flores, um símbolo religioso. É melhor se as luzes estiverem fracas.

As primeiras instruções que vou dar vão levar a uma meditação de dez a doze minutos. Quando você for fazer novamente a meditação, pode ir ao *site* do CMBM e me ouvir, em inglês, enquanto pratica. Ou talvez prefira ler para si mesmo o que escrevi aqui. Também pode gravar minhas palavras em voz lenta e clara, num tom de voz que o incentive e conforte. Depois de algumas sessões, vai conhecer bem a fisiologia e pode prescindir das minhas descrições e usar um *timer* para saber quando a meditação acabou.

Tome consciência de que você está sentado na cadeira, respirando lenta e profundamente, inspirando pelo nariz e expirando pela boca. Deixe que seu abdômen fique solto. Permita que ela se expanda quando o ar entrar e relaxe ainda mais quando o soltar. Pode dizer para si mesmo "abdômen" quando inspira e "relaxado" quando expira. Isso vai ajudar a focar sua mente e vai lembrá-lo que deseja que seu abdômen fique solto e relaxado.

Essa meditação ajuda a concentrar porque você foca na respiração, nas palavras "abdômen" e "relaxado" e na sensação de abdômen subindo e descendo, relaxando um pouco mais a cada expiração.

Se você se sentir confortável, feche os olhos. Isso elimina boa parte do estímulo externo e provavelmente vai ajudar a relaxar ainda mais.

Se surgirem pensamentos, deixe-os emergirem e desaparecerem. Conduza gentilmente sua mente de volta para as palavras "abdômen... relaxado", "abdômen... relaxado".

À medida que você vai inspirando pelo nariz e expirando pela boca, cada vez com o abdômen mais relaxado e solto, mais ar chega até o fundo dos pulmões e mais oxigênio entra em sua corrente sanguínea, e o oxigênio vai alimentar e nutrir todas as células do corpo.

Inspirar e expirar assim, com seu abdômen solto e relaxado, ativa o nervo vago. *Vagus* significa "errante" em latim. O vago é o décimo nervo craniano. Longo e espesso, ele tem diversas ramificações; sobe do abdome para o peito e volta até o sistema nervoso central e o cérebro. E é, como você se lembra, o antídoto para a resposta de luta ou fuga do sistema nervoso simpático e para a resposta do estresse.

Ao inspirar pelo nariz e expirar pela boca, lenta e profundamente, ativando o nervo vago, você relaxa os músculos maiores do corpo, diminui o ritmo cardíaco e a pressão sanguínea e melhora a digestão.

Nesse momento, o nervo vago também está reduzindo a atividade da amígdala, aquela parte do cérebro emocional relacionada ao medo e à agressividade. Isso ajuda a estimular a atividade do córtex frontal em áreas do cérebro relacionadas ao julgamento, à autoconsciência e à compaixão. E um dos ramos do nervo vago estimula a atividade dos nervos responsáveis pela expressão facial e pela fala, nervos que nos ajudam a registrar e responder às palavras e às expressões faciais das outras pessoas.

À medida que você vai respirando com o abdômen relaxado, vai relaxando o corpo, acalmando a mente, reduzindo o medo e a raiva e melhorando seu julgamento. Vai se tornando mais compassivo consigo e com os demais, permitindo a si mesmo ligar-se mais fácil e profundamente às pessoas.

Respirar lenta e profundamente, inspirando o ar pelo nariz e expirando pela boca, com o abdômen solto e relaxado, cria as condições para que todos os seus músculos relaxem. E agora vou ajudar você a relaxar esses músculos.

Sempre que eu guiar sua atenção para um grupo muscular ou uma parte do seu corpo, respire duas vezes, lenta e profundamente, e perceba o relaxamento desses músculos.

Respire lenta e profundamente e, enquanto expira, sinta o relaxamento de sua pélvis e de seus glúteos.

Agora respire novamente duas vezes e sinta suas coxas e joelhos relaxarem; então sinta o restante da perna e os pés.

Respire mais duas vezes e, enquanto exala, sinta o relaxamento nas costas.

Respire mais duas vezes e sinta o peito e os ombros relaxarem quando expirar. Continue respirando lenta e profundamente. Relaxe.

Continue a respirar e sinta seus braços relaxarem; então seus antebraços e suas mãos. A cada expiração, você vai se sentir mais relaxado.

Respire mais duas vezes e, quando exalar, sinta o relaxamento dos músculos do pescoço, do rosto e da cabeça.

Continue a respirar lenta e profundamente por mais alguns minutos, sentindo todo o corpo relaxar a cada expiração.

Para estimular e aprofundar esse processo, continue a dizer para si mesmo "abdômen" enquanto inspira e "relaxado" enquanto expira.

Se surgirem pensamentos, deixe-os aparecerem e depois irem embora. Conduza de volta, com gentileza, sua mente para as palavras "abdômen... relaxado".

Depois de uns dez ou doze minutos, abra seus olhos lenta e calmamente e deixe que sua atenção volte a se ocupar do ambiente.

★

Recomendo que você comece praticando a respiração do abdômen relaxado uma ou duas vezes ao dia por cerca de dez minutos em cada sessão. Quando você estiver mais familiarizado, pode variar a duração, praticando por mais ou menos tempo, uma ou diversas vezes por dia, dependendo da sua necessidade e do tempo disponível.

É ótimo quando se tem um espaço especial para a meditação, um local cuja porta você possa fechar para ficar sozinho. Também é bom estabelecer ao menos um horário regular. Com um lugar e um momento regulares, fica mais fácil praticar. E saber que vai praticar a respiração do abdômen relaxado dá a você algo por que ansiar, um alívio confiável do estresse. Também ajuda a tranquilizá-lo ao dar um pouco de estrutura àqueles dias abalados e desordenados pelo trauma.

Adoro usar as palavras *abdômen* e *relaxado* porque elas me lembram de maneira muito específica da parte do corpo que preciso relaxar e da sensação que quero produzir. Mas se, por alguma razão, depois de um tempo de prática, essas palavras se tornarem realmente difíceis para você, pode usar outras que ajudem a executar a mesma respiração lenta e profunda. Certa vez, uma professora na Reserva Pine Ridge, na Dakota do Sul, disse que seus alunos do terceiro ano do ensino fundamental adoravam dizer "cheirando rosas" quando inspiravam e "soprando velas" quando exalavam o ar.

Você pode praticar a respiração do abdômen relaxado a qualquer momento: quando estiver ansioso e agitado, quando estiver perdendo a paciência com a fila do supermercado, ou parado no trânsito (neste caso, fechar os olhos não é uma opção). A meditação vai ajudá-lo a se livrar de lembranças e pensamentos repetitivos e dolorosos e a diminuir a preocupação com algo que aconteceu com você, com algo ruim que você tenha feito, ou com uma situação "irremediável". Além disso, como descobriu Batichon, o fazendeiro haitiano, é ótimo para ajudar a dormir — ou a voltar a dormir, caso você acorde no meio da noite.

Se você ficar agitado quando se sentar para fazer a meditação, levante-se e se mexa um pouco. Faça algumas tarefas, dê uma caminhada. Pode também chacoalhar e dançar, prática que descreverei em outro capítulo.

Então volte a se sentar para meditar, talvez no banco de um parque depois de caminhar por um tempo, num café, numa biblioteca, numa igreja ou em casa. A movimentação vai diminuir a tensão e facilitar o relaxamento.

Respirar dessa ma neira, com o abdômen solto e relaxado, liga você à terra. Todos os seus músculos relaxam e você se conecta com um lugar calmo e estável de seu corpo. Você sente o apoio da terra.

Quando você estiver meditando, não tente resistir aos pensamentos desagradáveis ou forçá-los a ir embora. Isso só daria aos pensamentos ruins mais força do que eles merecem. Perpetuaria a luta contra eles, o que, na verdade, reforçaria a memória do trauma que você viveu.

Meditação não significa esvaziar completamente a mente, embora esses momentos de graça ocorram ocasionalmente. Significa permitir que os pensamentos, inclusive os perturbadores, como um trauma relembrado e revivido, fiquem ali. A ideia é deixar que todos os pensamentos venham e vão embora, relaxar com eles, aceitá-los.

UMA PESQUISA DE RICHARD DAVIDSON, da Universidade de Wisconsin, assim como a experiência de muitas pessoas, demonstra claramente o poder de dissolução do trauma de práticas meditativas como a respiração do abdômen relaxado: os pensamentos incômodos vão gradualmente perdendo o controle sobre você e se tornam, segundo a descrição de Davidson, "menos complicados".[15] Sua mente fica mais clara. Funciona melhor. Seu humor melhora. Você percebe que pode ajudar a si mesmo. Você fica mais confortável com outras pessoas e as estima mais.

Muitas pessoas com quem trabalhei de início achavam que a respiração do abdômen relaxado era uma prática esquisita, ou que era improvável que os ajudasse, ou que não valia o tempo gasto. Mas, quando experimentavam praticá-la, mudavam de ideia. Alunos de medicina, que consideravam dedicar dez minutos de sua rotina lotada à meditação algo absurdo, descobriram que a respiração do abdômen relaxado aprimora sua capacidade de trabalho. Eles se concentram melhor e assimilam informações com mais facilidade, estudam e dormem melhor. Quando meditam, sentem-se menos angustiados e tiram notas melhores. Sentem-se mais confiantes de que se tornarão médicos. O pouco tempo investido é maravilhosamente recompensado.

Muitas das pessoas que você vai conhecer nos próximos capítulos carregam traumas de infância ou de juventude e meditam diariamente. Elas dizem que repetem a prática quando palavras duras ou rejeições desencadeiam dores passadas. Azhaar ensinou a respiração do abdômen relaxado para sua família, na companhia da qual costuma meditar.

Se você praticar a respiração do abdômen relaxado com regularidade, provavelmente vai baixar os níveis dos hormônios do estresse e melhorar seu humor, assim como sua concentração e seu sono.[16] A meditação vai ajudá-lo a responder, em vez de reagir, a situações assustadoras que antes podiam desencavar o trauma. A prática regular talvez proporcione sua primeira experiência de libertar-se de memórias traumáticas e de pensamentos dolorosos e obsessivos, da culpa que tantas vezes está associada a eles e da preocupação paralisante de que o futuro repetirá o passado traumático.

Além desses benefícios diretos, a respiração do abdômen relaxado traz um bem adicional: ela lhe informa sempre que você a pratica, que você não está indefeso ou sem esperança. Você pode, com apenas alguns minutos de esforço e concentração, mudar como se sente e pensa, como olha para o mundo a sua volta e como se relaciona com as pessoas. E a respiração do abdômen relaxado prepara a mente calma e a atitude confiante que formam o solo rico que vai nutrir todas as demais técnicas de cura que você vai aprender.

PELO MENOS A CADA dois dias alguém surpreso e satisfeito como Batichon me conta sobre os benefícios da respiração do abdômen relaxado.

Há pouco tempo, Shirley, uma funcionária pública viúva de 51 anos, veio me ver. Quando a conheci, um mês antes, em uma oficina curta sobre perda e luto, seu rosto tinha algumas manchas e seu corpo parecia sem forma e curvado. Com as pernas cruzadas, movia nervosamente um dos pés para cima e para baixo e seus olhos encaravam o chão. Ela confidenciou: "Minha pressão está descontrolada. Estou quase diabética. Não consigo dormir e sinto uma dor no peito que me faz pensar que vou morrer, e às vezes estou tão infeliz que penso que seria bom acelerar o processo".

Agora ela estava sentada em meu consultório, com as costas eretas, bem-arrumada e atenta, olhando nos meus olhos. Quase não a reconheci. Ela ainda estava de luto pelo marido, que tinha morrido alguns anos antes, e estava preocupada com o filho, que havia acabado de sair de casa para morar sozinho. Ela estava sozinha em seu lar vazio. E seu chefe, arrogante e ingrato, a irritava.

Agora, porém, ela estava atravessando essas águas turbulentas, em vez de se afogar nelas.

"Quando eu fiz a respiração do abdômen relaxado no workshop", contou-me ela, "eu me senti calma. Enquanto ouvia você falar, percebi: 'Estou o tempo todo presa entre lutar ou fugir.' Sentada ali, mesmo na primeira vez, minha mente começou a desacelerar, a imagem do meu chefe parecia encolher. E então surgiu uma ideia na minha cabeça: 'Você pode ser saudável.' Aquilo me deu um empurrão. Decidi fazer a respiração diariamente, uma vez por dia, ocasionalmente duas, três, até cinco vezes".

Ela continuou:

"Era como se limpasse minha cabeça para que novas ideias pudessem entrar. Então comecei a caminhar enquanto respirava devagar e profundamente, mantendo a cabeça erguida para ver o 'mundo real' à minha volta. Havia esquecido a beleza das árvores, da grama e até das pessoas. Minha pressão sanguínea diminuiu, larguei os remédios e comecei a dormir à noite. É uma sensação tão boa. 'Esta sou eu', pensei. 'Tenho sentimentos, e alguns deles são bons.' Isso me fez dar uma risada. Então eu liguei para você."

Quando eu estava editando este capítulo, recebi um e-mail de Terri, uma contadora de quarenta anos, que dizia: "Embora no começo eu tenha achado ridículo aprender a respiração do abdômen relaxado, acabou sendo *a* coisa mais útil que aprendi... E tenho praticado todo dia desde que voltei para casa". Em outra parte de seu relato, ela escreveu: "Desde que meu marido se suicidou, em junho passado, comecei a achar difícil correr, uma atividade que amei minha vida inteira. Em especial, parecia que, quando meu batimento cardíaco atingia certo ponto, todas as lembranças daquele dia voltavam num golpe só e me faziam hiperventilar". Ela concluiu: "Praticar a respiração do abdômen relaxado tem ajudado muito. Consigo fazer até mesmo enquanto estou correndo... Já corri mais de meia dúzia de vezes sem hiperventilar e sem nenhum ataque de pânico. Sei que só estou começando o processo de cura, mas é um grande avanço... Serei para sempre grata".

HÁ DUAS PERGUNTAS que me fazem com frequência sobre a respiração do abdômen relaxado e outras meditações.

A primeira é se elas podem fazer mal. Eu diria que não, se forem feitas de maneira correta. Apesar disso, devo fazer algumas advertências importantes. A consciência relaxada que a meditação — ou, na verdade, toda prática corpo-mente — traz pode ocasionalmente abrir caminho para pensamentos e sentimentos perturbadores suprimidos há muito tempo. Na maioria das vezes, você vai conseguir relaxar com eles, deixá-los surgir e desaparecer. Mas, se você se sentir oprimido, deve abrir os olhos; isso costuma fazer a angústia desaparecer. Então deixe a prática para o dia seguinte, talvez por períodos mais curtos de meditação. Se você descobrir, depois de algumas tentativas, que uma técnica específica ainda o deixa desconfortável, talvez valha a pena contatar um terapeuta que o ajude a lidar com os sentimentos e as lembranças que emergiram. (Há um guia para escolher um terapeuta no apêndice "Encontrando outra ajuda"). Ou você pode parar de praticar essa técnica e usar um dos demais métodos que vai aprender neste livro.

Por outro lado, algumas pessoas acham que as práticas mente-corpo funcionam tão bem que começam a achar excessiva a dosagem de medicamentos que usam. Como seu corpo está em um estado fisiológico mais relaxado e equilibrado, uma droga contra a ansiedade, que acalmava um pouco, passa a fazer a pessoa dormir. Então, se você estiver tomando remédios para ansiedade, depressão, insônia, dor, hipertensão ou diabetes, deve consultar periodicamente seu médico para se certificar de que a dosagem está corretamente regulada.

A segunda pergunta é se a respiração do abdômen relaxado é a mesma coisa ou se tem diferenças em comparação com a atenção plena, ou *mindfulness*. É uma boa pergunta. A minha resposta é: todas as formas de meditação, entre elas as técnicas ativas e expressivas que vou ensinar a você, como chacoalhar e dançar, acabam proporcionando uma consciência relaxada de cada momento — ou seja, atenção plena. E todas as demais técnicas que vou ensinar — os desenhos e o imaginário guiado; as caminhadas na natureza; escolher, preparar e saborear comidas saudáveis; explorar lugares tensos e problemáticos do seu corpo; cultivar a gratidão e o perdão — também são facilitadas pela atenção plena e se baseiam nela. Praticar essas atividades inoportunas com atenção plena é o que as transformam em desafios instigantes e recompensadores e em ferramentas eficientes de autocuidado e cura.

Ao acalmar a mente e melhorar sua percepção, seu julgamento e sua compaixão, a respiração do abdômen relaxado torna muito mais fácil atingir a atenção plena. Ela proporciona as bases para isso.

E A RESPIRAÇÃO DO ABDÔMEN RELAXADO, com seus dons de equilíbrio e tranquilidade, torna muito mais fácil que aceitemos a esperança, uma grande força de cura que vamos explorar e ativar no próximo capítulo. A esperança, como você vai ver, pode inspirar e dar apoio a cada passo na jornada da sua vida.

4
Aceitando a esperança

A forma mais requintada de tortura do trauma é a desesperança, o medo de que a dor nunca acabe, de que vamos sempre ser atacados e limitados por seus terrores. Quando a respiração do abdômen relaxado acalma nossa mente, temos um período de descanso. Podemos então perceber, como Shirley e Terri, que somos capazes, ao menos por alguns instantes, de deter o ataque do trauma e domar seus terrores. E não é a teoria de alguém ou uma ideia bacana que diz que encontramos um alívio. É nossa experiência.

A faísca de esperança que a respiração do abdômen relaxado proporciona é uma revelação e uma promessa. Pode ser o começo do fim de nosso pior sofrimento. Agora nossas mentes compreendem que, se uma mudança é possível, então outras também são. Agora estamos prontos para fazer da esperança nossa realidade constante.

Na esperança encontramos a expectativa e o desejo de que algo aconteça. E, mais profundamente, nossa confiança de que o que acontecer vai de alguma forma ser útil e benéfico.

A esperança é um remédio poderoso. Nos últimos sessenta anos, estudos científicos mostraram que placebos (palavra latina que significa "eu devo agradar"), pílulas de açúcar biologicamente inativas em que confiamos na esperança de cura, têm de 30% a 70% do poder das drogas ativas com as quais são comparadas.[1] A esperança nessas pílulas de açúcar, fortalecida pela fé, pode melhorar a respiração de asmáticos e diminuir as dores excruciantes de ataques cardíacos. Placebos podem diminuir a ansiedade, melhorar o humor de pessoas com depressão e reduzir o medo, características do estresse pós-traumático.[2]

Pesquisas recentes sobre a biologia dos placebos começam a nos ajudar a entender por que isso ocorre.[3] O efeito placebo afeta diversas partes do cérebro que fazem a mediação da dor, da ansiedade, do humor e das expectativas, entre eles o córtex frontal, o giro do cíngulo e o hipocampo. A resposta ao placebo libera neurotransmissores poderosos que acalmam, aliviam a dor e melhoram o humor, como a dopamina, as endorfinas e a serotonina. Outros estudos mostraram que a resposta ao placebo pode ser responsável por 82% do efeito de antidepressivos.

Claro, não se trata apenas de pílulas de açúcar. A definição de placebo inclui todos os fatores inespecíficos de cura: nossa confiança nos médicos que prescrevem as pílulas e nos aconselham e nas instituições às quais recorremos em busca de ajuda e cura. William Osler, talvez o médico mais importante do começo do século XX, certa vez observou que mais pessoas eram curadas por Saint Johns Hopkins — pela fé nessa augusta instituição hospitalar — que por qualquer um dos procedimentos terapêuticos que tivessem buscado.

A esperança melhora significativamente o desempenho na vida, assim como a recuperação de doenças.[4] Crianças e jovens que têm esperança são muito mais propensos a focar no sucesso em vez de se preocupar com o fracasso; eles têm melhores desempenhos tanto acadêmicos quanto esportivos. Alunos que têm mais esperança estão menos sujeitos a encarar notas ruins como um sinal de inadequação pessoal e são mais propensos a se dedicar ainda mais ou a desenvolver estratégias alternativas de estudo.[5] Em uma pesquisa, "muita esperança" foi responsável por 56% da diferença de desempenho entre grupos de atletas em idade escolar.[6]

E o poder da esperança perdura à medida que envelhecemos. Adultos esperançosos são mais flexíveis, comprometidos e imaginativos; eles trabalham melhor.[7] Mais velhos, quando temos esperança, somos muito menos reativos a acontecimentos estressantes. A esperança reduz o sofrimento da dor crônica e aumenta a sobrevida após doenças com risco de morte, como câncer. Pessoas mais esperançosas vivem mais.

A experiência positiva que criamos para nós mesmos pode, como sugeri, ser mais confiável e se tornar uma fonte mais duradoura de esperança do que nossa fé em remédios ou nos médicos que as prescrevem. Quando notamos a mudança produzida pela respiração do abdômen relaxado, nós criamos esperança. E praticar regularmente reforça de maneira significativa nossa esperança. Usar com sucesso todas as demais técnicas de autocuidado multiplica o efeito.

Os EXEMPLOS DE OUTRAS PESSOAS também podem reforçar nossa esperança. Eles podem nos iluminar quando estamos em meio a uma escuridão pessoal e, assim, mudar nossa vida.

Há mais de cinquenta anos, minha amiga Jenny foi um exemplo para mim. Nos anos 1960, quando estudava na Faculdade de Medicina de Harvard, eu ficava maravilhado com os cirurgiões pediátricos que tratavam do coração, do cérebro e dos ossos de crianças pequenas com uma doçura tão grande quanto suas destrezas. Tive aulas com professores e instrutores laboratoriais que haviam ganhado ou logo ganhariam prêmios Nobel. Quando eu estava desesperado, Bob Coles me apresentou a boia salva-vidas da psicoterapia, e Erik Erikson — aluno de Sigmund e Anna Freud e mentor de Bob Coles — era uma presença orientadora. Mas, quando olho para trás, acho que minha principal professora deve ter sido Jenny, com 23 anos na época, e sobre quem nenhum de vocês deve ter ouvido falar.

Professora de escola primária, Jenny namorava meu colega Mike, a quem conhecera no Kentucky e que vivia com ela em Boston. Eu a conhecia casualmente, mas adorava sua leveza natural e sem afetação, a maneira como sua voz soava como a energia de um banjo, a atenção gentil que ela trouxe à minha vida e à de Mike. Lembro-me de, numa tarde cinza de inverno, perseguir com ela gaivotas no parque Fenway congelado. Nossas bocas exalavam fumaça no ar frio, e o cabelo loiro de Jenny escapava de seu gorro de lã.

Até que, uma noite, um caminhão atingiu o Fusca de Mike. Ele não sofreu nada, mas Jenny — a dançarina e corredora, a garota que desenhava no quadro-negro, ensinava artesanato e abraçava seus pequenos alunos — ficou paralisada do pescoço para baixo. Foi tão terrível, era tão absurdo que aquilo ocorresse com uma pessoa tão jovem, viva e boa. Chorei na época e ainda choro, depois de todos esses anos, quando me lembro do que aconteceu.

Depois que conseguiram estabilizar Jenny — o que significava apenas que ela não corria risco iminente de morte —, comecei a visitá-la. O hospital onde ela estava, como muitas instalações de recuperação, ficava escondido bem longe do centro. Para ir vê-la, às vezes eu pedia carona, outras eu pegava os bondes que cruzavam Boston em longas viagens que me davam tempo para pensar em Jenny e no que esse ferimento catastrófico significava para vida em geral e para a vida dela. Tempo para me perguntar como ela sobreviveria nessas condições e que motivos teria para querer continuar a viver. E também, claro, para me perguntar qual o sentido da minha vida. Por que eu estava suportando palestras e trabalhos de laboratório entediantes que pareciam irremediavelmente inúteis para ajudar pessoas em sofrimento? Por que eu não conseguia mais valorizar e manter a relação com a minha namorada?

Assim que me sentava perto da cama de Jenny, seu sorriso afastava minha melancolia e minha autopiedade acumuladas. Ela estava triste, principalmente por não conseguir esfregar a coceira constante e infernal que às vezes era desesperadora. Mas, ao longo das mais de dez cirurgias pelas quais passou — a maior parte complicados transplantes de tendões — e da infindável e exaustiva reabilitação, que produzia progressos mínimos, ela nunca desistia. Eu me sentava ao lado de Jenny, tentando, entre cateteres intravenosos e braçadeiras, alcançar suas mãos frias e imóveis e tocar as protrusões ósseas que a perda muscular havia transformado em escarpas. E conversávamos.

Jenny, imobilizada e enfrentando novos desafios a cada momento, mostrava-se, para minha surpresa, profundamente empática com os amores e as perdas dos médicos, terapeutas e enfermeiros que se reuniam a sua volta como viajantes friorentos próximos a uma fogueira. Depois de me atualizar sobre todos eles e perguntar sobre minha própria vida amorosa, ela falava de sua esperança de que as cirurgias algum dia, de alguma maneira — embora eu não conseguisse, por mais que quisesse, imaginar como —, a tornassem funcional o suficiente para voltar a ensinar. Ela bebia suco num canudo e, incapaz de mexer as mãos, usava a boca para apontar esse instrumento, como a piteira do presidente Franklin Roosevelt, na direção dos desenhos que seus alunos haviam feito para ela.

Eu me maravilhava com a transformação que a tragédia fizera em Jenny. Ela havia sido minha colega; agora era minha professora. Sob a pressão mais extrema, sua ousadia havia se cristalizado em uma espantosa coragem. Seu bom coração havia se aberto para uma compaixão sem autoconsciência ou afetação e aparentemente universal. É isso, pensei, que o ser humano pode fazer. Que privilégio, que maravilhoso era sentar ao lado dela e testemunhar quem ela era.

E que dádiva. Estar com Jenny, ajudá-la mesmo que pouco — coçando os lugares irritados, ouvindo, sendo seu amigo, alguém com quem ela pudesse contar — era recompensador. Estar com ela também me dava algumas ideias do médico que eu queria me tornar. Junto com a admiração por Jenny, começava a sentir que a esperança podia sobreviver a quase tudo, que todos nós poderíamos mudar e que eu poderia contribuir com isso.

A ESPERANÇA QUE DEFENDO não é teórica, abstrata ou do tipo Pollyanna. Conheço as reclamações infrutíferas que vêm depois de mágoas e desapontamentos terríveis, a frustração e a raiva de lidar com limitações inevitáveis da perda e da morte. Conheço a culpa e a vergonha implacáveis por coisas que fizemos ou deixamos de fazer, ou pelo amor que não expressamos, que podem obliterar a alegria presente e lançar uma sombra impenetrável sobre o futuro. Conheci tudo isso durante cinquenta anos de prática psiquiátrica trabalhando com pessoas que sofriam. E, como muitos de vocês, também encontrei esses sentimentos em minha vida — pela perda de pessoas que amava, por meus próprios erros e, especialmente, pela separação forçada, contra a minha vontade, de uma criança que me é tão querida quanto minha própria vida.

Muitas das pessoas que aparecem neste livro estavam desesperadas quando as conheci, antes de começarem este programa de transformação. Duas semanas antes de vir ao meu consultório, Jane, de sessenta anos, havia sido diagnosticada com um câncer estágio IV inoperável e havia descoberto que seu marido, com quem estava casada havia trinta anos, a estava traindo havia bastante tempo. Meses depois de seu noivo morrer em um acidente de carro, Patricia, de trinta anos, estava "em choque... andando por aí como um zumbi... incapaz de fazer ou sentir qualquer coisa" pelos amigos e pela família, certa de que nunca mais se ligaria a outro homem. Jason, um militar da reserva, era perseguido por morte e destruição, convicto de que havia "deixado sua alma no Iraque". Na escola primária, antes de se tornar uma adolescente autodestrutiva e uma adulta medrosa e muitas vezes desesperada, Maya foi repetidamente estuprada por uma sucessão de "tios" enquanto sua mãe se prostituía. Depois de uma overdose, Howard estava convencido de que ele seria para sempre um "caso psiquiátrico" entorpecido pelos remédios, um fracassado.

Muitas vezes fiquei pasmo com histórias terríveis como essas, com os ombros caídos, as faces pálidas e em choque, as palavras assombradas e angustiadas de pessoas sem esperança, por suas certezas firmes e sombrias de que nada poderia ou iria mudar. Mas as horas que passei sentado com elas, incentivando-as a dividir comigo suas dores, ajudando-as a descobrir sua força própria e duradoura, seu saber e seu humor, vendo-as voltar à vida, ensinaram-me que não devia ficar intimidado ou desencorajado. Descobri que mudanças grandes e imprevisíveis podem acontecer com todas essas pessoas e muitas outras, assim como aconteceu com Jenny, Diana, Azhaar e comigo.

Imagens de esperança e cura

Peço agora que você pense que a esperança pode crescer, como uma planta sedenta que encontra água em solo seco e devastado. Convido você a usar o desenho para descobrir essa verdade por si mesmo, para ver como sua imaginação é capaz de ajudá-lo a transformar a promessa de esperança em realidade.

Esses desenhos vão se basear na consciência tranquila e na esperança construídas pela respiração do abdômen relaxado. E vão ajudar você a superar dúvidas que talvez tenha sobre sua capacidade de ser e se sentir diferente. Vão mostrar que é possível — mesmo agora, enquanto você talvez esteja se sentindo vazio de ideias e em desespero — imaginar a mudança.

Esses desenhos vão também servir como parâmetro a partir do qual, como Azhaar, você pode medir seu progresso para encarar e superar o trauma.

Desenhar é uma das maneiras mais simples e confiáveis de suplantar os medos que emergem da amígdala e as dúvidas limitadoras do hemisfério esquerdo, "racional", do cérebro. Proporciona acesso imediato ao grande estoque de saber intuitivo do hemisfério direito.

Desenhar é uma atividade fácil para todos nós, além de ser um modo seguro e divertido de expressar e compartilhar o que está acontecendo dentro de nós. Costumo usar desenhos nas primeiras sessões individuais ou em grupo com adultos e crianças, e sempre começo os treinamentos do CMBM com eles. Também os recomento quando a pessoa está diante de um problema aparentemente insolúvel. E eu mesmo desenho. Com frequência.

É possível que agora, enquanto eu comento as possibilidades dos desenhos, você já se sinta desconfortável, lembrando os comentários negativos que seus primeiros esforços artísticos receberam de sua professora do terceiro ano ou de seu irmão mais velho. Mas, veja bem, todo mundo tem um crítico na família. Podemos todos rir disso e podemos todos desenhar alguma coisa. Se você tiver um lado artístico, seus desenhos podem ser representativos. Se você não tiver habilidades, como eu e muitos outros, é provável que você faça bonecos palito ou abstrações, linhas e círculos. E está ótimo. A sua professora do terceiro ano está de férias. Esses desenhos são para você.

Vamos fazer três desenhos. Você só precisa de três folhas em branco — pode ser tamanho A4 — e lápis coloridos ou canetinhas (que são as minhas preferidas, por terem cores fortes e vibrantes). Desenhe depressa. "Os primeiros pensamentos são os melhores", como dizem os zen-budistas. Dessa maneira, é provável que os desenhos não passem por censura, sejam autênticos, surpreendentes e reveladores. Eles vão despertar sua imaginação envergonhada e sua intuição a fim de servirem de guia criativo em sua vida.

Para cada desenho, use cerca de cinco minutos.

*

CERTO, VAMOS COMEÇAR.

Comece fazendo dois ou três minutos da respiração lenta e profunda do abdômen relaxado com os olhos fechados. Relaxe, repetindo "abdômen" enquanto inspira e "relaxado" enquanto expira e perceba seus pensamentos, sentimentos e sensações vindo e indo embora. Então retorne gentilmente sua mente para a respiração do abdômen relaxado.

Agora abra os olhos e faça o primeiro desenho. O tema é "você mesmo". Não pense no que isso significa. Apenas comece. Deixe que sua mão seja seu guia. Nesse primeiro desenho, você vai ter que lutar com sua autoconsciência, ou mesmo rir dela. E vai pôr você ali, no papel. Não é a habilidade que importa. Não há notas. Nem julgamento. Apenas desenhe.

Depois que tiver feito o desenho 1, é possível que você diga: "Ah, isso sou eu, mais ou menos". Depois ponha de lado essa primeira folha.

O segundo desenho é sobre "você com seu maior problema". Embora possa ser bem doloroso, esse desenho é sempre útil. É bom identificar um problema, mesmo que ele seja apenas um entre muitos, a fim de torná-lo real e concreto. Ao colocá-lo no papel, você o tira da massa confusa e complicada que ocupou sua mente e talvez a tenha sobrecarregado. Você pode, de maneira bem literal, ver aquilo com que está lidando.

Novamente, respire de maneira profunda algumas vezes. Agora desenhe.

Em seu segundo desenho, Frieda, uma mulher de meia-idade, esboçou sua filha, que havia morrido de overdose, num túmulo. Frieda representou a si própria como um pequeno boneco de palito ajoelhado sozinho perto. Tudo era cinza ou preto. "Estou perdida", disse ela. "Sozinha. Fraca. Desamparada." Hervé, um segurança haitiano, nos mostrou um jardim. As flores tinham perdido suas pétalas e as plantas tinhas os caules tombados. "Minha esposa morreu no terremoto", explicou ele. "Nossa casa foi destruída, assim como nosso jardim. Não há mais vida dentro de mim."

No segundo desenho, é comum que sócios de firmas de advocacia aflitos, jovens executivos, mães solteiras e alunos de medicina se retratem sentados sob a face sombria de um relógio ou atrás das grades de uma cela.

Shelly, a mulher de meia-idade com câncer no ovário, desenhou uma bolha vermelha na barriga de seu boneco de palito. "Não, não é o câncer", respondeu quando lhe perguntei o que era. Para minha surpresa, e dela, era sua raiva do marido infiel.

Will, um idoso Dacota cuja filha havia morrido em um acidente de carro, desenhou a si mesmo como uma figura de palitos com uma trança, caminhando e chorando. Acima escreveu: "Mãe Terra, morrendo por causa de todo o ódio e a agressão".

O terceiro desenho é "você com seu problema resolvido". "Impossível", você pode protestar. "Acabei de perder meu emprego e estou sem perspectiva" ou "Meu marido morreu e meus filhos não me amam". Não se preocupe. O que importa não é listar as possibilidades lógicas, mas deixar sua imaginação apresentar a resposta *dela*. Mais uma vez, apenas desenhe. Permita que sua intuição guie você pelas cores, mova sua mão.

Às vezes, o terceiro desenho parece sombrio, como uma derrota, não uma iluminação. Frieda, cuja filha estava no túmulo, desenhou a si mesma na cama. Colocar aquilo no papel foi doloroso. Certamente não faz com que tudo fique bem, mas é uma mensagem enviada pela intuição dela. Permite que ela saiba, como ela me explicou, "que preciso me retirar por um tempo para cuidar de mim mesma".

O mais comum é que o terceiro desenho tanto reanime quanto revele. Os primeiros sinais da esperança aparecem com clareza. Uma mãe solteira solitária aparece no banco de um parque dividindo com uma amiga o cuidado com as crianças; um estudante de medicina, de costas para uma pilha de livros, vai em direção a uma academia de ginástica, e não há relógios ou grades à vista; uma adolescente recrutou parentes e amigos para dissipar as nuvens de vergonha e angústia que obscurecem seus dias desde que foi abusada sexualmente.

No seu terceiro desenho, Shelly, a mulher com câncer de ovário, está sentada diante do marido, confrontando-o com chamas vermelhas de dor e raiva. Seus olhos brilham. "Eu pareço cheia de energia", comenta ela, "e também me sinto assim. Acho que antes estava com medo. Agora sei o que tenho que fazer. Esse é o único caminho para seguir em frente, a única forma de lidar com os problemas com meu marido. Tenho que falar para ele o que está acontecendo".

No terceiro desenho de Hervé, havia flores crescendo e vegetais brotando da terra. "Pela primeira vez", disse-me ele, "percebo que meu jardim pode voltar a crescer. Posso seguir com minha vida".

Will, o idoso Dacota, levanta os braços em direção à Mãe Terra. Agora nosso planeta tem a forma de um coração, que brilha em vez de chorar, prometendo o legado de amor e cuidado com "todas as nossas crianças".

QUANDO VOCÊ TIVER terminado seus desenhos, observe-os por um tempo.

O que você vê na página? Preste atenção nas formas, nas cores, no tamanho e na posição das figuras em relação umas às outras. Qual o humor de cada desenho?

Você ficou surpreso com a primeira imagem, com a maneira como se desenhou? Grande ou pequeno demais? Sem os pés ou a cabeça? Sorrindo ou triste? Sozinho ou com outras pessoas? O que esse desenho diz sobre como você vê a si mesmo? O que falta na imagem de quem você é? Você se esqueceu de incluir aspectos de sua personalidade, talvez qualidades admiráveis?

E quanto ao problema que emerge no segundo desenho? É um retrato primoroso e doloroso de uma perda que comanda sua vida? Um reconhecimento previsível de limitações e constrangimentos, com relógios, grades de uma prisão, pilhas de tarefas para fazer? Uma dádiva surpreendente do inconsciente, como a bolha ardente de raiva de Shelly? Você estava consciente desse problema antes? Vê-lo no papel ajuda a compreendê-lo e a lidar com ele?

E o que você pensa do terceiro desenho, a solução? Há ali inteligência, ou até mesmo sabedoria? Aponta para uma nova direção?

Pode ser uma solução prática: procurar amigos para superar a solidão, ir à academia para aliviar o estresse e se sentir melhor em relação a seu corpo, compartilhar a vergonha e, assim, sentir que ela não controla mais você. Pode envolver, como ocorreu com Shelly, confrontar aquilo que você vinha evitando. Sua solução pode levá-lo ainda mais para dentro do problema, como Frieda, a fim de que você se recomponha emocionalmente. Pode sugerir um novo compromisso com a vida e o cuidado, como ocorreu com Hervé e Will. Passe um tempo pensando na solução que você desenhou.

Esses são passos que você quer dar? Frieda realmente tirou um tempo para si mesma. Shelly se abriu com o marido e insistiu para que ele fosse com ela à terapia. Hervé de fato plantou seu jardim. Will tem se dedicado a ensinar a devoção tradicional dos Dacota à Mãe Terra para crianças de seu povo.

Inúmeras pessoas estressadas, de todas as idades, seguiram o caminho dos desenhos em direção a espaços abertos, atividades físicas e criativas estimulantes, em direção à companhia acolhedora de amigos esquecidos e parentes, a novos compromissos de ajudar a si mesmos e a outros. Eles conseguiram aceitar o que desenharam — tanto a dor e as limitações de seus problemas quanto a terceira imagem, mais ampla e satisfatória, de como suas vidas poderiam ser.

Às vezes, isso ocorre de maneira direta. Outras, é um processo gradual.

VOCÊ TALVEZ POSSA colar seus desenhos na parede, na porta da geladeira ou perto do computador, onde eles consigam inspirá-lo com novas possibilidades e incentivar seu progresso. De qualquer maneira, mantenha-os com você. Deixe-os em um lugar seguro. Vamos voltar a eles no fim de *Transformação*.

Você pode fazer esse conjunto de desenhos com frequência, sempre que estiver lidando com dificuldades, estiver oprimido pelo medo, inseguro quanto a como agir, incapaz de fazer o que precisa, ou simplesmente quando precisar de uma imagem de esperança.

5
Chacoalhar e dançar

Em uma manhã fria e úmida de março de 1999, enquanto os bombardeiros norte-americanos rugem sobre as cabeças e os caminhões das Nações Unidas grunhem entre filas intermináveis de tendas no campo de refugiados Stancovic, na Macedônia, eu dou uma oficina para duzentos albaneses de Kosovo que haviam fugido da limpeza étnica na Sérvia.

Começo, como de costume, com a respiração do abdômen relaxado. Depois, peço que eles respondam, levantando as mãos: "Quantos de vocês", pergunta meu intérprete, traduzindo meu inglês para o albanês, "notaram alguma mudança?". Como em outros lugares depois de uma guerra ou mesmo no meio do conflito, cerca de 70% a 80% das mãos se erguem. "O que aconteceu?", quero saber, e começam a responder em voz alta. "Estou mais calmo", "Me sinto relaxado", "Meu corpo está menos tenso", "Menos pensamentos ruins" e "Um pouco menos de frio", que suscita risadas.

Explico o mecanismo de luta ou fuga e peço à plateia que me conte se eles haviam sentido essa reação e como fora a experiência. As respostas vêm facilmente. Aceleração dos batimentos cardíacos. Quase todos tiveram problemas para dormir. A pressão sanguínea dos mais velhos descontrolou. Havia muita frustração naquelas tendas pequenas, frias e grudadas umas nas outras. Mães usualmente pacientes batiam em seus filhos desobedientes.

"Alguém", continuo, "quer perguntar sobre o mecanismo de fuga ou luta, a respiração do abdômen relaxado, ou alguma preocupação que queira compartilhar?"

Ao longe, perto dos fundos de uma grande tenda, um homem com o rosto pálido e redondo levanta-se e ergue a mão.

"Doutor", diz ele, "muito obrigado por ter vindo nos ajudar. Há três meses, vi 21 pessoas da minha família serem massacradas por paramilitares sérvios. Não consigo apagar essa imagem da minha cabeça. Está sempre lá quando acordo, as crianças no chão, sangrando, minha esposa tentando cobrir seus corpos. E ela aparece nos meus sonhos. A imagem ainda está lá quando praticamos a respiração. O que posso fazer para que suma da minha mente?"

Minha própria cabeça para. A batida do meu coração parece mais alta que minha voz. Por fim, digo a ele que estou muito triste e comovido com o que ele dissera, e honrado por ele ter compartilhado comigo sua dor.

"Não sei o que posso fazer para ajudá-lo, mas espero que você continue conosco nesta oficina", respondo.

"Obrigado, doutor", responde ele, antes de se sentar.

Volto a falar, hesitante a princípio, meus olhos fixos no rosto desse homem, que considero o Homem da Dor, com seu sofrimento inimaginável.

Faço uma pausa e respiro lenta e profundamente, desta vez para acalmar meu próprio espanto e minha tristeza por não poder ajudá-lo.

Quando estou calmo o suficiente para falar, recomeço:

"Sei que muitos de vocês têm a cabeça tomada de lembranças terríveis que não vão embora, e que têm os corações pesados de sofrimento. Sei que muitos de vocês se sentem fracos, com o corpo rígido, incapazes de agir ou mesmo de sentir algo. Todos esses são efeitos do trauma.

"Vamos fazer agora algo que vai liberar a tensão da sua resposta de luta ou fuga e vai ajudar a relaxar a tensão do corpo de vocês. Algo que deve ajudá-los a se livrar um pouco da raiva, aumentar um pouco a energia, talvez até mesmo eliminar alguns dos problemas que obscurecem suas mentes.

"O que vamos fazer", continuo, "é chamado tecnicamente de 'meditação expressiva'. As meditações expressivas são as mais antigas do nosso planeta. Todos os nossos ancestrais as praticavam. Eles gritavam e dançavam, rodopiavam e pulavam para cima e para baixo. Quando algo terrível acontecia ou estava para acontecer, eles mexiam os corpos, a tensão ia embora e eles expressavam seus sentimentos. Vocês querem tentar?" Nesse momento, já estou gritando.

Diversas mãos se levantam. Espero que entusiasmadas. Talvez, neste momento, eu seja uma distração do tédio e dos problemas da cidade de barracas que hospeda 70 mil refugiados.

"Na primeira parte, vamos chacoalhar o corpo por cerca de seis a oito minutos ao som de uma música rápida. Então, vamos parar e ficar quietos por alguns minutos, relaxando, concentrados, conscientes e com atenção plena em nossos corpos e nossa respiração.

"Então tocarei outra música. Apenas deixe que seu corpo se mova com ela. Não digo para 'dançar', porque isso poria uma ideia em sua cabeça: valsa, salsa ou uma coreografia disco." Alguns riem. "Ou poderia deixá-los preocupados: 'Eu danço tão mal.' Ou ainda imaginar alguns novos passos de dança." Agora muitos riem. "O importante não é uma ou outra dança específica, nem a habilidade. O importante é fazer a *sua* dança.

"Cada um de nós é diferente. Todos nós somos um pouco diferentes. Temos genes diferentes, digitais diferentes, rostos diferentes, mentes diferentes, preferências diferentes. Logo, se houver duzentas pessoas aqui, vai haver duzentas danças diferentes.

"Agora vou mostrar como chacoalhar o corpo." Eu subo na caçamba de um caminhão para que possam me ver no fundo da tenda. "Abram as pernas na largura dos ombros. Dobrem um pouco joelhos e relaxem os ombros. Agora, comece a se sacudir a partir dos pés, passando pelos joelhos e pelos quadris, até que todo o corpo esteja sacudindo."

Enquanto faço isso, vejo olhares incrédulos em seus rostos curtidos: um adulto, um médico, fazendo *isso*? Enquanto isso, os médicos e terapeutas que me acompanhavam se misturam com o grupo e chacoalhar junto comigo.

Logo, quase todos estão se mexendo para cima e para baixo, chacoalhando o corpo e rindo. "Ótimo!", grito. "Vocês estão muito bem! Esse só foi um teste. Vamos recomeçar logo. Relaxem por um minuto.

"Agora, vamos fazer uma experiência", retomo. "Vocês talvez se lembrem, da aula de ciências, que toda experiência tem 'condições', coisas que vocês precisam organizar para que ela funcione como deve. Há apenas uma condição para esta experiência: fechem os olhos. Assim, vocês não vão olhar para as outras pessoas" — nesse momento exagero para obter um efeito cômico — "e dizer para si mesmos: 'Ah, preciso ensinar essa mulher como se sacudir.' Ou: 'Nunca vou ser tão bom quanto ele.' Esqueçam essas pessoas por um tempo. Deixem o julgamento e a comparação lá fora. Isto é só para você.

"Respirem lenta e profundamente por um minuto ou dois", digo. Algumas pessoas, nas extremidades da multidão, se remexem no lugar, intrigadas e desconfortáveis, mas todas se preparam. "Agradeça à natureza por esta experiência, como Shyam, meu professor, costumava dizer. Agora comecem."

A música — rápida, dinâmica, rítmica, eletrônica — preenche o espaço da grande tenda.

"Se sacudam a partir dos pés, passando pelos joelhos, pelos ombros, até chegar ao peito. Deixem que o tremor assuma o controle. Liberem os ombros. A maior parte de nós concentra a tensão nos ombros." Estou cantando, incentivando, persuadindo. Cada vez mais pessoas se juntam a nós, massas de homens se movendo como britadeiras, mulheres usando *hijabs*, em grupos, se sacudindo para cima e para baixo, crianças mexendo braços e pernas como se invocassem a chuva.

"Deixem a mente livre enquanto chacoalham. Deixem o maxilar solto. O maxilar também é ponto de tensão. Se vier algum som de suas bocas, permita que ele emerja." Agora ouvem-se urros, uivos, alguns gritos agudos. "Caso se sintam bobos, entediados ou cansados, CONTINUEM. Deixem que o tremor tome conta de todo o corpo. Muito bom. Continuem."

Tremo com tanta intensidade quanto posso, minha cabeça girando de um lado para o outro, rindo, aproveitando e incentivando meus novos parceiros.

Depois de quatro minutos, quando todos estão prontos para dar a tarefa como encerrada, eu grito quanto tempo falta: "Mais três minutos". Grunhidos esparsos. "Caso se sintam cansados ou entediados, acelerem o ritmo. CONTINUEM, CONTINUEM. MAIS RÁPIDO. MUITO BOM. Dois minutos." Começo a contagem regressiva. "CONTINUEM. ÓTIMO. Um minuto. Esforço total. Trinta segundos. ACABOU." A música para, assim como os corpos.

"Agora fiquem quietos. Prestem atenção na respiração. Relaxem. Fiquem conscientes de seus corpos, de sua respiração."

O ar exalado sobe como fumaça até o teto da grande tenda.

Depois de dois ou três minutos de silêncio, anuncio: "QUANDO A MÚSICA COMEÇAR, DEIXEM O CORPO MEXER".

Alguns acordes dramáticos nos surpreendem, seguidos pela voz de Jimmy Cliff, ao mesmo tempo insistente e raivosa, otimista e esperançosa, instando-nos a continuar. É um hino reggae, "*You can get it if you really want*" [Você consegue, se realmente desejar].

Os mais velhos sacodem o corpo no mesmo lugar. Os mais jovens chutam e agitam os braços. Alguns não resistem, abrem os olhos e chamam seus parceiros de dança — na maioria, duplas de homens e círculos de mulheres. As crianças giram.

Depois de alguns minutos, a música acaba, mas algumas pessoas continuam se mexendo, sozinhas ou em filas, como nas danças tradicionais albanesas. Muitos conversam em voz alta. Mulheres riem, e homens dão tapinhas nas costas uns dos outros. É como se tivessem despertado de um sono. Seus olhos brilham.

O ar está repleto de reconhecimento e perguntas: "Finalmente relaxei", "Consigo sentir meu corpo de novo", "Qual é a melhor hora para fazer isso?", "Posso ensinar isso para a minha avó?".

"De manhã", respondo, "ou quando você se sentir tenso. E sim, é ótimo para sua avó".

Depois de um tempo, alguns continuam ali, querendo contar para mim e aos outros sobre a experiência. Eu ouço e respondo as perguntas.

Quando a multidão se desfaz, vejo o Homem da Dor, sentado quieto e sozinho. Ele faz um sinal para o meu intérprete e diz que quer tirar uma foto comigo.

Sento-me perto dele, nossos braços nos ombros um do outro. Pergunto por que ele quer a foto.

"Por alguns minutos", diz ele, "depois de chacoalhar, durante a dança, aquelas imagens e pensamentos terríveis sumiram da minha mente. Foi a primeira vez que isso aconteceu em três meses. Isso me dá esperança de que eu possa voltar a viver".

*

Não sei o que aconteceu com Homem da Dor. Como se diz na medicina, não houve acompanhamento do caso. Às vezes, no entanto, quando estou trabalhando em outros lugares em que tragédias oprimiram tantas pessoas, olho para a foto que tiramos — nossos braços nos ombros um do outro, um ligeiro sorriso nos cantos dos lábios — e penso nele. E frequentemente, nesses lugares, acompanhei casos que confirmaram o poder duradouro, assim como a graça súbita, de chacoalhar e dançar.

É bem provável que chacoalhar e dançar, assim como outras meditações expressivas, se feito regularmente, tenha os mesmos benefícios para a cura do trauma, ou pelo menos similares, de exercícios físicos como caminhada intensa, corrida e ioga, dos quais falaremos em capítulos posteriores. Entre eles, aprimoramentos biológicos como o aumento de neurotransmissores de bem-estar, entre elas serotonina, dopamina e as endorfinas; a criação de novos neurônios no hipocampo; diminuição da angústia, aumento da resiliência, melhoria no humor, alívio e proteção contra depressão, melhoria do sono, da memória e da capacidade de concentração.

Mas esses resultados são apenas parte da história terapêutica de sucesso da meditação expressiva. Os exercícios são controlados e direcionados para determinados objetivos. Embora, no princípio, também deva ser controlada, a meditação expressiva torna-se espontânea e libertadora.

Enquanto a ciência permanece no estágio especulativo, nossa experiência humana coletiva dessas abordagens é vasta — milhares de anos de experimentos naturais, realizados por centenas de milhões de pessoas em culturas de todo o planeta. Essas são as formas mais antigas de modificar e ampliar a consciência, e de nos libertar de medos, inseguranças, estruturas de crenças, pensamentos e sentimentos que limitam e mutilam a nós e às sociedades em que vivemos.

Essas são as ferramentas de xamãs da Sibéria, de pajés e de tradições de cura antigas de todo o mundo. A respiração rápida e profunda era praticada pelos *sadhus* ("buscadores espirituais") errantes de túnica laranja da Índia e pelos monges budistas do Tibete. Girar era uma prática dos sufis da Pérsia e da Turquia medievais. O movimento do corpo e a catarse emocional são centrais para formas expressivas modernas da psicoterapia ocidental, como a Gestalt e a bioenergética, assim como das diversas psicoterapia orientadas para o corpo que vieram depois delas. O historiador e estudioso das religiões Mircea Eliade chamava essas abordagens de "técnicas arcaicas do êxtase".[1]

CHACOALHAR E DANÇAR é talvez a meditação expressiva mais simples e de eficácia mais consistente. Quase sempre é a primeira que uso. Povos tradicionais da Ásia, da África e das Américas sacodem os corpos enquanto dançam para livrar membros da aldeia do medo e da depressão, para promover a expressão emocional e aumentar a energia vital — que os boxímanes do Calaári chamam de "N/om" — e para propiciar a cura espiritual, assim como física e emocional.

Sacudir o corpo quebra o desespero pesado e autoprotetor, relaxa a rigidez física e energiza corpos esgotados. É provável que chacoalhar o corpo mobilize um mecanismo biológico reparador que é parte de nossa herança evolutiva. Quando animais saem de situações ameaçadoras, eles sacodem o corpo antes de recomeçar suas atividades comuns. Isso parece ser verdadeiro para aqueles que estiveram em uma luta ou escaparam com sucesso de um predador, assim como para aqueles que ficaram imobilizados pelo medo. Pense no seu cachorro depois de um confronto raivoso, ou de um rato cujo corpo fica mole e imóvel na boca de um gato e que, sacode, treme o corpo e foge.

Peter Levine, um pesquisador que há muito tempo usa terapias orientadas para o corpo, sugere que chacoalhar o corpo facilita que se subam os degraus evolucionários que levam da imobilização da "paralisia do medo", passando pela resposta de luta ou fuga, até um estado mais equilibrado no qual consciência, imaginação e engajamento social são possíveis.[2]

A segunda fase da meditação expressiva, em que ficamos parados, experimentando e observando a respiração e o corpo, proporciona alguns momentos preciosos, muitas vezes pela primeira vez, de atenção plena relaxada.

E o terceiro estágio, da dança, permite que você expresse os sentimentos enterrados que sacudir o corpo deve ter trazido para a superfície, de modo que você aproveite a liberdade recém-descoberta enquanto se move de uma forma que satisfaça as necessidades de expressão de seu corpo.

O trabalho do ganhador do Nobel Ilya Prigogine sobre sistemas dissipativos nas reações químicas fornece uma perspectiva útil sobre meditações expressivas que mobilizam energia e rompem tensões, como chacoalhar e dançar. Em certos pontos "longe do equilíbrio", observa Prigogine, a "perturbação", o distúrbio de sistemas físicos e químicos, pode gerar uma mudança profunda e criativa. Desse caos, uma nova ordem, mais profundamente integrada, pode emergir. Esse é um processo natural, resultado da evolução irrestrita de um sistema (químico ou físico) e da troca livre entre o sistema e o mundo em volta.[3]

A analogia parece bem clara para mim. Quando estamos traumatizados, os processos naturais de crescimento e evolução biológicos e psicológicos são inibidos. Nossos músculos estão tensos e rígidos, nossa respiração, superficial, nossos pensamentos e sentimentos, limitados e constritos. Meditações expressivas como chacoalhar e dançar criam estados "longe do equilíbrio" que rompem padrões físicos, mentais e emocionais. Surge o caos, e com ele a possibilidade de criar uma nova ordem, mais aberta e flexível.

Meus colegas no CMBM e eu já ensinamos a técnica de chacoalhar e dançar para centenas de milhares de crianças e adultos. Ensinamos a soldados do Centro Médico do Exército Walter Reed e a civis que desejavam desestressar; para isso fomos a hotéis e igrejas, sinagogas e mesquitas. Ensinamos para profissionais de saúde tensos em anfiteatros de faculdades de medicina, para bombeiros e policiais que enfrentavam regularmente a violência e a morte; para amputados em cadeiras de roda e pacientes presos em suas camas de hospitais; em abrigos no meio de guerras; na sala de estar de moradores de pequenas cidades cujas crianças foram assassinadas em ataques a tiros na escola.

Uma vez superado o medo de se sentir ridículos, adolescentes reativos, estudantes de medicina tímidos, soldado solenes, mães atarefadas, advogados tensos de Washington e até mesmo políticos, aprenderam a buscar a prática de chacoalhar e dançar. Crianças a adoram e muitas vezes ensinam a seus pais. E também é comum os pais ensinarem aos filhos esgotados. Todo vez que você praticar o método de chacoalhar e dançar você vai fazer novas descobertas sobre si mesmo e retomar da tirania do trauma o território físico e emocional que é seu de direito. Você vai ter uma nova sensação de liberdade.

Ao longo dos anos, chacoalhar e dançar tem sido um ponto de virada para muitas pessoas, abrindo para elas, assim como ocorreu com o Homem da Dor, uma fresta de possibilidades e esperança, mesmo em meio ao desespero.

Darcy, que participou da minha oficina de fim de semana sobre trauma e transformação, tem 31 anos, é inteligente e atraente, e chegou vestindo calças cáqui sob medida e uma camisa impecável, mas sentindo-se infeliz e envergonhada. Enquanto eu explico a biologia do estresse, ela balança a cabeça, mostrando compreensão, como uma seriedade dolorosa. Ela é séria e encouraçada como um cavaleiro medieval. Na verdade, Darcy é quase isso. Ela é bombeira — a primeira mulher no departamento de sua cidade no sul dos Estados Unidos.

"Meu corpo", diz ela numa voz fina e tensa, "funciona bem quando tenho que correr para dentro de um prédio em chamas. Mas eu não consigo realmente senti-lo". Ela está "dissociada" há dois anos, desde que seu namorado de longo tempo terminou com ela. E piorou depois que ela entrou para os bombeiros. "Uma mulher num mundo masculino. Os caras apertam minha bunda, roçam meus seios. Um desses caras, em especial. Ele é mais velho, grande, e é meu supervisor. Quando ele faz isso, só dá um sorriso inocente, acompanhado de uma careta de dor, como se estivesse surpreso por eu sentir raiva de ele ter me tocado. Na minha profissão não se fala de depressão ou estresse pós-traumático, e definitivamente você não dedura um oficial superior. Não sinto meu corpo e minha voz sumiu."

Darcy fica parada os trinta primeiros segundos em que chacoalhamos o corpo. De má vontade, começa a se movimentar, primeiro a parte de cima do corpo, até que eu a lembro que para chacoalhar é preciso começar pelos pés, passando pelos joelhos e pelo quadril. Com dedicação, ela muda de marcha. Está se movendo mais depressa, os braços com um cata-vento, girando a pélvis. Quando ela dança depois da pausa para respiração com atenção plena, há uma leveza em seus passos e cor em seu rosto. Depois, sua voz está mais profunda e ressoante:

"Eu tenho me segurado tanto, tentando controlar tudo. Esta é a primeira vez em dois anos que sinto meu corpo, que realmente ouço minha voz, que me sinto presente e clara, que me sinto de novo."

E Darcy não é a única.

Um padre jesuíta de 65 anos, deão em Georgetown, com a fama de crítico implacável, me surpreende ao ingressar em um grupo para alunos de medicina durante uma oficina de orientação de uma semana. Observo-o, prudente, enquanto ele chacoalha e dança em suas roupas escuras e seu colarinho branco, perguntando-me se essa vai ser minha última participação na recepção de alunos de medicina. Depois, porém, ele anuncia com entusiasmo infantil: "Faz cinquenta anos que não danço assim".

Enquanto chacoalham o corpo, cem estudantes de enfermagem haitianas choram pela primeira vez desde que noventa de suas colegas de turma — irmãs e amigas — morreram no terremoto de 2010. Depois elas dançam e cantam, rindo e chorando, ao som de "Everything's gonna be alright" [Tudo vai ficar bem], de Bob Marley.

O membro de uma gangue preso em San Quentin começa a chorar enquanto chacoalha o corpo junto a sessenta companheiros de prisão, e sorri depois que termina.

E pouco tempo atrás, depois de chacoalhar e dançar em uma oficina na Reserva Pine Ridge na Dakota do Sul, um veterano do Vietnã levantou-se vagarosamente e comentou com calma sobre a série de Ken Burns sobre a Guerra do Vietnã:

"Eu passei por todas aquelas emoções: raiva, tristeza, medo, mas principalmente fiquei puto. Percebi, enquanto nos sacudíamos, que, por causa da raiva que tenho desde o Vietnã, perdi a conexão comigo mesmo, com a Mãe Terra. Eu tenho sido uma casca vazia que continua a existir. Então, quando começou a tocar Bob Marley, pela primeira vez em todos esses anos eu realmente relaxei. Eu me sinto mais ligado a mim mesmo e à Mãe Terra. Agora eu posso me curar."

PARA MILHARES E MILHARES de pessoas, chacoalhar o corpo e dançar se tornou uma prática diária que as liberta de lembranças terríveis que as oprimem, reavivando seus corpos e formando, dia após dia, uma consciência cada vez mais relaxada, uma mente meditativa que dissipa o trauma e permite que elas saboreiem cada momento.

Antes de um acidente de carro quase fatal, Moira era uma executiva forte e bem-sucedida, destemida para lidar com obstáculos burocráticos, desafiando com eficiência homens que tentavam tirar sua carreira dos trilhos. Depois do acidente que fraturou seu crânio, ela se tornou insegura e passou a ter medo de carros, de conflitos e até mesmo de contatos sociais.

Na primeira vez que Moira praticou chacoalhar e dançar, ela estava cética, inibida e ansiosa, com medo de se machucar de novo. Depois, ela se sentiu "com um pouco mais de energia, um pouco menos travada", e decidiu praticar regularmente. Uma semana depois, ela descobriu que "uma dose diária era única coisa que funcionava para levantar meu animo". Sempre que ela chacoalhava e dançava de manhã, ela passava o dia mais confiante. Quando, ocasionalmente, ela não praticava, percebia o medo se esgueirando de volta e se lembrava de que devia "levantar a bunda da cadeira e começar a chacoalhar".

Um oficial de alta patente do governo norte-americano relatou que sacudir o corpo e dançar regularmente faz com que ele esteja mais sensível, mas não a ponto de ficar paralisado, ao tomar decisões que podem salvar ou custar centenas ou milhares de vidas. Howard, que pratica meditações expressivas há 25 anos, gosta de chacoalhar e dançar porque desfaz sua insistente insegurança e "me ajuda a me levar menos a sério". Uma idosa transformou o tremor da doença de Parkinson que a envergonhava em uma energizante celebração matinal.

Alunos de medicina que praticam essa técnica regularmente me contam que, pouco antes de uma prova, quando estão travados de tensão, às vezes vão ao banheiro, se fecham em um reservado e se sacodem por alguns minutos. Por quê? "Melhora a concentração", "As provas ficam mais fáceis", "Você se sente um pouco mais leve", "Você não se preocupar tanto", "Notas melhores".

Depois de passar pelas minhas próprias perdas, a prática matinal de chacoalhar e dançar me faz chorar e depois atravessar mais facilmente as atividades do dia.

A mensagem deste capítulo é: você pode transformar a técnica de chacoalhar e dançar em uma prática de revelação e celebração em sua vida. Toda pessoa pode fazer isso.

Espero que agora você se una a mim e a todas as pessoas que praticaram chacoalhar e dançar — todas as pessoas que acabei de apresentar a você e as que você encontra nos vídeos (em inglês) do site do CMBM, talvez resistentes e envergonhadas a princípio, um pouco desajeitadas depois, mas energizadas e sorridentes no final.

AGORA, AS INSTRUÇÕES.

Se você fizer sua própria playlist, reserve alguns minutos de silêncio no começo para que possa entrar relaxado na experiência. Para chacoalhar o corpo, você pode usar o primeiro segmento do álbum *Kundalini*, ou pode substituí-lo por alguma música parecida, rítmica e vigorosa. Comece com cinco ou seis minutos disso. Depois, silêncio por dois ou três minutos. Então acrescente três a cinco minutos de uma música que faça você se mexer.

Às vezes, uso nessa terceira parte música africana — Youssou N'Dour ou Oliver N'Goma — cantada numa língua que eu não entenda. A melodia me dá energia e prazer e me movimenta. Como você deve ter percebido, costumo usar reggaes, como "Three little birds (Everything's gonna be alright)", do Bob Marley, ou "You can get it if you really want", do Jimmy Cliff. A mensagem para mim é otimista e inspiradora. A música parece vir de dentro da terra e estar conectada a ela.

Claro, o gosto musical é individual. Escolha alguma canção cujas palavras e melodias funcionem para você. Muitos anos atrás, três mulheres que eram minhas pacientes escolheram, sem saber a escolha das outras, a mesma música para o terceiro estágio: "You're so vain" [Você é tão fútil], da Carly Simon. Não era surpreendente que todas as três estivessem lidando com a dor pela traição de parceiros. A música ajudou-as a sentir a raiva justa que estava enterrada, expressá-la com seus corpos e liberá-la.

Depois de um tempo, ou se você estiver se sentindo especialmente frustrado ou perdido, talvez queira praticar por períodos mais longos, de dez a quinze minutos de chacoalhar e dançar.

*

CERTO, VAMOS COMEÇAR.

Comece abrindo os pés na largura dos ombros, dobrando um pouco joelhos e relaxando os ombros. Mesmo se você estiver sozinho, feche os olhos para que não se distraia. Se você tiver problema com o equilíbrio, pode manter os olhos abertos e olhar para uma parede ou uma janela. Respire profunda e lentamente por um ou dois minutos. Agradeça à natureza, como Shyam me ensinou há muito tempo, por essa oportunidade de se mexer e de atravessar o lugar em que se sente perdido ou paralisado e ir além.

Enquanto a primeira música rítmica toca, comece a sacudir todo o seu corpo. Sacuda a partir dos pés, passando pelos joelhos e pelos quadris, e suba até o peito e os ombros. Trema o máximo que puder, com força e vigor. Permita que seus ombros relaxem e sacudam para cima e para baixo enquanto você chacoalha. Deixe a cabeça solta. Solte a mandíbula, que pode carregar muita tensão. Se algum som vier a sua boca, deixe que ele emerja.

Se você se sentir ridículo, entediado ou cansado, tudo bem. Muitos se sentem assim. Apenas continue. Lembre-se de chacoalhar dos pés para cima. Com entusiasmo, aumente a velocidade. Deixe que o tremor tome conta de todo o seu corpo. Continue.

Agora pare. Preste atenção na sua respiração e nas sensações físicas. Respire profundamente. Relaxe. Tenha consciência do seu corpo, da sua respiração. Fique assim por dois ou três minutos, respirando e relaxando.

Então, vem a música para se movimentar. Deixe que ela mova você. Não siga um padrão específico ou um passo de dança, apenas permita que seu corpo se mova como ele quiser, de maneira livre e espontânea. Se você se sentir estranho ou bobo, apenas perceba esse sentimento... e continue se movendo. Você está fazendo isso apenas para si mesmo. Ninguém está vendo ou julgando você.

Quando a música parar, relaxe por alguns segundos, sentado, deitado, ou em pé.

Então, talvez possa escrever sobre o que experimentou.

É ÓTIMO CHACOALHAR e dançar logo no princípio da manhã, ou quando sua energia estiver baixa, ou sempre que você se sentir especialmente tenso ou desanimado. Também é uma ótima maneira de soltar a carga do dia no fim da tarde ou no começo da noite. Mas não pratique pouco antes de ir para a cama. Pode dar energia demais, a não ser, é claro, que você queira soltar o corpo e limpar a mente antes de fazer amor.

E garanta sempre um tempo em seguida da técnica de chacoalhar e dançar para se lembrar das memórias, das imagens, dos pensamentos e, especialmente, das emoções que sentiu e expressou. No próximo capítulo, você vai começar a usar novas ferramentas para explorar essas emoções e novos métodos para aprender as lições que elas ensinam.

6
Todas as emoções são inocentes

Há pouco tempo, organizei uma oficina na costa oeste dos Estados Unidos para cinquenta pessoas bem-vestidas e bem-sucedidas, a maioria delas mulheres com cerca de trinta e quarenta anos. Elas se vestiam com a elegância casual dos jovens descolados do ensino médio, agora adultos. Falamos de estresse e trauma. Fizemos a respiração lenta e profunda do abdômen relaxado, que ajudou a acalmar a angústia dessas pessoas e clarear suas mentes. Algumas delas chegaram a lágrimas que não conseguiram explicar. Então, sacudimos nossos corpos e expulsamos a vergonha e a tensão com a dança. Quase no final do tempo que passamos juntos, assistimos ao quadro do programa *60 Minutes* que exibiu a história de Azhaar.

Logo depois, uma dúzia de mulheres contou histórias semelhantes de traumas reprimidos que agora exigiam atenção. Tantas lembraram abusos sexuais na infância que me fizeram questionar se os dados revoltantes segundo os quais 25% das meninas americanas sofrem abusos seriam subestimados.[1] Muitas delas recordaram a negligência de pais tão preocupados com suas carreiras, com o combate conjugal ou com um filho com questões que pareciam não enxergar suas filhas. E essas mulheres se esforçaram na escola, tiraram as maiores notas, ganharam troféus em competições de tênis, bolsas de estudo pelo departamento esportivo e prêmios por desempenhos excepcionais. Depois elas se saíram bem na faculdade e na pós-graduação, estudando direito, administração e engenharia, e montando as bases de novas *startups*. Muitas se casaram. Muitas tiveram filhos. Algumas se divorciaram.

Quase todas as mulheres disseram que, durante a oficina, ou antes de se inscreverem, haviam descoberto que tinha sofrido traumas.

"Percebi que não está funcionando", disse Patricia, uma engenheira de software. "Perder meu último emprego foi o que me acordou. Trabalhava de nove da manhã até sete da noite, seis vezes por semana. Avaliações brilhantes. Mais dinheiro em cinco anos do que meus pais ganharam em toda a vida deles. Sabia que não era minha culpa. Era só mais uma *startups* implodindo. Mesmo assim, foi um golpe. Como aquilo pôde acontecer comigo?"

Agora, ela percebia que estava num buraco muito mais fundo do que o cavado pela demissão. "Afinal, recebi dezenas de ofertas de emprego." Uma dor mais antiga, reavivada pela rejeição, parecia preencher todo o seu corpo e escorrer nas lágrimas que ela raramente havia se permitido derramar. Ela sentia que havia feito algo errado, ou muitas coisas erradas, ou não havia feito nada certo:

"Não ligava muito para meus pais, então eles me rejeitaram; talvez eu de alguma maneira tenha atraído o cara que me estuprou quando tinha treze anos. É como se eu estivesse em negação todos esses anos. Como se dissesse: 'Estou bem. Sem problemas.' Vou levar meus pais para uma viagem de férias, esquecer o estuprador, fazer concessões para o namorado que diz que vai largar a esposa e depois segurar a barra quando ele decidir ficar com ela. Agora entendo que sou eu. Eu estava ferida e agora me tornei uma vítima. Não confio nas minhas escolhas e morro de medo de ficar perto de qualquer homem."

Quando falaram de traumas enterrados, as outras mulheres, como Patricia, disseram que a "negação" — quase todas usaram essa palavra para descrever como defendiam-se da dor — havia impedido que o trauma emergisse. Então, outro sintoma do trauma subitamente apareceu. Uma mulher me contou da hipervigilância que a fazia ter medo de andar alguns quarteirões até o trabalho. Outras começaram a se perguntar se levavam para casa ou para o trabalho algum tipo de foco obsessivo ou de energia represada. Percebiam que não eram capazes de baixar a guarda, mesmo na companhia de seus maridos ou amantes.

Enquanto as escutava, eu refletia se o empreendedorismo urgente e ansioso combinava com o torpor autoprotetor para substituir, obscurecer e enterrar as emoções dessas mulheres — principalmente tristeza, mas também raiva, medo e alegria. Na segurança da nossa oficina, ocorria a elas, assim como a mim, que, se elas queriam ser realmente felizes — e tornarem-se quem elas deviam ser —, precisavam primeiro recuperar sentimentos enterrados e negados há muito tempo.

Se acreditarmos que as emoções são agentes implacáveis e inesgotáveis da destruição de nossas vidas, além de serem vergonhosas, acabamos temendo-as e reprimindo-as. "Se eu começar a chorar", disseram-me diversas daquelas mulheres e outras centenas de mulheres e homens, "acho que nunca vou parar", "minha raiva é muito grande", ouvi muitas pessoas dizerem. "Não sei o que vou fazer. E não posso falar sobre isso de jeito nenhum. Como é possível conseguir lidar com isso?"

A lição que compartilhei com essas empreendedoras traumatizadas — e que é importante para todos nós — é que nossas emoções não são nossas inimigas. Elas podem, na verdade, ser amigas e aliadas em nossa jornada de cura.

MUITOS DE NÓS, como muitas pessoas que frequentaram as minhas oficinas, aprendemos ou concluímos que as emoções são perigosas, além de potencialmente autoindulgentes. Nossos pais reprimiram ou negaram os próprios sentimentos em nome da severidade e do comportamento adequado, ou a fim de parecerem bons ou fortes para os outros. Eles — e, mais tarde, nossos professores e chefes — repeliram nossos sentimentos como se fossem distrações para o sucesso acadêmico, empecilhos ao melhor desemprenho profissional, falhas, em vez de facetas valiosas de nossas personalidades.

Às vezes aprendemos a ignorar nossos próprios sentimentos a fim de acomodar os de outros membros da família. Não é raro que um parente alcoólatra expresse sentimentos em voz alta e enfática, enquanto seus filhos crescem estoicos e compreensivos, atentos às nuances das emoções paternas, mas reprimindo ou negando as próprias.

O trauma aumenta nossa dificuldade em lidar com as emoções. Uma resposta prolongada de luta ou fuga eleva o medo e a raiva a níveis difíceis de controlar, enquanto desativa as partes de nosso cérebro emocional e do córtex frontal que poderiam pôr os sentimentos em perspectiva. As defesas que usamos para lidar com perdas e lutos avassaladores podem nos distanciar de nossos sentimentos e os entorpecer. Elas nos impedem de aceitar e viver os sentimentos dolorosos e, por fim, de encontrar alívio; essas defesas também nos impossibilitam, como fizeram com Diana e Patricia, de ser felizes e amorosos.

Isso pode não apenas nos tolher, mas ser letal. Muitos pais, entre eles Marlene, uma motorista de ônibus escolar na zona rural na casa dos cinquenta anos, contaram-me que crianças que se mataram "guardavam tudo para si mesmas" até que as emoções reprimidas explodiam em um ato de autoaniquilamento. E os entes queridos, traumatizados pelo suicídio, também começavam a evitar sentimentos que consideravam perigosos.

Marlene confidenciou-me que, antes de seu filho, Clay, um soldado que voltara do Afeganistão, desse um tiro em si mesmo, ela era "um espírito livre, pronta para qualquer aventura. Não tinha medo de pular de aviões, escalar montanhas, me apaixonar por um cara e quebrar a cara; estava pronta para chorar ou gargalhar com amigos ou no cinema". Desde que ele morreu, "tornei-me uma louca controladora. Ninguém consegue se aproximar. Sou como naquela canção de Paul Simon, 'I am a rock' [Eu sou uma pedra]. Não suporto ficar sem saber o fim de uma série na TV, como *Sons of Anarchy*, que eu adorava. Isso me deixa tão angustiada. Eu tenho que ler todos os *spoilers*".

Mas, na verdade, as emoções não são o problema. Elas são uma parte profundamente natural da vida humana. O problema é a maneira com aprendemos a lidar com elas, a nos proteger delas.

Por exemplo, a raiva não precisa ser letal ou mesmo perigosa. Se nós simplesmente reconhecermos, experimentarmos e expressarmos nossa raiva, vamos descobrir que ela é como o vento. Vai nos balançar, mas também vai soprar através de nós e nos refrescar, nos deixar mais leves e conscientes. Por outro lado, se a raiva é reprimida e acrescentarmos culpa e vergonha a essa combinação, ela pode virar um ressentimento que destrói o corpo e azeda a alma.

A tristeza que vem com a perda pode ser avassaladora, mas, se a aceitarmos completamente, se a vivermos e dividirmos com outras pessoas, ela pode nos tornar mais sensíveis e vulneráveis sem nos paralisar na depressão; pode até nos tornar mais gentis em relação a nós mesmos e mais compassivos com outras pessoas que também estão lidando com perda e morte.

É só quando nos prendemos às nossas emoções, quando as reprisamos infinitamente, como uma agulha presa num disco de vinil arranhado, que tendemos a desorientar nossas mentes, danificar nossos corpos e corromper nossos relacionamentos.

A EVIDÊNCIA DISSO é cada vez mais convincente. No princípio dos anos 1970, os cardiologistas Ray Rosenman e Meyer Friedman descreveram a personalidade de tipo A, nervosa e obcecada com o tempo. A hipótese deles era que a raiva era a causa primária da alta incidência de doenças cardíacas, depressão e morte que encontraram nas pessoas tipo A.[2] Mais recentemente, Redford Williams e seus colegas da Universidade Duke refinaram essas observações.[3] Arroubos de raiva que emergem e desaparecem não são os culpados primários. É a frustração crônica da impotência e o ressentimento constante que nos faz desperdiçar a vida, que causam os maiores danos.

É comum o trauma provocar raiva.[4] Isso faz sentido. A raiva é a emoção que acompanha a parte de luta da resposta de luta ou fuga. É bem mais provável que seja um aspecto dominante se o trauma foi causado por uma violência ou injustiça. No entanto, quando essas chamas queimam sem controle, sempre prontas para uma nova labareda, os problemas começam a surgir. Gina, uma estudante do ensino médio cujo irmão foi assassinado no atentado à boate Pulse, em 2016, me contou que ela agora "leva tudo a ferro e fogo" e está pronta para rebater ao menor sinal de mal-entendido de um amigo. Quando perguntei a uma dezena de outros parentes de pessoas assassinadas no atentado se elas sentiam algo similar, a maioria confirmou.

Tristeza e medo são parecidos. Tristeza, mesmo a dor profunda, avassaladora e destrutiva pela morte ou perda de um ente querido, é normal. Também são normais suas manifestações biológicas e psicológicas perturbadoras e às vezes dramáticas: "congelamento" parassimpático e torpor emocional, choro, desesperança, letargia e indiferença por aquilo que antes dava prazer. E a destruição de longe mais grave acontece quando esse estado persiste, quando, como observou Freud um século atrás, o luto agudo e natural fica estagnado na melancolia crônica, o que hoje chamaríamos de depressão grave.[5]

Essa condição, que frequentemente ocorre depois de um trauma e afeta quase 20 milhões de americanos,[6] caracteriza-se por uma desesperança persistente e pela falta constante de interesse ou prazer consigo mesmo ou com o mundo; pela ideia de que nada nunca vai mudar; pela vergonha, pela autoacusação, pelos problemas com o sono, com a digestão e com a atividade sexual; pela agitação e fadiga; e por uma preocupação com a morte e com o morrer. É a depressão, não a tristeza, que nos torna muito mais vulneráveis a doenças cardíacas, distúrbios imunológicos, infecções, diabetes, abuso de drogas e falecimento precoce.

O medo e a resposta de luta ou fuga que ele provoca são naturais e necessários. O medo é um desenvolvimento evolucionário importante, que nos torna alertas ao perigo potencialmente letal de predadores e lugares altos. O medo garante que vamos ter cuidado quando confrontamos situações que podem nos ferir.

Mas, quando o medo que dispara a resposta de luta ou fuga dura mais do que sua causa — quando carregamos o leão faminto conosco para fora da floresta até a terra verdejante e segura da vida cotidiana —, então ele se torna limitador e autodestrutivo.

Depois do acidente automobilístico que fraturou seu crânio, Moira, a executiva bem-sucedida, passou a sentir pânico de dirigir ou de andar no banco da frente do carro de outras pessoas — ou, na verdade, de encarar situações novas ou estranhas que de alguma maneira evocassem o sentimento de impotência que ela sentiu no momento do acidente. O medo crônico não resolvido arrastou uma mulher confiante, assertiva e sociável para um isolamento hesitante e inseguro.

O medo continua a provocar e a alimentar a raiva de muitos veteranos que voltaram do combate. Incapazes de distinguir o olhar de um pedestre inocente da vigilância de um inimigo, ou um choque inesperado de um ataque letal, eles se preparam para a luta ou atacam.

Tornando-se amigos de suas emoções

Muitos de vocês — como Diana, Patricia, Moira, Darcy, a bombeira, Clay, o combatente, e Marlene, sua mãe — têm tentado eliminar ou suavizar o medo, a raiva e a tristeza e acabaram presos nessas emoções. Talvez vocês tenham conseguido algumas vitórias de curto prazo em produtividade ou numa coexistência sem conflitos. Mas, como eles, você pode estar pagando caro por isso, sempre vigilante e supercontrolador, distante e reservado, temendo até mesmo os relacionamentos mais próximos.

Há, porém, alternativas que revigoram e aliviam o trauma que podem ajudar você a expressar suas emoções de maneira segura e lidar e aprender com elas: processos naturais de construção de resiliência que sustentam e apoiam sua integridade biológica e psicológica. O que apresento a seguir é um processo para você se tornar amigo de suas emoções e transformá-las em suas parceiras na cura do trauma. Junto com minha equipe do CMBM e com as pessoas que treinamos, eu ensinei esse processo a centenas de milhares de crianças e adultos. No princípio esse processo pode ser desafiador. Mas ele é objetivo e, com o tempo, torna-se fácil de usar.

Ele é dividido em três partes: *Relaxamento* com suas emoções; *Consciência* de suas emoções e *Expressão emocional*. Dependendo da situação, uma das três pode ser mais acessível e, portanto, ser o melhor ponto de partida. Cada uma torna a seguinte mais fácil, num círculo virtuoso que pode se tornar uma parte contínua e basilar de sua vida.

É assim que ele se parece.

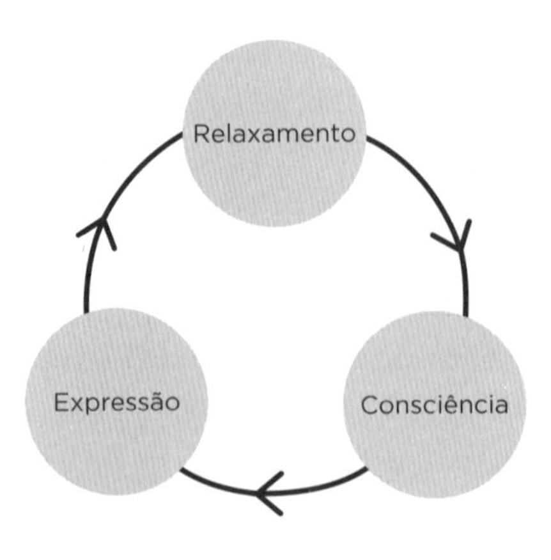

As técnicas que já aprendemos — respiração do abdômen relaxado, desenhos, chacoalhar e dançar — fazem boa parte do trabalho para tornar reais cada uma dessas estratégias e a cura que elas proporcionam. E, é claro, à medida que discutirmos outras técnicas, é possível que você as queira incluir no processo.

Relaxamento. A meditação aqui é fundamental. A respiração do abdômen relaxado acalma a resposta do estresse, facilitando que aceitemos e coloquemos nossas emoções em perspectiva. Ela aprimora a atividade do hipocampo e do córtex frontal,[7] o que permite que tenhamos uma imagem melhor de nossas emoções e que as integremos mais facilmente à nossas memórias e à nossa experiência atual.

Quando o funcionamento do nosso cérebro é restaurado pela respiração do abdômen relaxado, conseguimos, pouco a pouco, diminuir o fluxo de memórias dolorosas e de previsões negativas. Nossos sentimentos apenas informam, mas não oprimem nossos pensamentos. Nós reagimos menos e respondemos mais.

Chacoalhar e dançar trabalha com movimentos livres e esforços intensos e disruptivos que nos ajudam a dissipar o estresse e a tensão e a trazer as emoções à tona e liberá-las. Nessa meditação expressiva, a atividade nos leva a um lugar de relaxamento, equilíbrio e aceitação que é similar àquele que encontramos quando fazemos a respiração do abdômen relaxado. As duas meditações nos mostram que as emoções podem ser apenas temporariamente opressoras. Na verdade, elas vêm e vão.

Consciência. O relaxamento abre a porta para a consciência. Tanto a respiração do abdômen relaxado quanto o método de chacoalhar e dançar nos oferecem pontos de vista seguros para experimentar e observar nossas emoções. Enquanto respiramos lenta e profundamente, podemos ver nossas emoções subindo como bolhas ou passando como nuvens. E, quando nos sacudimos, as emoções se soltam e as sentimos se agitar e sumir.

Quando as emoções emergem, como ocorre nessas meditações, lembro-me do episódio da *Odisseia* em que Ulisses consegue ouvir o belo, mas mortífero, canto das sereias e se manter seguro. Essa melodia atraía os marinheiros para a água e a consequente morte por afogamento. No entanto, Ulisses — que Atena, a deusa da sabedoria, queria que fosse um aluno, não uma oferenda das ninfas — é aconselhado por Circe a mandar a tripulação tapar seus ouvidos. Como Ulisses, porém, amava e era amado pelo saber ilustrado, é instruído sobre como escutar o canto das sereias com segurança. "Faça com que seus companheiros o amarrem ao mastro do barco", explica Circe, "de modo que, com os ouvidos desimpedidos, você possa escutar".

Meditações que promovem concentração, expressão e atenção plena são nossos mastros e as cordas que nos atam a eles. Tornam possível para nós ouvir, aceitar e aprender com segurança a partir da canção das sereias das emoções ameaçadoras.

Exercícios imaginativos também podem nos ajudar a tomar consciência de emoções enterradas há muito tempo sem sermos soterrados por elas. No segundo desenho que propus no capítulo sobre esperança, é possível que você tenha descoberto medos, dores e raivas antes não explicitados, talvez até mesmo desconhecidos. Talvez você sinta satisfação por encontrar o que antes evitava, ou um crescimento na sua compreensão e maturidade por fazer contato com uma parte abandonada ou temida de si mesmo. Mais à frente, vamos usar diversas outras técnicas para mobilizar nossa imaginação a fim de ajudar a aceitar nossas emoções. Por enquanto, lembre-se de que você pode usar desenhos para revelar emoções e encontrar maneiras de atravessá-las e superá-las.

Expressão. Como se sabe, Freud escreveu sobre a importância de trazer à nossa consciência emoções dolorosas e as experiências que as provocaram, e, por meio de palavras, pô-las no mundo.[8] Ele dizia que esse é um processo catártico (palavra que em grego significa "purificação") crucial para curar os danos que as emoções represadas — conscientemente suprimidas ou inconscientemente reprimidas — causam: esquiva fóbica, depressão, disfunção sexual e incapacitações físicas com causa psicológicas, como dor e paralisia.

A intuição de Freud foi um marco revolucionário na psiquiatria moderna no Ocidente. Essa intuição é também um legado de nossa herança aborígene e de rituais de diversos cantos do planeta, legado que transmitiu cerimônias de cura em tempos gregos e a experiência coletiva dos espectadores do antigo teatro ateniense.

E agora, no século XXI, podemos observar a ciência moderna explicando os poderes curativos da expressão emocional e dos antigos saberes que nos convocam a praticá-la.

Quando expressamos o que estava em nosso interior, acalmamos a agitada amígdala e conectamos partes do cérebro que haviam sido danificadas pelo trauma: o córtex pré-frontal dorsolateral, que dá significado e contexto à nossa experiência; o hipocampo, que armazena e dá forma à memória; e o córtex pré-frontal medial, que ajuda a autoconsciência, o julgamento refletido e a compaixão.[9] Colocar em palavras o que vimos, sentimos e guardamos ajuda a reanimar a área de Broca, a parte do lobo temporal esquerdo responsável pela expressão verbal; isso nutre acoplamentos com poder curativo entre a área de Broca e o córtex visual, fonte de imagens confusas, assustadoras e antes impossíveis de exprimir.[10]

Quando aceitamos e expressamos nossas emoções, nós, como os antigos gregos no anfiteatro, convidamos esses sentimentos dolorosos a tomar conta de nós por um momento e então nos abandonar. Assim, liberamos a compaixão, o amor, a alegria e a criatividade que estavam enterrados com nossas emoções dolorosas.

O Evangelho Gnóstico de Tomé, um manuscrito de dois mil anos encontrado há setenta anos por um camponês numa caverna no alto Egito, descreve esse processo de cura com uma linguagem urgente e fascinante: "Jesus disse: 'Se você expuser o que está dentro de você, o que expõe irá salvá-lo. Se você não expuser o que está dentro de você, o que não expõe irá destruí-lo.'"

Mais uma vez, eis o círculo — um lembrete visual simples:

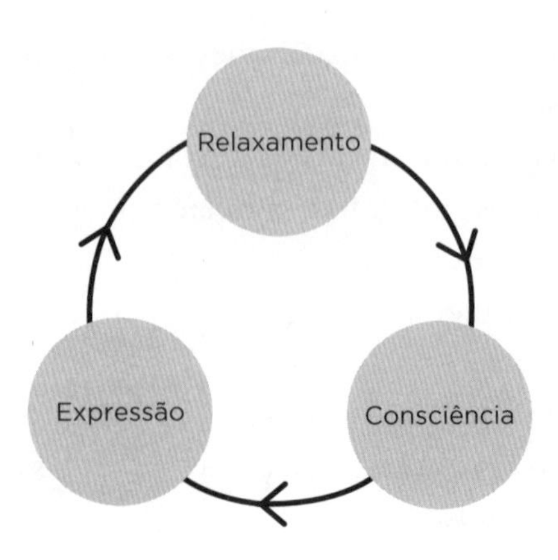

Lembre-se do círculo. Você pode desenhá-lo e fixá-lo na geladeira ou perto do computador. Aceite suas emoções. Adote esse processo de cura como uma prática confiável. Faça experiências com ele. Aproveite.

Coloque sentimentos em palavras. Palavras, desenhos e MOVIMENTOS são formas efetivas de expor seus sentimentos e aprender com eles, de se curar do sofrimento que acompanham essas emoções e torná-las suas amigas. No próximo capítulo, vamos focar no compartilhamento de nossa história com outras pessoas. Mais à frente, vamos trabalhar de novo com desenhos e com maneiras de expressar fisicamente nossas emoções. Também vamos usar a técnica do imaginário guiado para nos informar e instruir. Mas agora quero ensinar duas técnicas para usar a palavra escrita para expressar suas emoções, relaxar e tomar consciência delas.

Manter um diário. Simplesmente registar o que você está sentindo é uma maneira segura e particular de começar. E é muito eficiente.

As instruções e a prática são simples. Compre um caderno — um volume elegante, encadernado com couro, ou um simples de espiral, de acordo com seu gosto e seu orçamento. Escreva seu nome nele. Comece cada anotação com a data. Escreva o que você sente. Não se reprima. Escreva todos os dias, mesmo se for apenas um grito de protesto: "Não aguento essa @#$%^ de diário".

À medida que você for escrevendo, vai descobrir experiências dolorosas e agradáveis e as emoções que elas trazem. Algumas vão correr frescas para o papel. Outras, esquecidas, reprimidas ou consideradas estranhas, vergonhosas ou autocomplacentes, exigirão esforço para emergir. À medida que você as colocar no papel, vai experimentar alívio e libertação. O que estava entulhado dentro de você agora está ali, na página.

O psicólogo James Pennebaker e seus colegas da Universidade do Texas fizeram diversos estudos sobre os benefícios psicológicos e físicos da escrita sobre experiências emocionalmente carregadas.[11] Apenas três ou quatro dias com sessões de escrita com duração de vinte minutos, ou mesmo três sessões de vinte minutos em um único dia, conseguiram diminuir de maneira repetida e confiável os hormônios do estresse em pessoas traumatizadas e melhorar o humor de pessoas deprimidas. E expressar emoções pela escrita produziu outros benefícios mensuráveis: diminuiu a dor, aumentou a mobilidade de pacientes com artrite e melhorou a respiração de asmáticos.

Quando sofremos traumas, muitos de nós morremos de medo de ser soterrados pelos sentimentos que o trauma produziu. Muitas vezes, temos vergonha de compartilhar os sentimentos assim como os eventos que os causaram. Escrever sobre esses acontecimentos e sentimentos nos dá a sensação de segurança e de controle sobre as emoções, ao mesmo tempo que experimentamos os benefícios da autoexpressão emocional para a cura. Praticamente todas as pessoas com quem trabalhei mantêm diários e, talvez depois de uma resistência inicial, acham a prática extremamente útil.

Manter um diário vai dar forma e significado a seus sentimentos. Vai permitir que você crie algo a partir do vazio que o ameaça depois do trauma. Escrever prova que você realmente pode *fazer* algo. Muitas pessoas traumatizadas começam a escrever exaustas e desesperadas e, dez minutos ou meia hora depois, sentem-se cheias de energia.

Descobri que, mesmo quando estou me sentindo muito desolado, meu diário é um companheiro fiel e confiável. Ele faz com que minha atenção se concentre, interrompe a ruminação mental e produz intuições e respostas surpreendentes. Sua presença física me reconforta: é o meu diário. Eu o carrego. Sou eu que escrevo nele. Escrevo, logo sou. Como mencionei há pouco, ele é o lugar onde anoto os passos que estou dando para ajudar a mim mesmo.

Dialogue com uma emoção. Além de expressar suas emoções, você também pode desenvolver um engajamento verbal ativo com elas e discuti-las. Persiga cada uma delas, como se você fosse um vaqueiro ou vaqueira e a emoção fosse um bezerro rebelde. Lace-a. Pule de seu cavalo. Amarre a emoção. Olhe para ela bem de perto. E pergunte insistentemente qual é a sua mensagem. Se você fizer isso, vai descobrir que as emoções, como bezerros ariscos, podem ser domadas. Quando confrontadas, elas têm muito para ensinar.

Vamos usar um diálogo escrito para este serviço. É um método multiuso de investigação que você pode usar com qualquer sintoma, problema ou situação (VTE, na sigla em inglês) sobre os quais queira aprender mais. Pode ser um sintoma físico (dor, limitação motora, desconforto estomacal) ou um problema, como compulsão alimentar, alcoolismo ou pensamentos obsessivos. Pode também ser uma situação da vida — dificuldade no relacionamento, lembranças de abusos, dificuldade de começar um projeto. Ou ainda o que temos focado aqui: emoções como medo, raiva, solidão ou frustração.

Tudo que você precisa fazer é escrever uma carta que indique o SPI, no caso sua emoção, e indique um personagem que vai representar você. Então, depois de identificar a emoção, imagine que ela está sentada à sua frente e que você está prestes a ter um diálogo com ela.

Se estou conversando com minha tristeza, sou "J" e minha tristeza é "T". Fecho meus olhos e respiro profundamente algumas vezes. Quando abro os olhos, começo a escrever e deixo que o diálogo se desenrole. Começo fazendo uma pergunta para minha emoção. Deixo que ela responda. Então pergunto de novo. Continuo escrevendo as perguntas que faço e as respostas que recebo.

Enquanto você produz esse diálogo, confie em sua intuição e sua imaginação. Escreva o mais rápido que conseguir. Não se censure. Novamente, permita que o lema zen "os primeiros pensamentos são os melhores" guie você. Se a resposta não for satisfatória, insista em um esclarecimento. Teime. Você tem o direito de saber por que está sentindo o que está sentindo e o que pode fazer a respeito disso.

Aceite o que quer que o diálogo revele, mesmo que pareça cruel. Talvez porque sou de Nova York, minhas emoções costumam ser combativas. A voz que responde pode ser insistente, sarcástica, lembrando-me os garçons dos cafés do Lower East Side teimando que eu deveria pedir pratos nos quais eu nunca havia pensado. É meu inconsciente usando músculos e astúcia para chegar até mim.

Aprendi a nunca me sentir ofendido, a aproveitar as perspectivas que esse humor revigorante proporciona e a libertação que vem com o riso.

Continue o diálogo por uns dez minutos ou até que chegue a um fim natural.

Eis um exemplo. Jake, de 35 anos, diretor de arte de uma revista, bem-sucedido, bonito, feliz no casamento, mas temeroso, dialogou com seu sentimento de insuficiência, que ele explicou que era "na verdade só meu pai abusivo falando comigo". Ele escreveu "J" para Jake e "I" para insuficiência. No começo, ele se viu envolvido em um doloroso diálogo com o pai, o homem que havia originalmente causado aquela sensação de insuficiência, em vez do próprio sentimento. Apesar disso, o resultado foi satisfatório.

J: Por que eu sou insuficiente?

I: Porque você é um pé no saco (é meu pai falando) e chato, e não é quem eu queria que você fosse.

E a conversa continuou assim. Seu pai repetia as coisas raivosas, humilhantes e odiosas que havia falado para ele há muito tempo: "Você pode cair no lago e se afogar", "Você não é nada. Você não devia ter nascido", "Você é uma péssima pessoa". E Jake acusava seu pai de crueldade e negligência e defendia sua própria habilidade, competência e gentileza.

Esse diálogo trouxe algum alívio para Jack. Encarar seu pai imaginário e discutir com ele foi libertador:

"Todas essas coisas estavam pesando no meu corpo. Eu nunca disse nada assim para ele. Foi incrível. É como, depois de um longo dia, você sair para correr e estar super quente ou chovendo muito. E você volta e apenas diz: 'Ahhhh'."

Mas Jake sabia que havia mais e pediu minha ajuda.

"Dessa vez", disse a ele, "dialogue com seu sentimento real, com a insuficiência, não com homem que o fez senti-la".

O resultado foi ainda mais útil para Jack.

Novamente, "J" era Jake e "I" a insuficiência.

J: Quem é você?

I: Uma parte de você.

J: Por que está aqui?

I: Quero que você sofra e fracasse.

J: Isso é horrível. O que há de bom em você?

I: Sem mim você estaria morto.

J: O quê? Como é possível?

I: Eu mantenho você ansioso, com vontade de agradar, um garoto comportado. Do contrário, seu pai teria arrancado seu couro.

J: Mas isso foi há muito tempo. Agora sou adulto e não moro com ele.

I: E daí?

J: Então, por que preciso de insuficiência agora?

I: Você me usa como desculpa para se esconder. Você escolhe o caminho mais fácil e não fracassa.

J: Mas estou cansado disso. Estou cansado de ter medo.

I: E daí?

J: Então o que faço para ficar livre?

I: Pare de se preocupar comigo. Você sabe que quando corre ou medita eu não o incomodo.

J: Sei.

I: Então corra e medite mais. Só me observe de longe. Você já é um adulto. Eu sou meio pequeno. Não me leve tão a sério.

J: Você quer dizer que posso até rir de mim mesmo quando me sentir insuficiente?

I: Essa é a ideia.

Na verdade, Jake me conta isso entre risadas.

*

De tempos em tempos, seu diálogo vai dizer, como fez com Jake, o que você precisa saber sobre os motivos de uma emoção continuar tão dolorosa, o que ela proporciona e o que ela tira de você. E, se você insistir, sua emoção problemática vai contar, como fez com Jack, que passos tomar para lidar com ela.

Quando você escreve sobre sua emoção reprimida, você está quase literalmente colocando seu cérebro danificado de volta no lugar e posicionando o trauma no contexto mais amplo de sua vida. Logo você vai perceber uma verdade importante: "Isso aconteceu comigo, não está acontecendo agora. Sou mais do que essa emoção dolorosa, do que esse passado de sofrimento. Essas emoções e o trauma que as provocaram são partes de minha vida com as quais posso aprender. Não são toda ela".

Com o tempo, você vai ficar mais confortável para trazer emoções à tona e colocá-las no papel. É provável que você perceba, como Jake, que uma descoberta leva a outra. Quanto mais você se expressar enquanto escreve, mais provável que você queira contar a outras pessoas o que está sentindo e descobrindo. Vamos falar sobre isso no próximo capítulo — sobre os benefícios extraordinários de compartilhar seus sentimentos com os outros e como fazer isso mais facilmente.

7
Apenas se conecte

HÁ MOMENTOS em que quase todos nós precisamos dar um passo e nos conectar a outras pessoas. É uma parte essencial do que nos torna humanos, parte integrante de nossa biologia.[1]

Quando éramos crianças, não teríamos sobrevivido sem uma conexão estimulante e nutritiva com nossa mãe e outros cuidadores. Na verdade, desde René Spitz nos anos 1930, pesquisadores observaram que, sem esse tipo de contato humano e caloroso, até mesmo bebês adequadamente alimentados, vestidos e abrigados podem definhar e morrer. Spitz chamava isso de "hospitalismo".[2] Ainda é possível ver crianças morrendo em orfanatos ou em lares em que a negligência drena suas vidas.

Quando sofremos traumas, a necessidade de conexão desperta e se intensifica. Lembre-se de que nossa primeira resposta biologicamente programada ao trauma é observar o mundo em volta em busca de apoio e conforto. Quando essa ânsia é temporariamente superada pela agitação de luta ou fuga, ou pelo entorpecimento e pela reclusão do congelamento, ela não vai embora. Ela se torna ainda mais exigente.

A literatura médica nos diz que o apoio social — a conexão com outras pessoas — ajuda a prevenir doenças.[3] Quando estamos doentes, ele torna nossa recuperação mais provável, fácil e rápida. Crianças muito sociáveis são sensivelmente mais capazes de suportar uma primeira infância estressante.[4] A falta dessas conexões sociais tem se mostrado um fator de risco de morte precoce tão grande quanto fumar e duas vezes maior que a obesidade.[5]

Quando sofremos um trauma, o apoio social é ainda mais importante. O trauma nos entorpece e isola, assim como nos incapacita.[6] Mesmo quando sabemos que outras pessoas também foram negligenciadas ou abusadas, tiveram suas carreiras interrompidas ou perderam companheiros e filhos, parece que nós somos os únicos.[7] Essa sensação de isolamento é uma consequência direta da biologia autoprotetora do trauma: quando estamos lutando pela vida, confiar não é útil; quando estamos acossados por perigos inescapáveis, somos programados para nos afastar.[8] Mesmo depois de guerras que mataram milhares de pessoas, eu vi sobreviventes se sentindo sozinhos em sua dor e sua perda, limitados e bloqueados por sua própria biologia.

Quando ignoram, rejeitam ou minimizam a realidade de nosso trauma, a sensação de isolamento e impotência pode ser muito fortalecida. Vítimas de abuso sexual ou assédio muitas vezes enfrentam a descrença ou são acusadas de causar aquilo que não puderam evitar; crianças que foram abusadas por um dos pais também são frequentemente rejeitadas ou ignoradas pelo outro pai ou mãe, que não quer encarar a realidade ou agir para mudá-la. Soldados acossados pela morte e pela destruição que causaram ou testemunharam frequentemente são aconselhados a "engolir o sapo". Muitas pessoas me contaram que, por mais doloroso que fosse o trauma, ele era menos aviltante, menos destrutivo, menos letal para suas almas do que a reação das pessoas e das instituições com as quais tentaram compartilhar a experiência.

QUANDO FINALMENTE CONSEGUIMOS nos conectar com pessoas que acreditam e têm compaixão por nós, tudo começa a mudar.[9] Quando nos abrimos e dividimos nossas histórias com elas, sentimos que encontramos alguma segurança. Isso pode acontecer com um terapeuta ou em um grupo organizado. (Vamos falar sobre isso no capítulo 18, "O círculo da cura", que descreve grupos de habilidades mente-corpo; e, no apêndice "Encontrando outra ajuda", fornecemos um guia para escolher um terapeuta e breves notas sobre outras abordagens terapêuticas.) Aqui, entretanto, quero enfatizar a importância dos amigos, da família, dos religiosos e dos colegas como refúgios acolhedores. Muitos estão ou estiveram tão perturbados, feridos, confusos e vulneráveis quanto estamos agora. Eles sabem pelo que estamos passando e muitas vezes podem oferecer apoio em nossa jornada.

Quando compartilhamos algo com as pessoas, nós nos afirmamos como indivíduos que valem a pena ser ouvidos — homens, mulheres e crianças cujas dores podem ser entendidas, pessoas que merecem atenção.[10] Ao nos abrirmos e dividirmos e nossas histórias com outras pessoas, também estamos superando o medo de julgamento, o orgulho e a vergonha que alimentavam o isolamento gerado pelo trauma.[11]

Essas pessoas atenciosas e confiáveis nos fazem entender que é correto cuidarmos de nós mesmos, que nós merecemos isso. Começamos a sentir que, se outras pessoas podem gostar de nós, com todas as nossas contradições, confusões, dores e humilhações desagradáveis, então talvez possamos gostar de nós mesmos. Quando olhamos no espelho de seus olhos, vemos a nós mesmos de uma maneira mais terna e mais generosa. A autodefesa desaparece. Compartilhando nossa carga, ela fica mais leve.

COMECEI A COMPREENDER isso nos anos 1960, quando eu tinha vinte e poucos anos e velhos medos e mágoas tornavam doloroso continuar com minha namorada tanto quanto deixá-la, na época que eu ainda buscava uma maneira de me dedicar por completo à faculdade de medicina.

Eu falei, a princípio hesitante, com meus novos amigos sobre o que estava acontecendo comigo. Eu me senti tímido, envergonhado por não ser tão descolado quanto queria que eles acreditassem, por não ter certeza de tudo. Mas parecia importante que eles entendessem. Embora eu não conseguisse pôr em palavras na época, sentia que, se eles me aceitassem, seria mais fácil eu me aceitar.

Meus amigos ficaram surpresos quando souberam que eu me sentia tão perdido, mas me trataram com gentileza e cada um também se abriu. Minha vulnerabilidade tornou-se um convite para que eles fossem mais francos e se aproximassem de mim.

Nenhum deles, nem Marshall, o cientista político com sua mente brilhante, nem Judy, o escritor irônico que tinha vários textos publicado, nem Barry, o historiador bonitão, era alheio àquilo que eu estava descobrindo. Nem inteligência, nem humor, nem beleza os eximiram de momentos de terror na infância. Naquele momento, sob a aparência impressionante dos três, eles tinham tanta insegurança e eram tão assombrados pelo passado quanto eu. Eu me senti mal por eles, mas foi um alívio! Percebi que todos sofrem. Todos nós sofremos traumas. Compartilhar o que aconteceu conosco nos aproximou, e essa proximidade era um remédio bom e tranquilizante.

Houve também William Alfred, que havia sido meu professor de inglês na faculdade. Quando eu estava na graduação em Harvard, ele foi um mentor e orientador querido e inspirador. Ficamos amigos próximos. Bill estava a postos para mim sempre que, na confusão do meu curso de medicina, eu precisasse dele, e continuou a postos pelos 35 anos seguintes, até sua morte.

De voz suave, curvado, antiquado e calvo antes dos quarenta anos, Bill era infalivelmente gentil e hospitaleiro, abrigando ganhadores do Nobel, pessoas em situação de rua de Cambridge e estudantes estressados como eu que apareciam, inoportunos e muitas vezes sem anunciar, diante da porta acolhedora de madeira escura de sua casa na Athens Street.

Bill me recebia com história de pastores e políticos do Brooklyn de antigamente, com as últimas notícias de seu pai, um pedreiro irresponsável e engraçado, e com memórias de sua santa mãe irlandesa e de todas as suas formidáveis antepassadas. Sempre sobrava tempo para eu contar minhas histórias felizes ou tristes, e notava a gentil curiosidade de Bill, sua inabalável receptividade. E havia copos de Bourbon e muitas vezes costeletas de carneiro, que ele cozinhava com alho em uma frigideira de ferro fundido em um fogão antigo. Às vezes conversávamos até de manhã, quando íamos à missa, que ele nunca perdia. E, em certas ocasiões, quando eu precisava, havia uma cama para uma noite ou três.

Ao longo dos anos, tive outros amigos que me ajudaram a superar perdas e mortes, homens e mulheres com quem pude conversar sobre tudo. George e Maha ficaram ao meu lado enquanto minha mãe, muda e paralisada, estava morrendo, e me abraçaram enquanto eu chorava por ela. No velório, eles contaram casos engraçados. Amigos como esses são tesouros que curam traumas pela vida toda.

QUANDO ENCONTRO um paciente pela primeira vez, pergunto a ele o que e quem o ajuda a se sentir melhor. Às vezes, a resposta é imediata e óbvia. Então eu o encorajo a fazer o que já está funcionando. "A respiração do abdômen relaxado que você me ensinou", disse Teresa, uma advogada de quarenta anos em luto pela perda do homem que ela acreditava ser sua última esperança de ter um filho, "me acalma quando estou surtando. E ioga. E, é claro", e ela abre um grande sorriso, "minha amiga Bárbara. Aguardo ansiosa por suas ligações e visitas. Eu posso estar em um estado de espírito péssimo ou ficar me repetindo e sendo dramática. Mas ela me apoia. Ela me ama e não me leva muito a sério. Somos amigas". Às vezes, quando ninguém surge na mente do paciente, sugiro uma experiência simples para facilitar o processo. Você pode tentar se quiser. É assim que funciona:

Separe alguns minutos para a respiração lenta e profunda do abdômen relaxado. Quando seus pensamentos começarem a desacelerar e seu corpo a relaxar, pergunte-se: "Quem eu quero visitar, ver ou para quem eu quero ligar ou escrever? Quem é que realmente vai estar presente?"

A princípio, Dorothy, que estava tomando coragem para deixar seu marido, um senador americano egocêntrico e mulherengo, não soube o que responder. Ela tinha sessenta e poucos anos e câncer de cólon, e estava aterrorizada de ficar sozinha sem a segurança, o status e o poder conferidos pela posição do marido. E não havia ninguém no mundo fofoqueiro de Washington em quem ela pudesse confiar para entender e guardar seus segredos.

Essa era a mente consciente e angustiada de Dorothy falando. Mas, após alguns minutos de respiração, ela relaxou e sua intuição ofereceu a resposta. Quando ela abriu os olhos, estava chorando. Mais tarde naquele dia, ela ligou para a senhora que apareceu em sua imagem mental. Tia Grace ouviu-a por alguns minutos e emitiu o som mais próximo de um grito de guerra que Dorothy já escutara. "Menina", praticamente gritou tia Grace, "esse homem não servia para você desde o início".

Embora elas não se falassem havia anos, Dorothy descobriu que confiava naquela mulher como em ninguém mais em sua vida ocupada e pública. Velha demais para se impressionar com qualquer pessoa e rabugenta demais para se intimidar pelo saber convencional, Grace tinha uma avaliação notavelmente esclarecida da situação da sobrinha e, como ficou claro, ficaria muito grata de ajudá-la. Nos anos seguintes, elas se falaram quase todo dia.

PODE ACONTECER de as pessoas de quem precisamos simplesmente aparecerem, e nossa tarefa é reconhecê-las. Quando um homem que a conhecia do trabalho a convidou para jantar, Moira, a executiva que havia fraturado o crânio num acidente de carro, quase negou o convite. Desde o acidente, ela só saía do apartamento para trabalhar. Sentia-se estragada, inadequada, amedrontada e envergonhada desse medo, e sempre recusava participar de eventos sociais. Dessa vez, ela ouviu minha voz encorajando-a e confiou na intuição que a respiração do abdômen relaxado e a técnica de chacoalhar e dançar estavam alimentando. Sua noite — jantar e, depois, jogar minigolfe com um grupo de gays — foi o primeiro passo para sair da imobilidade amedrontada e paralisante.

Como regra geral, sugiro a você que presuma, como Moira, que quase todo mundo que aparece em sua vida deve ter algo a oferecer. Essa perspectiva, que considero valiosa em quaisquer circunstâncias, é especialmente útil quando você sofreu um trauma ou está deprimido, quando você menospreza a si mesmo, sua experiência ou a própria vida.

Se você estiver disposto, ao menos como um experimento, a considerar as pessoas que aparecem em sua vida como fontes potenciais de apoio e instrução, você estará automaticamente valorizando-as — e reinvestindo nelas — e, com isso, valorizando o mundo e a própria vida. Os seres humanos deixam de ser simples lembretes de sua inadequação, alienação e tristeza, ou de coisas terríveis que outras pessoas fizeram com você; e passam a ser parte de sua comunidade e também seus professores. Esses encontros podem render lições. Até em seus momentos de maior medo, desânimo e melancolia, você é um estudante, pronto para aprender e, talvez, crescer e mudar.

Pode parecer estranho no princípio, até mesmo ingênuo. Ainda assim, acho que você vai perceber que, se adotar esse ponto de vista, muitas das pessoas que cruzam sua vida vão lhe proporcionar apoio e orientação, ajudando você a atravessar e superar o trauma.

Há uma velha história que talvez o encoraje a aceitar aqueles que aparecerem. Fala de fé, mas também fala de como reconhecer a ajuda e estar pronto para aceitar quem a trouxer.

No meio de uma inundação, um homem está pendurado no telhado de sua casa, que flutua. Ele reza a Deus por ajuda. Logo depois, uma balsa aparece. O piloto pergunta se o homem quer embarcar. "Não", responde ele, "Deus vai cuidar de mim". A casa afunda um pouco mais. Depois vem um barco. O capitão grita: "Embarque", "Não, obrigado", diz o homem, "estou esperando Deus me salvar". O capitão balança a cabeça e continua seu caminho. Agora a casa está quase inteira debaixo d'água e o homem quase não consegue se segurar no telhado. Ele reza ainda mais fervorosamente. Aparece um helicóptero. Mais uma vez o homem recusa a carona.

O homem se afoga e, no paraíso, conta orgulhoso a Deus que ele aguardou fielmente o resgate. E Deus o recebe com uma repreensão tonitruante: "Idiota, quem você acha que mandou a balsa, o barco e o helicóptero?"

QUANTO MAIS TRAUMATIZADOS, angustiados, temerosos, entorpecidos e isolados estivermos, mais importante será alguém nos ver, nos escutar e prestar atenção no que temos para dizer, nos conhecer como somos e nos amar.

Foi o que aconteceu com minha amiga Maya, que sentia que havia passado a infância em um grande vazio, que não parava de crescer — um espaço estéril e sem carinho.

A mãe de Maya era prostituta, preocupada apenas com álcool e com os homens que a pagavam. Maya nunca conheceu o pai. Quando tinha três anos, ela testemunhou o irmão de sua mãe dar um tiro em si mesmo.

Desde então, Maya soube, com o estranho instinto das crianças, que sua sobrevivência dependia de encontrar pessoas para "preencher o vazio". E muitas vezes, quando ela mais precisou, essas pessoas apareceram, pessoas que ela via como "anjos de carne e osso". Aos cinco anos, um desses anjos foi sua vizinha do andar de cima.

"Num sábado de manhã, eu estava sozinha na soleira da porta. Como sempre, havia crianças mexendo comigo. Quando tentei fugir, quebrei o vidro da porta do apartamento e retalhei minha mão. Eu sabia que minha mãe me arrancaria o couro. Então essa vizinha apareceu e limpou o chão, consertou a vidraça, fez um curativo em minha mão, depois me levou para almoçar em sua casa. Ela morou lá só cinco meses, mas ainda tenho o pequeno anel que ela me deu. Quando ela se mudou, solucei enquanto a abraçava, e ela me abraçou e disse palavras que me ajudaram a continuar respirando: 'Você é uma boa garota, e eu levaria você comigo se pudesse, mas não posso. Você precisa aprender a se cuidar. A vida é tudo que importa. E, acrescentou, 'você também pode confiar em outras pessoas'".

Alguns anos depois, a esperança ingênua de Maya despertou uma grande gentileza em outra mulher, uma balconista.

"Eu costumava assistir ao programa de TV *Queen for a day* [Rainha por um dia]. Eu via as mulheres naquele programa e imaginava que elas eram minha mãe. Um dia — deve ter sido uma vontade súbita — eu cantei a música de coroação do programa para a balconista e a convidei para ir comigo a uma coroação no jardim. Ela foi. No ano seguinte, ela me visitou quase diariamente", como uma daquelas rainhas gentis, para ficar com Maya e ajudar no dever de casa.

Os problemas de Maya não desapareceram. Ela continuou sentindo vergonha da mãe, por ser vítima dos "tios" que pagavam à sua mãe pela sua menininha, assim como pelos seus serviços sexuais. Maya se punia cortando os pulsos e tendo overdoses de remédios. Mas, de alguma maneira, ela sempre conseguia encontrar alguém para ajudá-la a atravessar a ponte de volta para a vida — para preencher o vazio. E, ao longo dos anos, praticar as técnicas de *Transformação* que você está aprendendo e não desistir da busca têm ajudado Maya a se curar.

Lembre-se das lições de Maya: existem pessoas que oferecem conforto e cuidado. Elas também podem estar presente para você.

⋆

RECEBEMOS UM BÔNUS extra inesperado quando procuramos as pessoas. Você vai descobrir, se prestar atenção, uma maravilha natural, uma simetria entre sua necessidade de ajuda e o desejo dessas pessoas de oferecê-la. Seu pedido de ajuda muitas vezes revela-se um presente para os que estão ajudando.

Bárbara estava feliz em ser amiga de Teresa; ajudar Dorothy deu significado à vida de Grace; e Bill parecia gostar que eu estivesse por perto. E talvez fosse tão importante para a antiga vizinha amar Maya quanto foi para a garotinha sentir esse amor. Muitos anos depois, quando Maya, já adulta, a visitou nos seus últimos dias de vida, contou à antiga vizinha quanto significou sua gentileza. Aquele anjo de pele e osso sorriu e disse: "Agora que eu sei que ajudei alguém posso morrer em paz".

TERESA, DOROTHY E MAYA usam o imaginário guiado para ajudá-las a decidir quem devem procurar, como e quando fazê-lo, em quem confiar e quem evitar. Eu também uso. No próximo capítulo vamos explorar outras maneiras de usar essa técnica antiga e eficiente para mobilizar a intuição e o saber de nosso corpo, assim como nossas respostas curativas.

8
Acessando seu guia interior

O IMAGINÁRIO É A LINGUAGEM da nossa mente inconsciente.[1] Pode ser auditivo, cenestésico (sensações), gustativo (paladar) e olfativo (cheiro), assim como visual. Imagens são poderosas. Quando criamos imagens mentais, as áreas de nosso cérebro associadas com aquele sentido se iluminam com a atividade, como se estivéssemos realmente vendo, sentindo, provando, ouvindo ou cheirando algo do mundo exterior. Imagens também despertam a atividade do lado direito do cérebro enfraquecida ou desligada pelo trauma.[2]

Os centros cerebrais onde as imagens são formadas são intimamente conectados ao cérebro límbico ou emocional, que inclui a amígdala e o hipocampo, e ao hipotálamo, que controla o sistema nervoso autônomo e suas respostas de luta ou fuga e de congelamento, assim como o sistema endócrino e imunológico.[3] Essas conexões biológicas e íntimas — muitas vezes apenas algumas sinapses devem ser feitas — possibilitam que o imaginário tenha um poder notável de aprimorar o funcionamento físico e mental, reverter os danos causados pelo trauma e nos ajudar a traçar um caminho em direção à cura e à alegria contínuas.

Pesquisas publicadas nos últimos quarenta anos demonstraram que podemos usar conscientemente essas conexões para criar imagens mentais: pessoas de todas as idades usam imagens para diminuir a ansiedade e a dor, permitir a concentração mental, aliviar a depressão e melhorar o funcionamento digestivo e a imunidade.[4]

Sabemos agora que imagens reduzem os sintomas biológicos e psicológicos do estresse pós-traumático.[5] Diminuem a intensidade de eventos e memórias traumáticos e os põem em perspectiva.[6] Quando você mobiliza sua intuição e sua imaginação, as imagens que cria oferecem orientação para transformar o desastre do trauma em oportunidades.

Neste capítulo você vai aprender a controlar o poder das imagens para curar o trauma.

Imaginando um limão

O primeiro experimento com imagens vai proporcionar uma experiência direta de como elas podem afetar seu sistema nervoso autônomo e, consequentemente, seu funcionamento fisiológico. Gosto de começar com este exemplo porque costuma ser uma prática confortável e dar uma sensação imediata do poder das imagens.

Se você quer usar as imagens da maneira mais eficiente e criativa, precisa estar relaxado. Então, mais uma vez, vamos começar com a respiração do abdômen relaxado. Vamos relembrar as instruções:

Sente-se confortavelmente, inspirando pelo nariz e expirando pela boca, e deixe seu abdômen bem solto, relaxando e afundando na cadeira em que está sentado. Sinta-se conectado com a cadeira. Sinta as costas encostadas no espaldar, os glúteos no assento e os pés no chão. Deixe que sua respiração se aprofunde. Permita que os pensamentos venham e vão. Conduza gentilmente sua mente de volta para as palavras "abdômen... relaxado". Repita por mais dois ou três minutos. Mantenha-se respirando lenta e profundamente.

Agora imagine que você está numa cozinha. Pode ser a da sua casa ou de outra pessoa, ou ainda uma que você acabou de inventar. Olhe em volta. Como ela é? Como você se sente nela?

Agora, imagine que você está parado de frente para uma tábua de corte. Nela há um belo e grande limão maduro. Pegue-o. Sinta o limão, o peso e a textura da casca. Ele é firme ou macio? Olhe para ele. Talvez você queira esfregá-lo na sua pele. Como você se sente? Como ele cheira? Inale a fragrância.

Devolva o limão à tábua. Agora pegue uma faca afiada e corte o limão ao meio. Deixe que as duas metades se separarem. Olhe para as superfícies expostas. Talvez surjam algumas gotas brilhantes de suco. Note a polpa do limão, as linhas brancas da pele, os caroços. Agora pegue uma das metades do limão e corte-a ao meio. Você agora tem duas fatias, dois quartos daquele limão.

Imagine agora que você pegou uma dessas fatias. Cheire-a novamente, perceba como é segurá-la na mão.

Lentamente, leve-a à boca e coloque-a para dentro. Agora morda e sinta seus dentes rompendo a polpa do limão, sinta o suco entrar na sua boca.

Perceba o que está acontecendo na sua boca, o que está acontecendo com o seu rosto. O que você sente em seu corpo?

Devolva o limão à tábua. Respire profundamente por alguns instantes. Abra os olhos e escreva a sua experiência.

Qual era o cheiro, a cor e a textura? O que você sentiu quando segurou o limão nas mãos? Era liso ou áspero?

O que você sentiu quando o esfregou na pele? Quando o cheirou? E depois, quando o mordeu, o que sentiu? Conseguiu perceber o gosto? Sentiu seus lábios, talvez toda a face se contraindo? Talvez você tenha salivado mais, talvez até tremido um pouco. Anote toda a experiência.

A salivação e a contração são funções mediadas pelo sistema nervoso autônomo. Ao criar essa imagem, você acessou e afetou diretamente seu sistema nervoso autônomo. É provável que você tenha reagido da mesma forma se realmente tivesse mordido um limão.

Certa vez conduzi esse exercício com um grupo de veteranos de guerra norte-americanos, homens mais velhos que eu, grisalhos e durões. Falava com eles sobre estresse pós-traumático e como abordagens mente-corpo e mobilização da imaginação poderiam diminuí-lo. Recostados em suas cadeiras, os braços cruzados, pareciam dizer: "Sei. Claro que pode".

Imaginar o limão e a mordida transformou tudo. "Caramba", disse-me um deles, no que considerei um voto de grande confiança, "essa merda realmente funciona".

Terapia autógena e *biofeedback*

Há muitos anos, Mary Lee Esty ensinou-me uma maneira simples de ganhar consciência das consequências biológicas do estresse e do trauma e de usar imagens para revertê-las. Ela é chamada de Terapia Autógena e *Biofeedback* (ABT, na sigla em inglês).[7]

As frases autógenas — palavra que significa "autogeradoras" — criam imagens que são projetadas para gerar instruções gentis, mas firmes para seu sistema nervoso autônomo. Elas "dizem" ao seu nervo vago para fazer o trabalho de aquietar e acalmar. Por meio do registro da temperatura em seu dedo — ela aumenta à medida que você recobra o equilíbrio e se afasta da resposta de luta ou fuga —, você recebe um feedback sobre o sucesso ou o insucesso dessas frases que está dizendo em produzir o relaxamento que você espera.

A princípio, eu estava cético. Parecia uma versão esquisita e moderna de meditação. Mas, quando eu a pratiquei, e depois repeti, fiquei impressionado com a facilidade com que repetir essas seis frases autógenas mudava minha fisiologia, melhorando o tônus vagal e acalmando a hiperatividade simpática, aumentando a temperatura do meu dedo e relaxando.

Desde então, a ABT tem sido parte integral de nossos treinamentos, grupos de trabalho e da minha própria prática. Inicialmente, algumas pessoas, como eu, acham o processo um pouco mecânico. Muitos outros, inclusive tipos pragmáticos como engenheiros, médicos, advogados e militares, pegam o jeito de cara. É tão simples, e os resultados são visíveis. Crianças também adoram.

Vou falar um pouco sobre autogenia e *biofeedback*. Depois vou guiá-los em uma sessão.

O treinamento autógeno foi desenvolvido nos anos 1920 pelo neurologista e psiquiatra alemão Johannes Schultz.[8] Aparentemente, Schultz teve a ideia depois de ler sobre a capacidade de iogues indianos de controlar sua fisiologia desacelerando dramaticamente a taxa cardíaca, diminuindo a pressão arterial e aumentando a temperatura corporal. Schultz, que também devia estar ciente do trabalho de Cannon sobre a resposta de luta ou fuga, argumentou que essas mudanças deviam resultar de um maior tônus vagal. Ele se convenceu de que, quando relaxada, qualquer pessoa podia dar instruções para o sistema nervoso produzir o relaxamento pedido.

Em parceria com Wolfgang Luthe, um psicólogo que popularizou a autogenia, ele desenvolveu e refinou um conjunto de frases que evocavam as mudanças decorrentes da estimulação parassimpática — por exemplo, dizer "Meus braços estão quentes e pesados" para relaxar os vasos sanguíneos.

Schultz usava originalmente seis frases, que eu adaptei levemente, mas depois desenvolveu muitas outras para incentivar mudanças biológicas e produzir efeitos terapêuticos. Nas mais de oito décadas desde então, milhares de artigos foram publicados, a maioria em revistas europeias, sobre a utilidade da autogenia para diminuir a pressão sanguínea, controlar a dor, melhorar o funcionamento imunológico, diminuir a angústia, melhorar o humor e, o mais impressionante, tratar enxaquecas e as mãos frias decorrentes da constrição vascular da doença de Raynaud.[9]

O *biofeedback* — o uso de sinais registrados por nossos sentidos para afetar funções fisiológicas que acreditávamos estar além do nosso controle consciente — foi desenvolvido nos anos 1950 e 1960 por diversos grupos nos Estados Unidos. Em seu laboratório em Yale, o dr. Neal Miller e seus colegas fizeram experiências com animais que mostravam que, se recebessem feedback com informações sobre seu funcionamento biológico, cães e ratos podiam "aprender" a controlar o ritmo cardíaco, a pressão sanguínea e a salivação, além de reverter a incontinência urinária. Mais tarde, ele descobriu que humanos conseguiam fazer a mesma coisa.[10]

Mais ou menos na mesma época, o físico Elmer Green e sua esposa Alyce, psicóloga, viajaram para a Índia para visitar iogues e observar em primeira mão a capacidade deles de controlar o funcionamento fisiológico. O casal ficou profundamente impressionado com os iogues, que eram capazes de diminuir o ritmo cardíaco de sessenta para quinze batidas por minuto e a respiração de doze para três respirações por minuto, além de aumentar e diminuir a temperatura corporal conforme queriam.[11]

Os Greens continuaram os estudos dos iogues na Clínica Menninger, em Topeka, Kansas, mas logo se interessaram em saber se pessoas comuns, com a ajuda de instrumentos, podiam tomar consciência de seu funcionamento fisiológico e alcançar resultados similares. Eles decidiram usar o feedback sobre temperatura — o *biofeedback* térmico — para atingir esse objetivo.

Esse casal criativo e intuitivo decidiu combinar as frases autógenas sobre as quais leram com os procedimentos de *biofeedback* que estavam desenvolvendo. E assim nasceu a ABT. Essa ideia elegantemente simples consistia em verificar a temperatura de sua mão, relaxar com umas respirações profundas, dizer as frases para si mesmo, abrir os olhos e conferir a possível mudança de temperatura.

A filha dos Greens, Pat Norris, e seu marido, Steve Fahrion, ambos psicólogos, passaram muitos anos estudando a eficácia terapêutica do procedimento. Antes que ela o ensinasse para mim, Mary Lee aprendeu com Pet e Steve. Desde então, considero Elmer, Alyce, Pat e Steve colegas visionários e amigos na jornada pelo autocuidado.

Autogenia e ABT. A fim de praticar a ABT, você vai precisar encomendar os Bidots sensíveis à temperatura (chamados de "quadrados de estresse").[12]

Enquanto você espera seus biodots chegarem, pode começar a praticar as frases autógenas que indicarei a seguir.

Mesmo sem o *biofeedback*, essas frases são uma maneira excelente de se acalmar em meio a uma situação estressante. Elas podem ser bastante eficazes para melhorar problemas de sono, permitindo que você cochile enquanto as repete.

E cada vez que você faz a autogenia, você redescobre e recupera seu poder de usar imagens para controlar o sistema nervoso autônomo e reduzir o estresse.

Quando seus biodots tiverem chegado, você pode fazer a prática completa da ABT.

Biodots são como os anéis de humor dos quais você talvez se lembre da adolescência. A cor deles muda com a temperatura. Durante uma aula difícil de pré-cálculo, quando você está em superatividade simpática e suas mãos estão frias, o anel pode ficar amarelo, marrom ou preto. Mas, quando você vê a pessoa por quem tem uma queda, suas mãos ficam quentes e a cor muda para verde, azul ou para um roxo-escuro. É o mesmo princípio.

Pegue um dos biodots e cole-o no músculo entre o dedão e o indicador, na parte de cima da sua mão não dominante. Esse lugar é cômodo, bastante visível e seguro. Agora, dê uma olhada na cor do seu biodot. Lembre-se dela.

Comece a respirar lenta e profundamente, com o abdômen solto e relaxado. Depois de alguns minutos, comece a repetir as frases autógenas. Você vai dizer cada uma delas para si mesmo bem devagar. Repita cada uma das seis frases seis vezes. Depois, respire profundamente por mais ou menos trinta segundos. Perceba como você se sente, abra os olhos e olhe para cor do biodot.

A ideia aqui é relaxar. E, é claro, você quer mudar a cor do adesivo para mostrar a si mesmo que você *relaxou*. Sei que isso é uma contradição: relaxar e tentar produzir uma mudança. Sugiro que você comece com a intenção de produzir a mudança e depois relaxe. Traga a esse exercício a atenção calma e espontânea da meditação — o "esforço sem esforço" descrito pelos sábios taoistas chineses. E lembre-se de que isso é um experimento. Você espera ser capaz de relaxar, e tudo o que acontecer é relevante.

Eis as seis frases:

Meus braços estão quentes e pesados (*pausa*) . . . . . . Eu estou em paz
Minhas pernas estão quentes e pesadas (*pausa*). . . . . Eu estou em paz
Meu coração bate de maneira calma
e regular (*pausa*). . . . . Eu estou em paz
Meu abdome irradia calor (*pausa*) . . . . Eu estou em paz
Minha testa está fria (*pausa*) . . . . Eu estou em paz
Minha respiração está calma e regular (*pausa*) . . . . . Eu estou em paz

Depois de repetir cada frase seis vezes, preste atenção em como se sente. Então abra os olhos e olhe de novo para o adesivo.

Muitos de vocês vão perceber que se sentem mais relaxados e que houve alguma mudança na cor — talvez do marrom ou do amarelo para o verde. Outros vão perceber mudanças muito mais drásticas: momentos de paz profunda e um roxo igualmente profundo. Alguns, ainda, especialmente os que se esforçaram demais ou os que as preocupações não se dissiparam, podem se sentir tensos e verificar que a temperatura diminuiu. Ou podem se sentir muito mais relaxados, mas sem mudança ou redução na temperatura. Todas essas respostas são corretas.

A ideia é perceber o que aconteceu e escrever sobre isso. O exercício completo leva de quinze a vinte minutos. Quanto mais você praticar, mais provável que produza um relaxamento significativo, assim como uma mudança de cor.

Também é interessante usar o adesivo durante o dia e observar que interações, pressentimentos, pensamentos e sentimentos mudam a cor dele. Essa é uma maneira maravilhosa de conseguir feedback sobre quais aspectos de sua vida são mais estressantes, perceber quando uma memória traumática é disparada e praticar a respiração durante esses pensamentos e eventos problemáticos.

Criando seu espaço seguro

Agora, vamos criar imagens de espaços seguros. Essa imagem pode ser especialmente importante para oferecer alívio quando memórias problemáticas começam a emergir, você está enfrentando uma experiência que evoca traumas anteriores ou está passando por um momento estressante.

Para criar um espaço seguro, você se baseia em memórias felizes — ou no fim imaginado da ansiedade — a fim de produzir um lugar e um sentimento de calma e paz. Você vai usar sua imaginação para se afastar dos estados atuais de angústia, infelicidade e perigo e proporcionar um descanso mental e emocional. Quando você vai de maneira bem-sucedida para seu espaço seguro, aprende que, mesmo em meio a memórias traumáticas, à dor e ao desalento, tem o poder de criar sua própria tranquilidade, alegria e segurança.[13]

Quase todos com quem trabalhei gostam e tiram proveito do espaço seguro. (Aliás, crianças costumam ter mais facilidade de usar essas e outras imagens do que os adultos.) Ocasionalmente, porém, algumas pessoas ficam angustiadas quando as imagens se formam. Se isso acontecer com você, apenas abra os olhos. Não force.

Algumas pessoas, para as quais realmente não há segurança — por exemplo, aquelas que se sentem incapazes de abandonar uma relação íntima violenta e abusiva, ou pessoas que moram em zonas de guerra —, preferem, ao menos no princípio, as palavras *confortável* ou *especial* no lugar de *seguro*. Se for o seu caso, sinta-se à vontade para usar essas denominações. Muitas pessoas, mesmo nessas situações, descobrem lugares para os quais voltar em busca de paz e revitalização.

Releia as instruções a seguir algumas vezes, devagar, até estar familiarizado com elas ou grave o exercício. Se quiser, você pode ouvir minha versão guiada, disponível em inglês, no site do Centro de Medicina Mente-Corpo (*cmbm.org*). Uma música calma pode ajudar a fazer as imagens surgirem. Eu gosto de "Shaman's song", de Carlos Nakai. Essa música, com sua flauta suave dos nativos americanos, evoca uma jornada pacífica de descobrimento. Mas, é claro, você deve escolher a música que parecer certa para você.

Quando a música começar, respire de maneira mais profunda e lenta, inspirando pelo nariz e expirando pela boca, e deixe seu abdômen solto e relaxado. Respire assim por alguns minutos. Sinta-se conectado à cadeira em que estive sentado, ou, se você estiver deitado — tudo bem deitar se você não estiver sonolento demais —, com o piso ou a cama. Respire profundamente, relaxando, confiando que sua imaginação vai fazer o trabalho que precisa ser feito, que vai levá-lo a um lugar que é seguro, que é confortável para você. Respire profundamente e relaxe. Sinta-se apoiado pela cadeira em que estiver sentado, pelo chão, ou pela cama.

Agora, deixe que a música e sua imaginação o levem para um lugar no qual você se sente seguro e confortável. Pode ser ao ar livre, um canto que você ame em especial. Ou dentro de casa, um cômodo que você sinta que é seu. Pode ser um espaço que você conhece bem, ou que nunca viu. Permita-se ir até esse lugar e relaxar nesse espaço.

Se você perceber que está indo de um lugar para outro, tudo bem. Aproveite isso também. Depois de um tempo, deixe-se ficar em um deles.

Olhe em volta. Qual a aparência do lugar? Como é a paisagem ou a cena dentro de casa? Como você se sente e qual é o cheiro? Se há sons, quais são?

Acomode-se bem nesse lugar — esteja você sentado com as costas apoiadas numa árvore, na sua cadeira favorita ou diante de uma vista agradável. Perceba o que seu corpo e seus pés estão usando. Você está sozinho ou há mais alguém?

Se você quiser tirar algo deste lugar — um móvel incômodo, uma parte da paisagem que bloqueia sua vista favorita —, por favor, tire. E se houver algo ou alguém que você considera importante estar ali? Se houver, por favor, traga. Este é seu espaço seguro, um lugar especial, um lugar confortável. Você pode fazer com que ele se pareça exatamente do jeito que você gosta e que a sensação de estar ali seja a melhor para você.

Respire lentamente, aproveitando seu espaço, a sensação do seu corpo relaxando, o conforto proporcionado pelo espaço seguro. Fique um tempo curtindo — alguns minutos —, respirando profundamente, relaxando. Perceba que existe esse espaço para o qual você pode retornar sempre que quiser, para relaxar, para se recarregar, para estar seguro.

E agora, sabendo que você pode voltar sempre quiser, traga-se lentamente de volta para o cômodo em que começou. Tome consciência de que está sentado numa cadeira — ou deitado —, respirando profundamente, conectado ao lugar onde está. Respire profundamente por mais alguns instantes. Lentamente, abra os olhos e volte sua atenção para o cômodo.

Reserve alguns minutos agora para escrever no seu diário. Eis algumas perguntas a considerar: foi difícil chegar ao espaço seguro? Você foi de um lugar para outro? Para onde você foi? Como era o espaço seguro, confortável ou especial? Como era em volta? Quais eram os sons? Como você se sentiu e qual era o cheiro? Havia mais alguém lá? Como você estava vestido? Você estava sentado, deitado ou em pé? O que você tirou ou levou para lá? Como foi para você simplesmente ficar ali, relaxando no seu espaço seguro?

Enquanto você anota tudo isso, lembre-se de que você sempre pode voltar, que esse lugar — ou outro espaço seguro que talvez você descubra — está ali para você, sempre que você precisar, sempre que você quiser. E saiba também que mesmo aqueles que tiveram dificuldade para usar pela primeira vez essa imagem costumam encontrar tranquilidade e calma no espaço seguro quando vão lá pela segunda ou terceira vez.

A imagem do espaço seguro pode ser relaxante e tranquilizadora para momentos de ansiedade, depressão ou quando sentir-se preocupado com mágoas, perdas antigas ou pressentimentos. Usei essa técnica, com bons resultados, com vítimas de abuso, refugiados e até com crianças amedrontadas no meio de guerras, assim como com pessoas deprimidas ou infelizes. Ela mostra que você pode encontrar paz e controle, mesmo em situações opressoras.

Conhecendo seu guia sábio

Agora que você tem alguma prática com imagens criadas, você está pronto para encontrar seu guia sábio. Seu espaço seguro, como você vai ver, é um ótimo lugar para encontrá-lo.

Curadores tradicionais — xamãs da Sibéria, curadores da América Latina, América do Norte e África, assim como da Grécia antiga — usaram esse tipo de imagens por milênios. Carl Jung levou essa prática para a psiquiatria e a psicologia modernas.[14] Ouvi pela primeira vez sobre o guia sábio há quarenta anos por meio da falecida Ruth Carter Stapleton, religiosa protestante e irmã do presidente Jimmy Carter.[15] Desde então, tenho encontrado meus guias sábios, e tenho apresentado pessoas traumatizadas a seus guias há quase o mesmo tempo.

Para os curadores aborígenes, as palavras do guia são uma forma de comunicação com o mundo dos espíritos.[16] Algumas pessoas estão seguras de que, quando encontram seus guias, estão contatando um poder superior. Para Jung, o guia sábio era um aspecto do inconsciente coletivo, o grande reservatório planetário de pensamentos e experiências que, acreditava Jung, todos nós podemos acessar.[17] A maior parte dos pesquisadores científicos acredita que o guia sábio é um guia interior, uma manifestação do nosso próprio saber inconsciente, do hemisfério direito, criativo, do cérebro, de nossa intuição.[18] Eu concordo. Porém, como meu guia sábio tantas vezes acerta na mosca, chego a suspeitar que ele também pode estar trazendo uma mensagem de alguma fonte muito mais inteligente e bem-informada que eu.

Todas essas explicações podem ser úteis e verdadeiras. Mas você não precisa acreditar em nenhuma delas para colher os benefícios das imagens do guia sábio. Tudo que você precisa fazer é abordar essa experiência de maneira experimental, com a mente aberta.

Como no caso do espaço seguro, leia as palavras abaixo várias vezes até que você se sinta familiarizado e confortável com elas, depois grave-as com a música adequada — ou sinta-se à vontade para usar a versão em inglês disponibilizada em nosso site (*cmbm.org*). É melhor se você gravar o procedimento do espaço seguro e logo continuar com o guia sábio, para poder se mover facilmente de um para o outro. Depois de um tempo, você vai perceber que praticá-los sem interrupção vai aprofundar sua experiência de ambos.

Separe vinte a trinta minutos para seu encontro com o guia sábio, além de tempo para anotar sua experiência. Deixe uma iluminação suave. Feche a porta para não haver interrupções. Se precisar, ponha um aviso do lado de fora. Sente-se em uma cadeira confortável ou deite-se.

Comece como você fez com a imagem do espaço seguro, seguindo as mesmas instruções que dei para aquele exercício, explorando e experimentando seu espaço seguro da mesma maneira como fez no procedimento anterior. Pode ser o mesmo espaço seguro ou outro.

Depois de encontrá-lo e explorá-lo, talvez de rearranjá-lo, e experimentá-lo completamente, respire lenta e profundamente mais algumas vezes e se prepare para encontrar seu guia sábio.

Eis as novas instruções, caso você queira gravá-las:

O guia sábio ou interior que aparece em seu espaço seguro pode ser um velho sábio, uma mulher ou uma criança; alguém que você conhece ou sobre quem você leu; ou alguém que emerja agora pela primeira vez da sua imaginação. O guia pode ser humano — um amigo, um mentor, um parente próximo ou um ancestral vagamente conhecido —, ou uma figura de um texto religioso, de um conto de fadas, ou um deus ou uma deusa pagãos. Pode ser um animal ou um espírito, um fenômeno natural, como uma cachoeira ou um arco-íris, ou uma criatura que você nunca viu. Quem, ou o que, aparecer será o guia que vai ensiná-lo.

Respire lenta e profundamente por um minuto ou dois com o abdômen relaxado e convide seu guia sábio para aparecer. Aceite quem ou o que surgir, mesmo se ele ou ela for estranho ou surpreendente. Seu guia está ali para ensiná-lo e apoiar a parte de você que estiver amedrontada, perdida ou apenas curiosa. Você talvez queira imaginar que esse guia representa a parte da sua mente que sabe o que você precisa saber e que está aqui para ajudar a parte que ainda não sabe. Permita que seu guia apareça em sua imaginação. Talvez ele seja um pássaro voando perto de você, alguém que surge ao seu lado, uma voz falando suavemente com você.

Apresente-se ao guia sábio e peça a ele ou ela que também se apresente. Espere seu guia se comunicar com palavras, gestos ou por meio dos sentimentos que surgirem.

Agora faça uma pergunta para seu guia sábio, talvez sobre algo que tem incomodado você há algum tempo, como dificuldades que tem enfrentado, algo doloroso, memórias, sentimentos e pensamentos deprimentes. Ou uma pergunta que acabou de surgir em sua mente. Qualquer pergunta funciona.

Espere a resposta. Pode ser clara e poderosa. Ou estranha; ou até mesmo, pelo menos por ora, incompreensível. Aceite o que vier e na forma que vier: palavras, imagens, sons, sentimentos, impressões. Esse é apenas o começo de sua comunicação com a sabedoria interior que vai lentamente se transformar em um guia seguro e confiável.

Se você quiser uma explicação, peça. Se precisar de mais informações, diga para seu guia. Não tenha vergonha. Esse é seu guia, e você merece respostas.

Deixe o diálogo continuar, faça perguntas, preste atenção às respostas e faça novas perguntas.

Quando você tiver escutado o que precisar ouvir, ou quando o diálogo parecer terminar — talvez uns cinco a dez minutos depois, ou mais —, agradeça a seu guia sábio e se despeça por enquanto. Saiba que você pode voltar a esse lugar e que esse guia sábio, ou outro, estará disponível quando você quiser, sempre que você precisar de ajuda em sua jornada para atravessar e superar o trauma.

Agora, tome consciência de si mesmo, sentado na cadeira ou deitado, inspirando profundamente pelo nariz e expirando pela boca. Mantenha a respiração lenta e profunda. Deixe a barriga relaxada. Sinta suas costas encostadas no espaldar, os glúteos no assento da cadeira e seus pés no chão — ou sinta que está deitado, apoiado no chão, no sofá ou na sua cama. Respire profundamente com o abdômen solto e relaxado. Lentamente, quando estiver pronto, deixe seus olhos se abrirem e tome consciência de estar de novo no aqui e agora.

*

SEPARE UM TEMPO para registrar a experiência com seu guia sábio no diário.

Eis algumas perguntas a considerar quando for escrever: um guia apareceu? Você viu, ouviu ou sentiu seu guia? Quem era ele? Qual foi a sua reação quando o ou a encontrou pela primeira vez? Foi de surpresa, gratidão, desconforto ou outra sensação?

O primeiro guia sábio que surge de nossa mente inconsciente é quase sempre o mais adequado para o momento. Mas talvez você tenha dificuldade de se fixar com um guia. Tudo bem. Se mais de um aparece, qual você rejeitou, qual você aceitou, e por quê? Qual o nome do seu guia sábio?

Anote as perguntas que você fez ao guia sábio, as respostas que recebeu e como elas o fizeram se sentir. Tente anotar da maneira mais fiel que conseguir, palavra por palavra. Guias sábios costumam ser bem precisos na maneira como falam. Algumas respostas difíceis de entender naquele momento podem se tornar mais claras depois.

Escreva o que a conversa com seu guia sábio trouxe para você: sentimentos, pensamentos, novas ideias etc. Por exemplo: "A velha sábia disse que eu deveria 'fazer alguma mudança no meu trabalho'. A princípio, pensei que ela queria dizer que eu devia mudar algum aspecto do que tenho feito no trabalho, então perguntei e ela respondeu que eu devia considerar mudar de emprego."

Se você tiver dificuldades... Às vezes, no começo, não aparece nenhum guia sábio. Preste atenção no que você vê e sente. A imagem de um dia claro de inverno pode trazer tanta compreensão — talvez a respeito da necessidade de refletir com calma — quanto um velho sábio. Uma sensação de tristeza pode dar acesso a uma emoção que você vinha negligenciando e que precisa de atenção. Quando você tentar pela segunda ou terceira vez, é provável que apareça um guia com quem possa falar.

O guia que aparece mas mantém-se calado, recusa-se a retrucar ou vai embora, na verdade, está respondendo. A ausência de reação dele ou dela talvez signifique que você já sabe a resposta, que precisa se esforçar mais por conta própria antes de recebê-la ou que simplesmente tem que permanecer mais tempo com a pergunta.

Às vezes, rejeitamos o guia sábio que aparece. Uma das minhas pacientes, que se gabava de sua força, independência e inconformismo, ficou chocada e ofendida quando um veado gentil apareceu para ela. "Eu queria uma leoa ou uma bruxa velha e sábia, não o Bambi!", reclamou. Ela expulsou o Bambi de sua imagem. Não apareceu mais ninguém. Ela ficou "fula da vida". Eu sugeri que talvez o Bambi — gentil, amável, vulnerável — fosse o guia certo, aquele que, naquele momento, ela precisava ver e ouvir, e com o qual precisava aprender. "Tente confiar em sua sabedoria interior, abandone seus preconceitos. Veja o que o Bambi tem a dizer", aconselhei.

VOCÊ PODE FAZER esse experimento — combinar as imagens do espaço seguro e do guia sábio — sempre que se sentir confuso, perdido ou triste. No começo é bom separar meia hora. Com a prática, a comunicação e a orientação útil vão vir mais facilmente, ou mesmo mais depressa. Talvez, depois de um tempo, você queira tentar a técnica sem a gravação. Lembre-se de anotar a orientação que receber. E note como, ao longo do tempo, ela pode mudar e evoluir.

Também pode ser útil compartilhar suas imagens com um amigo de confiança. Uma nova compreensão do significado dessas imagens pode surgir simplesmente dizendo em voz alta como você as viu e o que sentiu. É provável que compartilhar aprofunde sua conexão com essa pessoa. É só pedir que ela ouça. Você não quer nem precisa de interpretação ou análise. Esses auxílios, geralmente bem-intencionados, possivelmente vão interferir no seu aprendizado; eles podem deixá-lo envergonhado e talvez produzam um desequilíbrio não sadio na sua relação com seu amigo. Ele ou ela não está ali para "tratar" você, mas apenas para ser uma testemunha compassiva de quem você é e de suas descobertas.

Muitas vezes um guia aparece na primeira vez que você faz esse experimento e traz informações reveladoras. O pássaro velho e forte — parecido com um peru — que apareceu para guiar Jane, que estava aterrorizada com o diagnóstico de metástase, lembrou-a que, se deixasse o marido infiel, viveria uma vida mais plena, com menos medo, mais livre do que nunca. "Viva sua coragem", disse o pássaro. "É hora de ir além de sua zona de conforto e ajudar os outros."

Jason, o veterano do Iraque devastado pela dor e assombrado pela culpa, vê a caveira de seu colega morto, da qual se esgueiram cobras. Seu medo inicial desaparece quando ele aborda seu guia. "Por que você morreu?", queixa-se Jason. A resposta é imediata. "Para você viver e ajudar o restante de nós." Um garoto de dez anos que perdeu o irmão e o pai na guerra em Kosovo reconhece um cachorro grande como seu guia: "Você pode me abraçar apertado para conseguir dormir", diz seu guia. "E vou estar ao seu lado nas provas da escola de que você tem medo."

Às vezes a imagem do guia sábio evoca cenas inteiras. Tara, uma aluna do ensino médio do Meio-Oeste americano que foi abusada sexualmente, sentia-se menosprezada pela mãe. O espaço seguro dela era a varanda da casa da avó. Havia um cheiro familiar de torta assando. A avó, sua guia, estava em uma cadeira de balanço; seu cabelo grisalho, como sempre fora, estava preso em um coque. "Sua mãe não entende. Estou orgulhosa de você. Agora você pode ter orgulho de si mesma. Eu amo você", disse ela enquanto se abraçavam. Tara chorou quando contou a cena.

O QUE VOCÊ VAI APRENDER com o guia sábio é quase sempre útil e reconfortante. Às vezes parece vir de reservatórios milagrosos de sabedoria. Ao longo dos anos, trabalhei com inúmeras pessoas traumatizadas que receberam orientação e conforto que a fizeram desistir do suicídio a que se sentiam compelidas pela perda, pela vergonha ou pela culpa. Ao conhecerem o guia, descobriram formas e meios de voltar a viver.

Foi o que aconteceu com Ahmed, um garoto palestino de catorze anos que vivia em Gaza. Ahmed era grande para a idade, desajeitado, como costumam ser rapazes com sobrepeso, e tímido. Ele me contou sobre sua experiência com as imagens e outras técnicas mente-corpo com uma mistura de constrangimento e admiração.

Um professor de sua escola em Jabalia, município ao norte da cidade de Gaza e perto da fronteira com Israel, sugeriu que Ahmed participasse do grupo de habilidades mente-corpo. O professor estava preocupado porque Ahmed, nos últimos meses, estava distraído e incapaz de responder a questões diante das quais antes ele não hesitava. Em certas ocasiões dormia na aula. O professor pensou que o grupo podia ajudá-lo a relaxar e se concentrar.

A ideia de aprender técnicas mente-corpo deixava Ahmed cético e desconfortável. Ele acreditava que seus problemas eram grandes demais para serem resolvidos pelo professor ou pelo conselheiro que organizava o grupo. E ele sabia que não ia falar sobre seu maior problema com ninguém. Mas ele era um garoto obediente e não queria chamar atenção.

Ahmed ficou surpreso por ter gostado da respiração do abdômen relaxado que aprendeu no primeiro encontro do grupo. Achava que ela o tinha ajudado a dormir melhor e por mais tempo e a ficar quieto na aula. Também pensou que o ajudaria a se sentir confiante quando executasse a "missão" à qual acreditava ter sido convocado. Ele também gostou do treinamento autógeno e do *biofeedback*, que mostrou como ele podia usar a mente para controlar o corpo.

Praticar a respiração do abdômen relaxado e a ABT por algumas semanas permitiu que Ahmed relaxasse e ganhasse confiança para empregar a imagem do guia sábio. No entanto, nada o preparou para os guias que apareceram e para as respostas que eles deram.

"O primeiro guia", contou-me Ahmed, "era meu avô, que eu amava muito. Ele disse para mim: 'Ahmed, você é um bom garoto'. Foi bom ouvir aquilo, mas eu queria mais.

"Então, o Corão apareceu e eu ouvi passagens que falam sobre como encontrar a paz que eu nunca tinha lido. Então o Corão saiu.

"Então veio o terceiro guia, meu melhor amigo. Fiquei surpreso e feliz por vê-lo, porque ele está morto. Três meses antes, nós dois estávamos na fronteira, jogando pedras em tanques israelenses, quando um soldado atirou nele. Eu o segurei enquanto ele morria. A cabeça dele ficou apoiada no meu colo e havia sangue por todo lado, até que o rosto dele ficou branco.

"Desde então, e é a primeira vez que falo disso para alguém, eu tenho ido ao mesmo local uma ou duas vezes por semana para jogar pedras nos tranques israelenses, esperando que os soldados me matem e eu possa morrer como um mártir e reencontrar meu amigo.

"Mas agora eu estava ali com meu amigo, e era como se ele estivesse vivo de novo. Perguntei a ele o que eu devia fazer, como eu havia perguntado a meu avô e ao Corão. Ele olhou para mim e disse: 'Ahmed, não jogue pedras nos tanques israelenses. Não é uma maneira de me homenagear.

Não é essa a sua missão. Quero que você cresça e seja um homem bom e forte, case e tenha filhos. Então, quando você for velho, você vai morrer. Aí nós vamos ficar juntos no paraíso'. Desde esse dia, duas semanas atrás, eu não joguei mais pedras nos tanques israelenses."

LEMBRE-SE, SUA IMAGINAÇÃO pode criar espaços de segurança e conforto, mesmo em meio à angústia, à desordem e ao perigo. Se você relaxar e prestar atenção, ela pode pôr seus pensamentos e comportamentos habituais em um contexto mais amplo; confortá-lo com possibilidades há muito esquecidas, e agora recuperadas, de plenitude; e proporcionar fragmentos de novas verdades que brilham como estrelas acolhedoras.

9
Fazendo amizade com seu corpo

O TRAUMA VIRA nosso corpo contra nós mesmos. Muito tempo depois que os perigos acabaram, o trauma pode nos prender em um ciclo contínuo de luta ou fuga, inundando-nos com hormônios de estresse que danificam as células do hipocampo e do córtex pré-frontal, áreas do cérebro cruciais para a memória, o julgamento e a compaixão. Isso diminui nossa resposta imunológica e nos torna mais vulneráveis a infecções e até mesmo ao câncer, perturba nosso sono e contribui para desenvolvermos síndromes de dor debilitante.[1]

O trauma pode nos forçar a nos distanciar do corpo vitimado pela violência. Depois da fratura no crânio, Moira, como soldados com traumatismos cerebrais, sentia os pensamentos embaralhados, as emoções descontroladas e o corpo entorpecido. Muitas pessoas que foram estupradas lembram-se de terem se dissociado de seus corpos, numa espécie de derradeiro e involuntário esforço de autoproteção.[2] Depois, muitas delas continuaram a se sentir entorpecidas, separadas de seus corpos. E, ocasionalmente, também "esquecem" o que aconteceu, reprimindo a memória do golpe traumático do qual se protegeram.[3]

O estresse crônico, que é a consequência mais consistente de trauma, também pode expor vulnerabilidades biológicas antes escondidas.[4] Ele pode levar a pressão arterial e o ritmo cardíaco para zonas perigosas[5] e abrir buracos em nosso intestino delgado que liberam proteínas inflamatórias para o resto do corpo.[6] O estresse crônico pode contribuir para a resistência à insulina e para a diabetes tipo 2,[7] além de causar enxaquecas.[8]

Às vezes, os sintomas e as doenças que desenvolvemos apontam para uma relação causal clara entre traumas passados e problemas presentes: infecções urinárias recorrentes e dor pélvica são comuns em mulheres — como Maya e Sally, que vamos conhecer no capítulo 13 — que foram abusadas sexualmente há muito tempo.[9] Asa, que passou por uma cirurgia para tirar um câncer no pescoço quando criança, fica "engasgada" ou rouca quando precisa falar em público.

Muitas vezes, a ligação parece mais simbólica do que literal, mas ainda assim é real. Algumas pessoas que se sentiram negligenciadas e abandonadas quando muito jovens se tornam mais vulneráveis à asma quando crianças ou a desenvolvem em resposta a perdas quando adultos.[10] Como se implorassem ajuda, buscam ar, ofegantes. Aconteceu com Emma, uma executiva supercompetente, esposa leal e mãe dedicada, quando, contra a vontade, teve que se divorciar.

Todos esses efeitos em nosso corpo podem ser agravados pelos danos produzidos pelo trauma em partes importantes do cérebro, inclusive no córtex pré-frontal medial, que nos ajuda a decifrar o que está acontecendo em nosso corpo. Como o trauma fez com que nossos corpos funcionassem perigosamente sem controle, podemos ficar sem pistas do que está acontecendo e nos sentir incapazes de fazer algo a respeito.

Se quisermos curar a devastação física que o trauma pode causar, reequilibrar nossa biologia desordenada pelo estresse e recuperar nosso ser físico, devemos primeiro ser amigos do nosso corpo. Esse processo deve ser gradual e respeitoso, principalmente se tivermos sido abusados física ou sexualmente, ou se tivermos uma doença crônica e dolorosa. Começamos esse trabalho no capítulo 5, "Chacoalhar e dançar". Agora, em "Fazendo amizade com seu corpo", vamos abordar esse projeto de forma mais abrangente.

Eis algumas formas de começar.

Banho. A água é uma forma consagrada pelo tempo e pela tradição de remover traumas e restaurar a valorização de nosso corpo.[11] Os curadores indígenas costumam usá-la para limpar os danos físicos e psicológicos que os guerreiros sofrem quando são feridos, matam inimigos e perdem companheiros. E o banho pode nos dar conforto, além de nos purificar.

Chuveiradas longas e quentes são boas, mas banhos com atenção plena — imersões lentas e gratificantes de vinte a quarenta minutos em água quente, talvez com meio quilo de sais de Epsom ricos em magnésio, que são relaxantes musculares — são ainda melhores. Óleos essenciais calmantes e energizantes, como lavanda (vinte a trinta gotas para uma banheira), podem melhorar a experiência.

Os banhos são como salva-vidas diários para Sharon, de oitenta anos. Permitem que ela volte a gostar de seu corpo, que foi transformado em fonte de desapontamento e dor por ferimentos e doenças. Quando ela passa esponja nas partes do corpo com problemas, ela conversa gentilmente com elas. "Obrigada, queridas pernas. Sei que às vezes grito com vocês porque estão machucadas e doloridas, mas confio em vocês para me ajudar a descer a escada e trabalhar no jardim."

"Parece um pouco bobo", confessa ela. "Mas eu nunca achei útil ter ódio de mim mesma. Minhas pernas parecem gostar, e isso me deixa feliz."

Desintoxicação. Substâncias tóxicas são, por definição, danosas. Quando estamos estressados, somos mais vulneráveis aos ataques dessas substâncias ao cérebro, assim como às sobrecargas que elas produzem em mecanismos de desintoxicação do fígado e nas bactérias benéficas que habitam nosso trato gastrointestinal — nosso microbioma.[12]

A dieta de cura do trauma que vou apresentar no próximo capítulo faz boa parte do trabalho de reduzir a carga de toxinas ambientais. Ela também vai melhorar muito sua capacidade de eliminar as toxinas que você ingere e aprimorar sua resiliência biológica e psicológica. Ainda assim, existem mais algumas atitudes simples que você pode tomar para evitar e remover toxinas.

O *alumínio* está amplamente distribuído na natureza e é usado na manufatura de comidas processadas, assim como em antiácidos e desodorantes. Em grandes quantidades, ele pode ser tóxico. As evidências dos danos ao funcionamento do cérebro são pouco claras. Alguns pesquisadores ficaram impressionados com a correlação entre níveis de alumínio e mal de Alzheimer; outros argumentam que ainda não há relação de causa e efeito estabelecida.[13] Mesmo assim, não há benefício em usar potes e panelas de alumínio. Mude para ferro fundido, esmalte ou aço inoxidável.

Se você adotar a dieta de cura do trauma, você não vai mais ingerir o alumínio das comidas processadas. E será improvável que você precise de antiácidos, que são ricos em alumínio. E certamente você pode encontrar substitutos para os desodorantes que contêm alumínio. Na verdade, à medida que você fizer a dieta de cura do trauma, você sentirá cada vez menos necessidade de usar desodorante.

Plástico. Fique longe de comidas enlatadas e não guarde seu alimento em vasilhas de plástico. O bisfenol A (BPA), presente no plástico, inclusive no plástico da parte interna das latas, bloqueia a sinalização das células nervosas e pode prejudicar o funcionamento mental e emocional.[14]

Organismos geneticamente modificados (OGMS). OGMS foram inventados por serem mais produtivos e resistentes a pesticidas poderosos e tóxicos.[15] O motivo mais óbvio para evitar OGMS é o glifosato usado nos pesticidas que são despejados nas plantações. O glifosato, patenteado pela Monsanto e vendido como Roundup, causa estresse oxidativo, é prejudicial ao microbioma e, mais importante, é carcinogênico.[16]

Há outras razões para evitar OGMS, entre elas a transferência genética desses organismos manufaturados para o microbioma intestinal e a possível sensibilidade às proteínas sintéticas que eles contêm.[17] O veredicto sobre os possíveis perigos ainda está aberto. Mas sabemos o suficiente e com segurança sobre o glifosfato para ficar longe dos OGMS — e para insistir que os alimentos geneticamente modificados sejam rotulados, como ocorre na Europa.

MAIS ALGUMAS DICAS SOBRE DESINTOXICAÇÃO:

- Lembre-se de respirar profundamente. Os pulmões são órgãos importantes na desintoxicação. E, é claro, a respiração lenta e profunda diminui o nível de estresse, o que, por sua vez, leva a uma digestão mais eficiente e a uma melhor desintoxicação gastrointestinal.
- Sue a camisa. Exercícios físicos, sobre os quais falaremos em breve, são ótimos para a desintoxicação. Saunas também funcionam. Nossa pele é um órgão importante para a desintoxicação.

- Beba muita água. Para saber quantos mililitros de água (sem contar suco, chá ou café) deve beber por dia, multiplique seu peso em quilogramas por trinta.[18]
- Ponha um filtro na sua torneira. Assim, você vai eliminar níveis altos de cloro e de metais pesados prejudiciais ao cérebro, como chumbo, que podem estar presentes na água que você utiliza.[19]

Algumas palavras sobre postura. Posso soar como sua mãe, mas quero convidá-lo a ficar mais ereto. Não rígido como um soldado em guarda, mas relaxado, os joelhos um pouco dobrados, a cabeça erguida, o queixo paralelo ao solo, os ombros levemente para trás, respirando lentamente com o abdômen relaxado.

Essa não é uma questão fundamentalmente estética, embora você *vá* ter uma aparência melhor. Quando nos sentimos sobrecarregados pelo estresse, deprimidos ou assombrados pela culpa e pela vergonha, tendemos a nos inclinar, encurvando, e a respirar de maneira superficial, com a parte de cima do peito, em vez de profundamente, com a barriga. Experimente assumir essa postura curvada para sentir do que estou falando. É provável que você se sinta algum cansaço e desânimo.

Ficar ereto faz você se sentir mais capaz, mais alerta, melhor consigo mesmo. Levanta seu ânimo, assim como sua cabeça. Talvez você precise se esforçar um pouco para superar a linha de tensão e tristeza que faz você se curvar e para romper com hábitos posturais ruins, mas vale a pena. Tente fazer isso agora, inclusive quando estiver sentado.

Se você precisar de incentivo, consulte alguns estudos recentes sobre o efeito da postura na atitude e no humor, principalmente uma pesquisa da Nova Zelândia que descreve como uma postura adequada melhora o humor e a energia de pessoas deprimidas.[20]

Massagem e toque. Massagem pode ser uma bela maneira de liberar a tensão e melhorar o humor, assim como de redescobrir a gentileza do toque. A literatura científica sobre os benefícios da massagem para a ansiedade, a depressão e a dor física é robusta, e inclui os estudos pioneiros de Tiffany Field, pesquisadora da Universidade de Miami.[21] Se você temer ser tocado, essas pesquisas podem tranquilizá-lo.

Minha experiência trabalhando com adolescentes que sofreram abuso sexual e delinquentes, com adultos que sofrem de doenças crônicas e com pessoas que foram torturadas mostrou-me o enorme poder restaurador da massagem e de outras formas de toque terapêutico. Meus colegas e eu também ensinamos crianças e adultos traumatizados — em escolas e grupos de mulheres nos Estados Unidos ou em campos de refugiados — a massagearem uns aos outros. Vimos como o toque gentil e generoso pode curar tanto o massageado quanto o massagista.

Movimento e exercício

Todos nós podemos nos mover. Mesmo as pessoas que estão presas a cadeira de rodas ou camas de hospitais sentem uma nova energia depois de se alongar gentilmente e de utilizar a técnica de chacoalhar e dançar sentados ou deitados. E o movimento, especialmente se for cuidadosamente individualizado para dar conta de suas necessidades e preferências, proporciona uma ampla gama de benefícios físicos e psicológicos que curam o trauma.[22]

Mesmo se você estiver exausto, sem conseguir sair da cama, ou traumatizado, você pode, como Dorothy, que enfrentava um câncer e problemas conjugais com o marido senador, aprender a apreciar o movimento. Depois de protestar algumas vezes com eloquência, ela começou a andar meio quarteirão até a esquina, e foi aumentando gradualmente seu percurso diário.

Superado o impulso de voltar para a cama, Dorothy começou a se sentir mais alerta e capaz. Recebia um novo fluxo de energia quando fechava a porta atrás de si. A cada passo satisfeito na calçada, ela era preenchida por uma sensação de realização — ou mesmo, ela admitiu, de poder.

No início ela caminhou por dez a quinze minutos quando tinha algum tempo livre. Depois que começou a gostar da caminhada, passou para trinta a quarenta minutos toda manhã.

Dorothy gostava do frescor do outono, das sombras das árvores nas ruas, do som dos pássaros, das crianças a caminho da escola. "Sabe", disse-me ela alguns meses depois, "eu mudei. Meu corpo parece mais forte e mais cheio de energia, e tenho que admitir que meu humor melhorou. Também consigo *me* sentir. Nunca havia dedicado um tempo para mim mesma, para meu corpo ou para enfrentar um desafio só meu".

O *exercício aeróbico* — o tipo que demanda oxigênio e estimula a energia — aumenta os níveis de hormônios que melhoram a resiliência e aliviam o estresse e que são consumidos pelo trauma, como a dopamina, a serotonina e as endorfinas.[23] Algumas pesquisas mostraram que diversos exercícios aeróbicos — como correr, nadar e as caminhadas rápidas que Dorothy começou a fazer — aumentam o fator neurotrófico derivado do cérebro (BDNF, na sigla em inglês).[24] E o BDNF estimula a produção de novas células cerebrais e aprimora o funcionamento do hipocampo, que modula o estresse produzido pelo trauma.

Testes clínicos também mostraram que os exercícios interferem diretamente na perda de foco e no aumento de fadiga, na ansiedade e na depressão que costumam resultar do trauma.[25] Um estudo fascinante com mulheres veteranas das forças armadas encontrou uma melhora significativa dos sintomas do transtorno do estresse pós-traumático depois de doze semanas de caminhada rápida por apenas trinta a quarenta minutos, quatro vezes por semana.[26]

Estudos recentes[27] sobre as posições da hatha yoga e das técnicas respiratórias do pranayama[28] encontraram melhoras nos sintomas do transtorno do estresse pós-traumático. As meditações chinesas que envolvem movimento, o qi gong e o tai chi, parecem ter benefícios similares.[29]

E se exercitar — continuamos a descobrir — tem um papel importante na prevenção e no tratamento de doenças crônicas que podem surgir após o trauma e o estresse crônico, como doenças cardíacas, câncer, diabetes tipo 2, artrite e dor crônica.[30]

Exercícios, em todas as suas formas, também proporcionam uma sensação de controle gradativo sobre corpos que, devido ao trauma, são agitados e parecem estranhos a nós mesmos. Além disso, possibilitam mais confiança e prazer com nossos corpos. Para muitas pessoas como Dorothy — e Sharon, que descreve seus vinte minutos diários de alongamento como "minha religião" —, exercitar-se se tornou um mecanismo poderoso de cura do trauma.

O exercício também pode ser uma forma de meditação. Andar com atenção plena é um exercício agradável e saudável que pode trazer mais consciência e valor para a sua vida.[31] Os budistas fazem isso há séculos.

E é uma prática simples. Basta andar lentamente — de maneira muito lenta, um quarto do seu ritmo normal. Perceba seus pensamentos, sentimentos e sensações enquanto anda e os diga para si mesmo. Por exemplo: "Pé tocando o solo... casca interessante da árvore... sentindo o sol no meu rosto... pensando em meu marido abusivo... me perguntando por que o trouxe comigo para estragar este dia agradável... respirando profundamente."

Quando meus alunos do primeiro ano de medicina em Georgetown caminham com atenção plena por vinte minutos, eles costumam ficar espantados com os resultados. "Nunca percebi que tem uma árvore ali", diz um. "Nunca tinha reparado nessa estátua", acrescenta outro. Algumas vezes, jovens que percorreram uma área milhares de vezes admitem: "Não sabia que havia um prédio ali".

Correr devagar ou depressa, jogar tênis, fazer posturas de ioga, relaxar nos momentos do tai chi, todas essas práticas podem ser feitas de maneira meditativa. Jenna, uma oficial de justiça que havia sido abusada sexualmente quando criança e que se sentia esmagada pelo trabalho, descobriu que levantar peso com atenção plena — levantar lentamente, enquanto respira profundamente e aprecia cada grama de esforço — aliviava a tensão, liberava a raiva causada pelo trauma e dava-lhe novos olhos para ver a vida. Depois de cada sessão, ela se sentia mais relaxada, mais confortável em seu corpo, menos preocupada com a fúria, a culpa e pensamentos envergonhados. Prazos intimidantes tornaram-se administráveis. Juízes e advogados que haviam feito comentários sexuais ou que eram ameaçadores agora pareciam patéticos. Antes, ela se retraía em um silêncio frio; agora, ela respondia.

Para ficarmos amigos de nossos corpos, as palavras de ordem são, mais uma vez, *individualidade* e *singularidade*. Eu não imaginava como o banho e o alongamento seriam importantes para Sharon, que andar proporcionaria tanta alegria a Dorothy, ou que Jenna descobriria a liberdade por meio do levantamento de peso com atenção plena.

Pesquisas mostraram que a ioga ajuda a lidar com o estresse pós-traumático — e é verdade —, mas, se você estremece sempre que pensa em estender seu tapete para a prática, é improvável que funcione. Encontre um tipo de movimento que combine com você e... pratique, pratique, pratique.

Comece da maneira como se sentir confortável, talvez dez, quinze ou vinte minutos por dia. Ou trinta a quarenta minutos três ou quatro vezes por semana. Aumente gradualmente o tempo. Nós, humanos, evoluímos como caçadores-coletores, pessoas que o tempo todo se curvavam, levantavam, carregavam coisas — e, é claro, andavam para todo lado. Os genes que carregamos respondem ao estímulo produzido pelo movimento.[32] E há algo interessante e importante: quanto mais velhos ficamos, mais nos beneficiamos do exercício.

Bater em travesseiros. Você já deve ter descobertos que as palavras são eficazes, mas nem sempre suficientes para nos libertar das amarras das emoções caladas. Quando reprimidos, a raiva e o medo podem produzir nós musculares ao mesmo tempo que sitiam nossos pensamentos. Às vezes, o esforço físico é a maneira mais segura de desatar os nós e nos libertar.

Bater em travesseiros, que faz parte há muito tempo do repertório das psicoterapias orientadas para o corpo, é algo simples — pode parecer até simplista e esquisito —, mas funciona. Se você estiver se sentindo tenso e rígido, sobrecarregado, frustrado, ou se você alimenta algum rancor ou está sentindo pena de si mesmo, você é um bom candidato para esse experimento. Se seu ombro se desloca facilmente ou se já machucou seriamente a parte de cima das costas, o pescoço ou a cabeça, não é indicado para você. Do contrário, você pode praticar.

Funciona assim:

Escolha um lugar de sua casa em que você possa ficar sozinho sem ser incomodado, com a porta fechada para que os sons que você faça não perturbem seu lar. Mesmo assim, se houver mais alguém na casa, avise que os sons que você fizer são inofensivos e que não é necessário se preocuparem.

Agora ajoelhe em frente a uma pilha de travesseiros (que você não use para dormir). Feche as mãos e levante os braços acima da cabeça.

Curve-se um pouco para trás e bata nos travesseiros com toda a força que você conseguir. Faça isso diversas vezes, empregando todo o seu corpo, todo o seu ser no movimento. Grite e esbraveje enquanto golpeia. Faça isso por cinco minutos e reserve alguns minutos depois para descansar.

É possível que, a princípio, você resista. Quando começar, empregue bastante força de vontade e esforço, para seguir em frente. Se as emoções demorarem a emergir, talvez você se sinta frustrado. Tudo bem. Continue, golpeie com mais força, desconte a raiva nos travesseiros.

Em algum momento, você vai começar a sentir algo. Talvez o primeiro sentimento seja raiva do experimento. Sua frustração pode aumentar. "Por que estou fazendo isso?" Continue. Uma vez que suas emoções começarem a irromper, elas vão continuar a surgir, se você não as reprimir. Continue a bater com mais força e velocidade, abrindo caminho através do que surgir: raiva, medo ou cansaço. Pode ser que você comece a chorar. Continue.

Talvez você sinta que está perdendo o controle. Tudo bem. Na verdade, isso é bom. Você não está machucando ninguém. Você está desfazendo as amarras do seu corpo e liberando sua mente, golpe a golpe. A perda momentânea de controle vai deixar a porta mais aberta para quem você é.

Depois, é provável que você se sinta cansado, talvez exausto, mas também relaxado, renovado, até mesmo feliz, com uma liberdade recém-descoberta. Fique um tempo sentado ou deitado, respirando profundamente, e deixe que os pensamentos e os sentimentos continuem a aflorar. Escreva sobre o que aconteceu no diário.

Sugiro que você bata em travesseiros todo dia até estar satisfeito e a raiva, o ressentimento e o medo tenham se dissipado. Por muitas vezes na minha vida, eu bati em travesseiros; sempre comecei relutante e terminei com gratidão.

Uma pausa para comer com atenção plena

Comer, é claro, é uma função física fundamental, uma necessidade da vida, um regalo para nosso paladar, uma oportunidade de comunhão com outras pessoas e uma alegria para nosso espírito. Traumas de todos os tipos transformam e dilaceram nossa relação com a comida e perturbam todos os aspectos da digestão e de funções físicas, emocionais e mentais que dependem do que e de como comemos.[33]

No próximo capítulo, vou apresentar o plano da dieta de cura do trauma: informações sobre o que comer e o que cortar e por quê, e quais temperos, ervas e suplementos adicionar. Antes, porém, quero dar uma prova da "fórmula secreta" da dieta de cura do trauma, um ingrediente que pode restaurar a alegria em seu espírito e a harmonia em sua casa, assim como a saúde de seu corpo. Usado em abundância, vai transformar a obrigação insossa de comer de maneira saudável em uma saborosa celebração.

A fórmula — que na verdade não é tão secreta — é, mais uma vez, a atenção plena estar consciente e mais sensível a toda atividade relacionada com a compra, o preparo e a ingestão de alimentos. Alimentar-se com atenção plena o torna mais consciente das escolhas alimentares que você faz por hábito e das emoções, das associações e da sedução comercial que o levam a fazer essas escolhas. Com o tempo, a atenção plena vai ajudá-lo a escolher e preparar comidas de maneira mais independente, criativa, hábil e alegre. Você vai descobrir que alimentos são realmente deliciosos. E você vai se tornar mais sensível aos efeitos de toda comida em seu corpo e sua mente. A atenção plena também torna mais reais e pessoais as informações que vou compartilhar sobre alimentos e nutrientes que curam o trauma. A concentração e a gratificação que vêm com a atenção plena vão, na verdade, aprimorar o poder curativo dos alimentos, ervas e temperos que você comer.

Você vai precisar de quinze minutos para esse experimento com atenção plena e sabor.

Comece pondo uma uva, um pedaço de banana ou de maçã, em um prato. Ao lado, coloque um pedaço de chocolate — de preferência, chocolate amargo, que tem mais nutrientes.

Agora, feche os olhos e faça a respiração do abdômen relaxado. Inspire pelo nariz e expire pela boca, com o abdômen solto e relaxado. Faça isso por dois ou três minutos. Sinta seu corpo e todos os músculos relaxarem a cada expiração. Note quando seus pensamentos, sentimentos e sensações emergirem. Deixe que venham e passem. Gentilmente, volte a prestar atenção em sua respiração. Você logo vai se sentir mais relaxado e alerta; mais capaz de usar efetivamente todos os seus sentidos e sua imaginação.

Agora, abra os olhos e olhe para o que está no prato. Perceba que pensamentos lhe ocorrem. Você se sente mais atraído pela fruta ou pelo chocolate? Surgem lembranças de momentos em que você consumiu um ou outro? Alguma preocupação a respeito do que você vê no prato — por exemplo, preconceitos antigos ou preferências pela "fruta saudável" ou pelo "chocolate pecaminoso"?

Agora, lentamente e com atenção plena, pegue o pedaço que mais o atrai. Segure-o entre os dedos... Sinta a textura... Coloque-o bem perto dos olhos para observar a superfície em detalhes... Sinta o cheiro... Encoste no rosto ou nos lábios... Perceba como é a sensação... Algum pensamento, memória ou emoção?

Então feche os olhos e ponha a fruta ou o pedaço chocolate na boca. Mas não morda. Qual é a sensação? O que está acontecendo na sua boca? Qual é o gosto e a textura? Role o pedaço com sua língua. Faça isso por um minuto ou dois. Lentamente.

Comece a mastigar muito lentamente, com cerca de um quinto ou um décimo da velocidade costumeira. Continue a mastigar por alguns minutos, lentos e interessados, e perceba todos os sabores, as texturas e os sons, os sentimentos e os pensamentos que emergem — a respeito do que está mastigando ou de qualquer outra coisa, no presente, no passado ou no futuro.

Engula lentamente, sentindo os pedaços completamente mastigados ou decompostos descendo no fundo da boca até a garganta. Mastigue até toda a fruta ou o chocolate terem desaparecido na boca.

Agora, abra os olhos e escreva em seu diário tudo o que aconteceu durante o experimento. Por que você escolheu um alimento e não o outro? Qual foi o cheiro, a sensação, a textura e o gosto? Os sabores mudaram ou continuaram iguais? Descreva todos os pensamentos e as lembranças que surgiram. Como foi a experiência como um todo? Foi diferente da maneira como você costuma comer e experimentar a comida? O que você aprendeu?

Os resultados costumam ser reveladores, às vezes impressionantes. De tempos em tempos vejo pessoas descobrindo que sentem pouco o gosto, ou nem mesmo apreciam ou estão conscientes da comida que estão ingerindo, e que comem depressa no dia a dia. Muitas pessoas traumatizadas tomam consciência da ansiedade que acelera a alimentação e impede que tenham todo o prazer da comida. Outras ficam maravilhadas com a alegria da experiência.

Sempre me lembro de um homem grande que se levantou em um dos nossos treinamentos no Haiti a fim de compartilhar sua experiência com um pedaço pequeno de banana. "Eu cresci em uma plantação de bananas", explicou ele. "Tínhamos 24 variedades de bananas na fazenda da nossa família. Comi bananas todos os dias da minha vida desde que era um bebê até agora, com sessenta anos. Como bananas no café da manhã, no almoço, no jantar e nos lanches entre as refeições. Mas eu nunca", disse ele, abrindo um amplo sorriso, "havia comido uma banana até agora".

Para garantir que vai entender o recado — e os principais benefícios — da alimentação com atenção plena, repita o experimento depois de um ou dois dias. Também separe um tempo para comer uma refeição completa com atenção plena, lentamente, em silêncio e sem distrações. Se estiver comendo acompanhado, convide as pessoas para fazerem o experimento com você.

Você vai começar a se libertar de velhos hábitos e da propaganda dos fabricantes de alimentos. Vai ler os rótulos das comidas processadas com consciência renovada, provavelmente descartando as que contêm muitos corantes, aromatizantes e conservantes. Vai começar a escolher alimentos que realmente tenham boa aparência, bom sabor e que façam bem.

No Eskenazi Health, o maior sistema hospitalar público de Indiana, treinamos trezentos funcionários seguindo o modelo de autocuidado que você está aprendendo aqui, e eles, por sua vez, treinaram outras centenas de pessoas. Depois, nos contaram, maravilhados, as mudanças que experimentaram por meio da alimentação com atenção plena. Sempre que volto lá, médicos, terapeutas e seguranças puxam o cós das calças para me mostrar como suas cinturas diminuíram. Contam que perderam dezenas de quilos, descobriram novas comidas, conseguiram diminuir ou abandonar o uso de remédios e sentiram sua energia renovada. Seus estômagos agora sinalizam que estão satisfeitos, e eles escutam. Ao fim da refeição, sentem paz. E o prazer e o sucesso da alimentação com atenção plena os encorajaram a persistir na prática da respiração do abdômen relaxado e de chacoalhar e dançar e a seguir um programa abrangente de autocuidado.

Antes de levarmos esse programa para o Eskenazi, os custos de saúde dos 4.500 funcionários desse sistema aumentavam 5% por ano; dois anos depois de adotarem nossa abordagem, eles cresceram apenas 1%.

Para isso, não foram necessários incentivos monetários ou reclamações. Só foi necessário oferecer as informações básicas que estão no próximo capítulo, além do compromisso com a consciência e a alimentação com atenção plena.

Como os funcionários do Eskenazi, você vai começar a usar a atenção plena em todos os aspectos de sua relação com a comida. A preparação dos alimentos provavelmente se tornará divertida, e você vai gostar de cortar e picar, ouvir o chiado dos refogados, escolher temperos que nunca usou e produzir novos equilíbrios de cor, sabor e textura.

Se você perceber que está comendo rápido, sem prestar atenção no sabor, não se recrimine. Acontece com todos. Respire profundamente por alguns momentos. Desacelere. Perceba o que fez você sair do ritmo da atenção plena — preocupação com o trabalho, uma conversa incômoda numa mesa vizinha, ou um tom de voz que o lembra de um trauma passado. Respire mais algumas vezes e volte à comida com um prazer amigável.

Às VEZES, a alimentação com atenção plena pode mudar seu mundo, assim como o que e o modo que você come, seu peso e seu nível de estresse.

Quando falo com crianças sobre suas experiências com habilidades mente-corpo, pergunto qual foi a favorita delas. Em 2015, pouco depois da guerra entre Israel e o Hamas, fiz essa pergunta a uma garota de oito anos que vivia em uma área da Gaza devastada pelos bombardeios. Ela olhou para mim, para ter certeza de que eu queria ouvi-la, então sorriu.

"Comer com atenção plena", respondeu ela.

"Por quê?", quis saber, surpreso e curioso. As crianças costumam preferir a respiração do abdômen relaxado, chacoalhar e dançar ou os desenhos.

"Porque, quando fizemos no nosso grupo", continuou ela, entusiasmada, "o dia em que eu comi foi delicioso. E depois, em casa, o gosto da comida da minha mãe ficou muito melhor. Então eu ensinei a toda a minha família".

Ela gesticulou quando disse a palavra "toda" e estendeu os braços para indicar que eram muitas pessoas.

"Eles também começaram a gostar mais da comida." Ela parou para tomar fôlego. "O melhor é que agora está tudo mais calmo. Depois da guerra, minha mãe estava sempre assustada, e meu pai, nervoso e com raiva. No jantar, era sempre como se estivesse acontecendo uma guerra. Mas, desde que começamos a comer com atenção plena, todo mundo come muuuuuito devagar e aproveita muito mais a comida. E estamos mais gentis uns com os outros. Não só no jantar. É por isso que eu gosto de comer com atenção plena."

10
A dieta de cura do trauma

Livros sobre trauma, mesmo o melhor deles, dizem pouco ou nada sobre o dano que o trauma e o estresse crônico causam ao trato digestivo e como isso agrava o efeito do trauma na mente, no cérebro e no corpo. Poucos terapeutas que trabalham com pessoas traumatizadas orientam sobre nutrição ou as encaminham para nutricionistas. Essas são omissões sérias, até mesmo perigosas.

O capítulo 2 falou dos danos causados pelo trauma.

Este vai explicar o que você precisa saber para reverter os danos e se curar. Ele preenche as lacunas.

Este é um capítulo fácil de ler e de aplicar, mas é longo, de longe o mais longo deste livro. Isso porque tudo que comemos — tudo mesmo — pode acelerar ou retardar a cura do trauma. Quero que você saiba quais alimentos são melhores para você, e por quê. Desse modo, quando você escolher seus alimentos e preparar suas refeições, ou pedi-las em um restaurante, você vai ter uma ideia clara do que é bom para você. Esse conhecimento vai aprimorar a qualidade de suas escolhas. Agindo assim, mobilizando a resposta placebo que vem com o autocuidado consciente, você otimizará o potencial curativo das comidas.

Antes de ler este capítulo, talvez valha a pena reler rapidamente o capítulo 2, "A biologia do trauma", para lembrar-se dos danos que o trauma causa na digestão e entender mais profundamente como a dieta de cura do trauma reverte esses danos.

Como a dieta funciona

A dieta de cura do trauma é planejada para diminuir significativamente o nível de estresse causado pelo trauma e para ajudar a reverter os danos que seu cérebro, seu intestino e todo o seu corpo podem ter sofrido. Ela vai melhorar sua digestão, acalmar sua mente, equilibrar seus neurotransmissores e aumentar a produção do fator neurotrófico derivado do cérebro.

Comer para curar o trauma vai reverter a inflamação que ele causou e alimentar seu microbioma.[1] Vai afastá-lo da dependência da *comfort food* que descrevi no segundo capítulo e vai ajudá-lo a perder o peso que talvez você tenha ganhado por comer quando estressado.[2] Vai melhorar o seu humor e o funcionamento de sua mente.[3] Vai diminuir a sua vulnerabilidade a lembranças de traumas passados e melhorar a sua resiliência diante de estresses do presente e do futuro. Manter uma dieta de cura do trauma é grande parte do cuidado necessário para prevenir doenças crônicas que costumam resultar do trauma.[4]

Se você se automedicou com *comfort food*, os primeiros dias de alimentação saudável podem ser difíceis. A abstinência talvez o deixe cansado e irritável.[5] Depois de cinco ou seis dias, porém, seu intestino vai estar mais calmo e sintomas de constipação ou diarreia devem começar a diminuir. Você vai estar mais concentrado e cheio de energia, menos ansioso e agitado, dormindo mais facilmente. Essas mudanças vão proporcionar o incentivo que você precisa para continuar comendo de uma maneira curativa.

As regras básicas da dieta de cura do trauma estão a seguir. Elas são simples. Pense nelas como orientações ou ingredientes de uma receita. Leia com calma. Digira o que leu. Releia as regras algumas vezes. Aproveite. Permita que elas nutram você.

E, se você sair da linha da cura do trauma e fizer algumas escolhas alimentares ruins, não perca tempo se recriminando. Faça algumas respirações do abdômen relaxado lenta e profundamente. Conscientize-se do motivo pelo qual fez essas escolhas. E, quando estiver pronto, recomece.

COMA ALIMENTOS INTEGRAIS

A comida processada perde nutrientes vitais e a maior parte das fibras nutritivas.[6] Ao mesmo tempo, ela é contaminada por substâncias tóxicas —

conservantes, aromatizantes e corantes — que seduzem seus olhos e suas papilas gustativas, prolongam o prazo de validade e aumentam o lucro dos fabricantes, além de comprometer sua saúde.

Por exemplo, o processo de refinar e clarear a farinha quebra as paredes celulares do grão de trigo e cria um carboidrato branco, acelular e poeirento que induz o estresse, demanda insulina e acumula gorduras.[7] (Não parece bom, não é mesmo?) A farinha refinada também pode interferir na leptina, um hormônio produzido por nossas células gordurosas que diz ao cérebro que estamos satisfeitos e que é hora de parar de comer.[8]

O resultado, como discutimos no segundo capítulo, são as calorias vazias da *comfort food*. Esse tipo de comida, como refrigerante e macarrão com queijo, nos enchem de açúcar, dopamina e serotonina, que produzem uma sensação boa e diminuem nosso cortisol. Mas logo elas se tornam comidas "desconfortáveis", pois aumentam o estresse, exaurem a dopamina e a serotonina, aumentam o cortisol e interferem na recuperação do trauma em nosso cérebro e nosso corpo.

Cada vez mais estudos mostram que dietas com alimentos integrais, em harmonia com nossa programação genética, podem reverter esse processo, diminuindo o estresse, prevenindo e tratando doenças crônicas e prolongando a vida.[9]

ADOTE DIETAS PRINCIPALMENTE SEM AMIDO

Há uma variedade impressionante e colorida de alimentos saudáveis com uma gama de sabores e texturas. Imagine cada um deles enquanto os enumero, talvez lembrando sua imagem, sua textura e seu gosto: vagem, tomate, folhas verdes, abóbora, cebola, ervilha torta, pepino, aspargos, alcachofra, brócolis, couve-flor, cogumelos.

Todos eles contêm antioxidantes, que compensam os efeitos do estresse, e fibras solúveis, que alimentam as bactérias boas do microbioma e estimulam bons movimentos peristálticos.[10] Também têm um índice glicêmico baixo, o que significa que eles são quebrados lentamente em açúcar para alimentar nossas células, diminuindo, e não aumentando, o fardo do estresse.[11]

Cada alimento tem ainda "fitonutrientes", ou nutrientes vegetais, com benefícios específicos para a cura do trauma.[12] Por exemplo, muitos cogumelos melhoram a resposta imune abalada pelo estresse, e vegetais crucíferos, como a couve-flor e o brócolis, melhoram o sistema de desintoxicação sobrecarregado do fígado.[13]

Diariamente, inclua em sua dieta 20% a 50% de vegetais sem amido — cozidos no vapor, salteados ou crus.

INCLUA VEGETAIS COM AMIDO

A batata-doce, um vegetal com amido rico em antioxidantes e fitonutrientes, é uma alternativa maravilhosa às batatas inglesas, ao macarrão e ao arroz. Os habitantes de Okinawa, cuja principal fonte de amido são as batatas-doces roxas, vivem muito mais tempo e são muito mais saudáveis do que os habitantes das demais ilhas japonesas, que consomem mais arroz.[14]

Milho e ervilhas — vegetais que costumam ser descartados como "puro amido" — são, na verdade, saudáveis e ricos em nutrientes.[15] O mesmo ocorre com as batatas inglesas — se você não as cozinhar demais e se as comer com sua casca nutritiva e rica em fibras.[16]

O principal problema da batata é seu preparo. Cozinhá-las demais (assadas ou em purês) retira seus nutrientes e aumenta o jorro de açúcar que elas proporcionam.

No entanto, se você esfriar as batatas logo após cozinhar, você obtém um amido mais resistente (mais difícil de digerir) que nutre o microbioma.

Batata frita e chips de batata contêm óleo ômega-6, que, em grande quantidade, contribui para a inflamação.[17] Fritar também produz acrilamida, um cancerígeno.[18] Se você realmente quer comer algumas batatas fritas ou em chips, escolha porções pequenas e coma devagar, com atenção plena, apreciando do começo ao fim. Aprendi isso com um dos últimos presidentes americanos, e alguns amigos meus aprenderam comigo.

Batatas cruas e crocantes podem ser deliciosas e dão a sensação de saciedade. Você pode ralar as batatas, temperar com limão, sal, pimenta, ervas e especiarias, e incluí-las em uma salada.

FRUTAS

As frutas são ricas em açúcares, mas elas fazem bem para a mente e para o intestino se forem ingeridas em quantidades moderadas. As frutas contêm uma ampla variedade de fitonutrientes que ajudam a reverter o estresse oxidativo e a inflamação provocada pelo trauma.[19] Eu prefiro frutas vermelhas, em particular mirtilos, que são um superalimento para as bactérias benéficas de nosso microbioma.[20]

Como as frutas são cheias de açúcar, recomendo ingerir sucos com moderação — trinta a sessenta mililitros para duzentos ou trezentos de água — e comer apenas pequenas porções de frutas secas, que têm alta concentração de açúcares: alguns damascos, tâmaras ou figos podem ser consumidos como um doce especial. Você também pode usar frutas e castanhas para variar o sabor de saladas e de qualquer tipo de proteína.

GRÃOS

Os grãos têm um papel importante na alimentação da população do planeta. Porém, eles podem ser um problema, especialmente quando seu intestino está sobrecarregado pelo trauma ou pelo estresse prolongado.[21]

Faz sentido: grãos de todos os tipos foram introduzidos há 13 mil anos na dieta dos humanos, que existem há um milhão de anos, e não estamos bem adaptados a eles. Os grãos ricos em glúten — a combinação de proteínas que faz o pão ter a flexibilidade que os padeiros valorizam e a textura crocante que os clientes apreciam — são os mais problemáticos. Especialmente o trigo, que foi desenvolvido para ser rico em glúten e está presente não apenas em pães e bolos, mas é um ingrediente invisível de muitas comidas processadas.

Pessoas que sofrem de doença celíaca — cerca de 1% de nós — apresentam uma reação imune ao glúten forte e prejudicial.[22] Quando alguém com doença celíaca come uma pequena quantidade de glúten, possivelmente vai sofrer de gases, constipação ou diarreia, além de dores abdominais. Se você estiver com esses sintomas, peça a seu médico para testá-lo para doença celíaca. Ela pode ser diagnosticada de maneira segura por meio de exame sanguíneo ou biópsia do intestino delgado.

Mas não são só os celíacos que são extremamente sensíveis ao glúten. É possível que 6% dos americanos tenha sensibilidade ao glúten não celíaca (SGNC), uma resposta imune intestinal não identificável pela biópsia.[23] As citocinas, moléculas imunológicas cuja liberação é estimulada pela SGNC, causam sintomas intestinais similares à doença celíaca. Elas também prejudicam a parede intestinal.[24] Partículas de glúten podem então entrar na corrente sanguínea, promovendo reações inflamatórias em todo o corpo, inclusive no cérebro, onde podem produzir depressão, ansiedade e perda da função cognitiva.

O glúten também pode multiplicar os efeitos prejudiciais do estresse no intestino de pessoas que não têm a doenças celíaca ou a SGNC. Em pessoas traumatizadas que consomem glúten, ele pode passar através das paredes intestinais, que altos níveis de estresse deixaram "esburacadas", e aumentar a inflamação em todo o corpo, inclusive no cérebro.[25]

Resumindo: evite glúten quando estiver se esforçando para reverter um trauma e diminuir o estresse. Pelo menos por alguns meses.

Muitas pessoas traumatizadas que param de comer glúten — mesmo que não tenham sintomas digestivos — descobrem que se sentem com mais energia, pensam com mais clareza e são mais felizes. Se, depois de alguns meses sem glúten você quiser voltar a comê-lo, preste atenção no resultado. Se você se sentir bem depois de duas fatias de pão ou um prato de macarrão, é provável que você possa comer com segurança alimentos com glúten, desde que com moderação. Se sentir cansaço ou angústia, se suas articulações doerem, seus tornozelos ou qualquer outra parte do corpo incharem, peça ao médico para fazer um teste de sensibilidade ao glúten.

Se você precisar abrir mão do glúten, não desanime. Existem muitos grãos sem glúten e alimentos semelhantes a grãos que você pode comer; alimentos saborosos que são consumidos há muito tempo por comunidades tradicionais, como amaranto, trigo sarraceno, arroz selvagem e quinoa, além do arroz integral e branco. Existe uma vasta gama de opções sem glúten disponível, incluindo massas, pães e crosta de pizza, que são realmente muito boas. Aveia certificada como sem glúten também pode ser usada para fazer pão ou granola.

ALIMENTOS ORGÂNICOS

É certo que os alimentos orgânicos são mais benéficos. Diversos estudos mostraram que uma dieta com alimentos orgânicos é menos cancerígena.[26]

E muitos dos pesticidas e herbicidas que costumam ser usados em plantações podem ser prejudiciais para nossos cérebros, nosso humor e nossa cognição.[27]

No entanto, frutas, legumes e grãos orgânicos podem ser caros. Você pode fazer seu orçamento para comida render e ao mesmo tempo diminuir os riscos para a saúde se usar as orientações preparadas pelo Grupo de Trabalho Ambiental (EWG, na sigla em inglês). O EWG recomenda enfaticamente que você concentre seu orçamento para comprar alimentos orgânicos nos "doze sujos", expandidos para o que podemos chamar de "quinze imundos": as frutas e os legumes que costumam receber mais pesticidas.[28] Por outro lado, você pode comer com segurança versões não orgânicas dos "quinze limpos", as frutas e os vegetais menos carregados de substâncias tóxicas. Abaixo, segue a lista do EWG.

Talvez você queira fazer uma cópia dela para deixar na bolsa ou na carteira ou tirar uma foto para tê-la à mão no celular.

QUINZE MAIS LIMPOS (RECEBEM MENOS PESTICIDAS)	QUINZE MENOS LIMPOS (RECEBEM MAIS PESTICIDAS)
Abacate	Maçã
Milho	Morango
Abacaxi	Uva
Repolho	Aipo
Ervilha (congelada)	Pêssego
Cebola	Espinafre
Aspargo	Pimentão
Manga	Nectarina
Kiwi	Pepino
Beringela	Tomate cereja
Toranja	Ervilha torta
Melão	Batata
Couve-flor	Pimenta
Batata-doce	Mirtilo
Mamão	Alface

Mude suas prioridades proteicas

PROTEÍNA VEGETAL

Transforme o feijão e outras leguminosas, como lentilha, grão-de-bico e soja, em parte fundamental de sua dieta.[29] É isso o que ocorre em muitas sociedades tradicionais. Leguminosas têm baixo índice glicêmico, são ricas em vitaminas e minerais e contêm muita fibra. Se elas descansarem na água da noite para o dia e forem preparadas com sal, cominho e gengibre, ficam mais fáceis de digerir. Acrescente cebola e alho refogados, como os indianos costumam fazer, e elas vão ficar ainda mais saborosas e saudáveis.

Sementes e castanhas também são fontes excelentes de proteínas, além de ricas em gorduras necessárias para a saúde do cérebro (sobre as quais falarei à frente). A noz, a pecã, a castanha-do-pará e as amêndoas, assim como o gergelim e as sementes de abóbora e de girassol, são especialmente nutritivas. Cada uma delas tem uma virtude nutricional: as nozes são ricas em ômega-3, a castanha-do-pará em selênio, as sementes de abóbora em zinco etc.[30] Você pode combiná-las livremente e usá-las com frequência. São acompanhamentos saudáveis e saborosos para frutas, legumes e pratos com proteína animal.

PEIXE: SEU MELHOR AMIGO NO MUNDO DA PROTEÍNA ANIMAL

Os peixes são ricos em ômega-3, ácidos graxos anti-inflamatórios que deixam as membranas das células cerebrais mais flexíveis, otimizam a transmissão de sinais elétricos entre as células, aumentam a resiliência e melhoram o humor.[31] Quanto mais uma população come peixes, menor a probabilidade de haver casos de depressão. Uma experiência tocante mostrou que o ômega-3, abundante nos peixes, reduz significativamente o estresse depois de acontecimentos traumáticos.[32]

Peixes pequenos costumam ter menos mercúrio e outros metais pesados, que são tóxicos para o cérebro e podem inibir a cura do trauma.[33] Anchovas, sardinhas e arenque são as melhores apostas. Outras boas opções são salmão, cavala, bacalhau e truta arco-íris.

Frutos do mar, como camarão, mexilhão, amêijoa e ostra, são ótimas fontes de proteína, vitamina B12 e minerais, como magnésio e zinco, benéficos para a saúde cerebral.[34] Os mexilhões, cujo sabor e benefício para a saúde são subestimados, têm a vantagem de serem um pouco mais baratos.

OVOS

Os ovos têm uma má reputação antiga e injusta. Acontece que o colesterol contido neles — e, em geral, todo o colesterol da dieta — dificilmente será um fator de risco para doenças cardíacas. Por outro lado, os ovos são uma fonte excelente de nutrientes e dos aminoácidos que são os blocos de construção das proteínas de nosso corpo.[35]

Se você puder gastar um pouco mais, compre ovos "caipiras" — provenientes de galinhas que podem circular livremente e não ingerem os grãos, os hormônios e os antibióticos que costumam ser dados para as galinhas de granja. Há também selos de bem-estar animal, como "Certified Humane Brasil", "IBD", "Produto orgânico Brasil".

Você também pode criar suas próprias galinhas, como eu fiz por dez anos. Seus ovos são deliciosos e proporcionam uma experiência completamente diferente de qualquer ovo comprado. É realmente recompensador procurar, encontrar e comer os ovos que suas galinhas escondem, e rende boas risadas descobrir os modos particulares e curiosos de cada uma. Sem contar o exercício meio atrapalhado de enxotá-las de casa à noite.

CARNE

Quando podiam, nossos ancestrais caçadores-coletores comiam carne.[36] Era carne de caça (os animais não foram domesticados até quinze mil anos trás). Era magra (animais selvagens estão sempre se movendo) e, é claro, livre de hormônios, substâncias químicas e antibióticos que engordam e contaminam os porcos, as vacas, as ovelhas e as galinhas das criações confinadas de hoje em dia.

A proporção de gordura dos animais selvagens estava em harmonia com a nossa programação genética e a boa saúde: aproximadamente uma relação de 3 para 1 entre os ácidos graxos ômega-6, inflamatórios, e ômega-3s, anti-inflamatórios, enquanto a proporção no gado atual chega a perigosos 10 para 1.[37] A carne moderna também contém gorduras saturadas que violam nossa programação genética e alimentam as bactérias ruins de nosso intestino, produzindo toxinas que tornam as paredes intestinais porosas e aumentam significativamente o estresse que já sofremos.[38]

Se você come carne bovina, suína ou caprina, ela deve provir de animais alimentados com capim ou orgânicos; e as galinhas devem ser livres. Essa carne vai ter muito menos gordura e a relação entre ômega-6 e ômega-3 vai ser muito mais próxima daquela com a qual estamos geneticamente programados para lidar. E vai estar livre de substâncias químicas, antibióticos e hormônios, os quais, é claro, são tóxicos para nós e para os animais.[39] Além disso, se os animais estiverem livres para circular e forem mortos de maneira rápida e humanizada, a carne deles não vai multiplicar seu estresse com as enormes doses de hormônio de estresse que os animais desprendem antes de morrer.[40]

Em vez de fazer da carne um hábito, transforme seu consumo em um regalo. Diminuir o consumo de carne vai melhorar o equilíbrio e a saúde de seu microbioma, diminuir a carga corporal de ômega-6, inflamatório, e contribuir para seu bem-estar geral. Menor ingestão de carne tem sido relacionada com uma diminuição da incidência de uma variedade de condições crônicas, como depressão, doenças cardíacas, câncer e diabetes.

É provável que, assim, você aprecie muito mais a carne que comer. E, se você decidir parar de vez de comer carne, pode obter a proteína que precisa de leguminosas, castanhas e sementes, assim como de ovos e laticínios.

GORDURAS

Se você escolher de maneira inteligente as gorduras e os óleos, eles podem ser aliados poderosos na cura do trauma. Eu uso azeite de oliva, uma gordura monoinsaturada saudável, para cozinhar e em saladas. É uma das bases da dieta mediterrânea e tem se provado repetidamente um auxiliar na prevenção da depressão, da inflamação, das doenças cardíacas e de derrames.[41] O azeite extravirgem — extraído da primeira prensagem a frio das azeitonas — oferece ótimos benefícios e a melhor proteção à saúde.[42] Também pode ser usado como um substituto da manteiga.

Outros óleos saudáveis são o óleo de coco — uma gordura saturada[43] —, o óleo de nozes, o óleo de abacate e o óleo de gergelim,[44] que tem um toque tostado muito interessante e pode ser usado em pequenas quantidades, sozinho ou misturado a outros óleos.

Outros óleos vegetais, como o de milho, de soja, de algodão, de cártamo e de canola — que costumam ser usados em chips, biscoitos doces e salgados industrializados —, são vendidos como se fossem saudáveis para cozinhar e temperar saladas. Mas não são. Na verdade, eles são ricos em ômega-6, que agrava a inflamação produzida pelo trauma.[45] Quando usados em alimentos prontos assados, costumam ser hidrogenados — isto é, acrescenta-se a eles um átomo de hidrogênio — para evitar que a comida estrague. Com isso, eles se transformam em gordura trans, que é claramente prejudicial à saúde. Estudo científicos mostraram que as gorduras trans contribuem para a depressão e a perda de memória, assim como para doenças cardíacas, pressão alta e diabetes.[46]

LEITE E LATICÍNIOS

A indústria dos laticínios — mas não só ela — nos diz que o leite é um "alimento perfeito". Com certeza, o leite materno é perfeito para os bebês, mas o leite animal para adultos é outra história, principalmente para descendentes de povos asiáticos e africanos que costumam ser intolerantes à lactose (o açúcar do leite) e podem desenvolver uma dificuldade severa de digerir leite e produtos lácteos.[47]

Além disso, a interação entre a lactose e o nosso microbioma produz subprodutos que podem perturbar o intestino.[48] Quando estamos estressados ou o intestino estiver poroso, esses subprodutos podem entrar na corrente sanguínea e causar reações inflamatórias no cérebro, agravando o dano do trauma.[49]

Algumas pessoas bebem leite e comem queijo sem sofrer efeitos adversos. Ainda assim, se você tiver passado por um trauma ou estiver muito estressado, eu ficaria longe ou diminuiria o consumo de leite e derivados por alguns meses. Então, quando o nível de estresse estiver mais baixo, você pode reintroduzi-los, começando pelo iogurte, que é rico em bactérias benéficas (das famílias *lactobacillus* e *bifidus*) que melhoram a digestão.[50] Se não ocorrerem problemas — sintomas gastrointestinais, dor de cabeça ou sensação de confusão mental —, faça um teste com seu queijo favorito ou, se você ainda amar e sentir falta, tome um copo de leite integral de vez em quando, que é mais saudável do que o leite desnatado.

FIBRAS E ALIMENTOS FERMENTADOS

Fibras e alimentos fermentados, prebióticos e probióticos, são aliados poderosos para a cura do trauma.

Comecemos pelas fibras. Há dois tipos delas: solúveis e insolúveis. As fibras insolúveis são encontradas no farelo que reveste grãos, castanhas, sementes e feijões e na casca de diversas frutas e legumes. As fibras insolúveis percorrem o intestino sem serem digeridas, mas absorvem a água e dão volume às fezes.[51]

As fibras solúveis, que também dão volume às fezes, estão presentes nos vegetais com e sem amido, assim como em frutas, leguminosas, sementes e castanhas. Esses alimentos são prebióticos — isto é, promovem o crescimento das bactérias benéficas do microbioma.[52]

Quando pensamos em fibras, vale a pena nos compararmos novamente com nossos ancestrais caçadores-coletores e com nossos contemporâneos irmãos e irmãs indígenas. A dieta consumida por eles de vegetais, sementes e caça contém 70g ou 80g, ou mesmo 100g de fibra por dia — o equivalente a uma porção um pouco maior que uma bola de tênis.[53]

A *comfort food* que às vezes escolhemos quando estamos estressados e que, na verdade, formam o padrão da dieta do norte-americano — alimentos altamente processados — tem apenas 10g a 15g de fibra, pouco mais do que uma bola de pingue-pongue. Mesmo quando nosso nível de estresse é mínimo, essa deficiência de fibra nos torna vulneráveis a doenças. Quando sofremos traumas, baixo consumo de fibras pode significar grande perigo, porque nos tornamos menos capazes de lidar com o estresse e mais suscetíveis a doenças crônicas.[54]

Probióticos são bactérias benéficas ao nosso microbioma.[55] Podem sem consumidos na comida ou como suplementos. Os probióticos funcionam em sinergia com as fibras, restaurando o equilíbrio saudável de nosso microbioma, diminuindo a inflamação intestinal causada pelo estresse e ajudando a consertar vazamentos em nosso intestino. Os probióticos mandam mensagens ao nosso cérebro por meio do nervo vago, modulando a resposta ao estresse, diminuindo a ansiedade e, ao menos em experimentos com animais, aumentando o nível do fator neurotrófico derivado do cérebro no hipocampo.[56]

Alimentos fermentados funcionam como probióticos. Entre eles estão o chucrute, o kimchi, o missô, o iogurte e o kefir, uma bebida fermentada à base de leite.[57] Na verdade, todo legume, feijão ou fruta fermentados são probióticos; confira no rótulo se eles contêm bactérias "vivas", que vão aumentar a quantidade de bactérias benéficas que já existem naturalmente no microbioma. Provou-se repetidamente que probióticos melhoram o humor de pessoas deprimidas e reduzem a ansiedade das que estão sob estresse.

Os prebióticos contêm fibras vegetais que nutrem as bactérias benéficas do microbioma. Cebola, alho, aspargo e alcachofra-de-jerusalém (tupinambo) são particularmente ricos em prebióticos. Como os prebióticos aumentam de maneira significativa a população de probióticos no microbioma, é provável que tenham os mesmos efeitos benéficos dos probióticos.

Além de ingerir alimentos ricos em fibras, prebióticos e probióticos, recomendo tomar no café da manhã vitaminas batidas ricas em fibras e suplementação com probióticos.

Você pode variar toda manhã os ingredientes da vitamina de fruta e legumes. Gosto de começar com um terço de água para dois terços de leite de soja, mas os leites de amêndoas, cânhamo, caju e arroz também são boas opções. Então acrescento mirtilos, morangos e framboesas, que são ricos em antioxidantes;[58] pepino, aipo, cenoura e abacate e, ocasionalmente, outras frutas e legumes; além de nozes e castanhas. Acrescento duas a três colheres de sopa de sementes ricas em fibras e em ômega-3, preferencialmente chia, mas linhaça e sementes de cânhamo também servem. Um liquidificador barato costuma dar conta do trabalho. Um a dois copos de trezentos mililitros de batida proporcionam um início de dia delicioso, saudável e estimulante para o intestino e costumam matar a fome.

Quando você começar a lidar com traumas ou estresses antigos, sugiro que você tome uma cápsula de probióticos duas vezes ao dia por alguns meses. Cada cápsula deve conter bilhões de lactobacilos e bifidobactérias. Converse com um nutricionista sobre as opções que você pode encontrar na farmácia.

ADOÇANTES

O açúcar que acrescentamos na comida ou o açúcar fornecido pelos alimentos processados são os principais culpados dos danos das *comfort foods* e da dieta norte-americana padrão. Como expliquei, o açúcar aumenta brevemente os níveis de energia, antes de exauri-lo.[59] Além disso, é viciante, pois estimula a produção de opioides endógenos. Quando estamos deprimidos, ele produz uma sensação fugaz de bem-estar, mas logo leva a uma queda emocional. Em estudos com animais, o açúcar se mostrou mais viciante que a cocaína.[60]

O açúcar causa diretamente o ganho de peso e promove a resistência à leptina, o que por sua vez nos impede de perceber que comemos o suficiente.[61] O açúcar aumenta o colesterol e os triglicerídeos e estimula o crescimento de bactérias nocivas e indutoras do estresse em nosso microbioma.[62]

A quantidade excessiva de açúcar que o norte-americano médio consome — dezenove colheres de sopa por dia, quase trinta quilos por ano — exacerba continuamente a resposta ao estresse e contribui para todas as principais doenças crônicas, como diabetes tipo 2, doenças cardíacas, derrame, câncer e depressão.[63]

Quando o açúcar é o natural de frutas e raízes, os efeitos prejudiciais são todos mitigados pelo alto teor de fibras e nutrientes.[64] Quando ele é acrescido à mesa, no preparo ou, de maneira mais preocupante e menos óbvia, em quase toda a variedade infinita de comidas processadas, ele se torna uma droga perigosa, prejudicial à saúde e indutora do estresse.[65]

Se você come comidas processadas, confira com cuidado o rótulo. Evite produtos em que glicose, dextrose, sacarose, xarope de malte de arroz ou frutose foram acrescentados; são todas formas de açúcar.

O xarope de milho rico em frutose (HFCS, na sigla em inglês), amplamente utilizado em alimentos processados, incluindo refrigerantes, e mencionado nos rótulos, é particularmente destrutivo. Quando isolada e concentrada em HFCS, a frutose é metabolizada de maneira diferente do que ocorre quando oriunda das frutas, em que é combinada com a glicose. Não há fibra para retardar a absorção do HFCS; mais importante, o HFCS vai diretamente para o fígado, onde é convertido em gordura.[66]

Quando você limpar sua dieta, provavelmente vai descobrir que seu desejo por doces diminuirá. O HFCS talvez pareça enjoativo ou nauseante.

Resumindo: evite açúcar adicionado e fique definitivamente longe de refrigerantes e outros alimentos que contenham HFCS.

Adoçantes artificiais, entre eles a sacarin, o aspartame e a sucralose, são substitutos ruins do açúcar. Cada um é tóxico à sua maneira, e todos nos fazem ansiar por mais doces. Vários estudos mostraram que pessoas que usam adoçantes artificiais regularmente acabam consumindo mais calorias do que aquelas que usam açúcar; elas ganham mais peso e podem danificar seu microbioma.[67]

Um pouco de açúcar natural ajuda bastante. O mel não filtrado e não aquecido, o xarope de bordo e o melaço escuro mantêm seus nutrientes.[68] Use-os em pequenas quantidades. À medida que você limpar sua dieta, suas papilas gustativas vão ficar mais sensíveis, e uma colher de chá no café, no chá ou no cereal já deve bastar.

Sempre me perguntam sobre a estévia, uma folha adoçante. Não há toxicidade óbvia, mas há pouca pesquisa sobre ela.[69] No entanto, sua extrema doçura (até trezentas vezes mais doce que o açúcar) pode levar ao mesmo desejo por doce dos adoçantes artificiais.

Suplementos para alívio do estresse

Há muitos anos, tenho recomendado suplementos multivitamínicos e multiminerais concentrados para pessoas traumatizadas e estressadas. A cada ano, as evidências de sua eficácia terapêutica melhoram.[70] Faz sentido. Quando estamos estressados, a demanda do corpo por diversos nutrientes aumenta. A necessidade de vitaminas do complexo B, como ácido fólico, B6 e B12, aumenta dramaticamente.[71] No entanto, uma vez que os nutrientes trabalham em conjunto, uma deficiência leve de determinado nutriente induzida pelo estresse pode inibir a eficácia de outros nutrientes.

Recentemente, pesquisadores da Nova Zelândia e seus colegas ao redor do mundo publicaram artigos importantes, mas pouco conhecidos, confirmando que uma combinação de multivitamínicos e multiminerais pode tratar com sucesso muitos dos sintomas mais debilitantes do trauma. Chamaram de EMPowerplus a combinação que usaram em pessoas gravemente afetadas por um terremoto. Entre os benefícios encontrados estão a melhoria do sono e a diminuição significativa do estresse e de memórias dolorosas e invasivas. Aqueles que tomaram EMPowerplus também tiveram melhor humor e mais energia do que o grupo de controle que tomou placebo. Não houve efeitos colaterais negativos.[72]

Esses estudos são bons o suficiente para eu recomendar o EMPowerplus ou suplementos multivitamínicos e multiminerais semelhantes, de preferência um pouco mais concentrados, para pessoas traumatizadas ou sob forte estresse. Na próxima tabela, para informação e comparação com outros suplementos que você queira comprar, está a composição do EMPowerplus.

Ingredientes do EMPowerplus

Outra pesquisa me leva a recomendar doses significativamente mais altas de algumas vitaminas e minerais presentes no EMPowerplus, bem como alguns suplementos adicionais. A seguir, uma lista deles, com resumos da pesquisa demonstrando sua eficácia e uma faixa de dosagens. Se você for uma pessoa corpulenta (70kg a 120kg), oriente-se pelo número mais alto; se você pesar menos, tome a dose mais baixa.

INGREDIENTE	QUANTIDADE	PERCENTUAL DA NECESSIDADE DIÁRIA
Vitamina A	768 IU	16
Vitamina C	80 mg	134
Vitamina D	192 IU	48
Vitamina E	2,4 mg	160
Tiamina	2,4 mg	160
Riboflavina	1,8 mg	106
Niacina	12 mg	60
Vitamina B6	4.8 mg	240
Ácido fólico	192 ug	48
Vitamina B12	120 ug	2.000
Biotina	144 ug	48
Ácido pantotênico	2,8 mg	29
Cálcio	176 mg	18
Ferro	1,8 mg	10
Fósforo	112 mg	11
Iodo	27,2 ug	18
Magnésio	80 mg	20
Zinco	6,4 mg	43
Selênio	27,2 ug	38
Cobre	0,96 mg	48
Manganês	1,28 mg	65
Cromo	83,2 mg	70
Molibdênio	19,2 ug	27
Potássio	32 mg	1

Complemento ao EMPowerplus

Vitamina D. Cerca de 50% a 60% dos americanos sofre de deficiência dessa vitamina (na verdade um hormônio),[73] que é produzida quando os raios solares agem sobre o ergosterol (uma forma de colesterol) presente em nossos corpos. A vitamina D é extremamente importante para a produção de neurotransmissores, como serotonina e dopamina, e para a regulação imunológica. A deficiência dela tem sido repetidamente correlacionada a desordens depressivas graves.[74]

A quantidade de vitamina D no EMPowerplus me parece muito pequena para ajudar a maior parte dos americanos a lidar com o trauma. Hoje a dosagem dessa vitamina faz parte dos exames laboratoriais de rotina. Descubra qual o nível no seu sangue. Se for normal — 50 a 75 nanogramas por mililitro —, tome 2 mil unidades internacionais (UI) por dia. Se for baixo, tome 5 mil UI diariamente.[75] Refaça o exame depois de três meses e consulte um médico se você tiver preocupações. E passe mais tempo ao ar livre.

O **zinco**, que é muito importante para diversas reações biológicas, bloqueia a receptação de dopamina, como fazem alguns antidepressivos farmacêuticos.[76] Ele também ajuda a produção do fator neurotrófico derivado do cérebro.[77] Tome 50mg por dia além da quantidade indicada no EMPowerplus.

Descobriu-se que o **selênio** diminui a incidência e a gravidade do TEPT em pessoas traumatizadas.[78] Ele também diminui o estresse oxidativo e age de diversas maneiras para desacelerar o acúmulo de gordura abdominal.[79] Acrescente 100ug (microgramas) à dose diária do EMPowerplus.

Outros suplementos que podem melhorar a recuperação do trauma

Ácidos graxos ômega-3, sobre os quais já falei, melhoram a transmissão dos sinais neuronais e aumentam o fator neurotrófico derivado do cérebro.[80] Tem se demonstrado repetidamente os efeitos antidepressivos e anti-inflamatórios significativos.[81] Recomendo 2g a 4g por dia de uma mistura de ácido docosa-hexaenoico (DHA) e ácido eicosapentaenoico (EPA). Algumas pesquisas sugerem que uma quantidade maior de EPA pode ser mais eficaz contra a depressão,[82] então vale a pena olhar os números no rótulo.

É mais fácil obter ômega-3 suplementar em cápsulas de óleo de peixe, mas tenha certeza de que elas atendam aos padrões europeus, que garantem a ausência de metais pesados e substâncias tóxicas. Outra fonte é o suplemento de óleo de linhaça.

A **cúrcuma**, um tempero amarelo onipresente na culinária indiana, contém curcumina e outros ingredientes ativos. Foi demonstrado que ela evita a consolidação da "memória do medo", que nos assola quando sofremos traumas. A curcumina também é um poderoso anti-inflamatório e antioxidante.[83] A cúrcuma pode virar um ingrediente básico em sua cozinha, como na dos indianos, ou você pode ingerir em cápsulas de 1.000mg a 2.000mg, duas vezes ao dia. Adicione um pouco de pimenta do reino para melhorar a absorção.[84]

A **fosfatidilserina** está naturalmente presente em muitos alimentos, como feijão branco, soja e repolho. Mas, depois de um trauma, a quantidade consumida pode não ser suficiente. A fosfatidilserina diminui a hiperatividade do eixo hipotálamo-hipófise-adrenal, que, como você provavelmente se lembra, governa a resposta de luta ou fuga e a resposta ao estresse.[85] Também pode aumentar a memória e melhorar as habilidades cognitivas em pessoas mais velhas. A fosfatidilserina em comprimidos costuma ser isolada do repolho. Tome 100mg três vezes ao dia.

E TAMBÉM

Pesquisas indicam que os suplementos a seguir também podem ser benéficos. No entanto, podem ter efeitos colaterais. Eu os introduziria apenas depois da adaptação à dieta básica de cura do trauma, e um de cada vez. Fique atento aos possíveis efeitos colaterais negativos, como agitação ou sonolência durante o dia, assim como aos efeitos positivos. Depois de tomar uma semana e perceber os efeitos de um desses suplementos, você pode decidir se continua ou não o uso. Então, se você sentir necessidade ou se fizer sentido, pode introduzir outro.

A **melatonina** pode ser bastante útil para lidar com os problemas do sono que costumam acompanhar o trauma e o estresse crônico. Ela é produzida pela glândula pineal, uma parte do cérebro localizada atrás do ponto entre as sobrancelhas. Ela regula o ciclo circadiano, que nos faz acordar e dormir todo dia.[86] Uma dose de 3mg a 5mg todo dia cerca de uma hora antes de deitar deve ser suficiente. Se você se sentir cansado ou como se estivesse de ressaca pela manhã (o que acontece com algumas pessoas), diminua para 1mg. Se ainda se sentir meio tonto, pare de tomar.

O **extrato de passiflora** pode ser extremamente útil para reduzir altos níveis de ansiedade e ajudar o sono sem os efeitos colaterais ou o potencial de dependência dos medicamentos ansiolíticos farmacológicos, como benzodiazepínicos e soníferos.[87] Tome 15 a 20 gotas de manhã, no início da noite e ao deitar.

A **Rhodiola rosea** é usada há muito tempo por curadores indígenas como um tônico contra a exaustão mental e fraqueza física. Também conhecida como raiz de ouro, ela cresce nas regiões árticas da Europa, da Ásia e da América do Norte. Recentemente, pesquisadores provaram seus benefícios no combate à depressão e à fadiga relacionada ao estresse.[88] Se você está se sentindo com pouca energia ou deprimido, a rhodiola pode ser uma opção. Os possíveis efeitos colaterais são irritabilidade e dores de cabeça. Tome 100mg a 300mg duas vezes ao dia.

Que tal?

Para concluir este capítulo, termino com algumas orientações sobre possíveis efeitos benéficos e perigos — seja na cura ou no agravamento do trauma — de substâncias que você talvez aprecie, deseja usar ou já usa.

Os **chás preto e verde** contêm cafeína, que pode lhe dar ânimo quando sua energia estiver baixa.[89] O chá preto, que é fermentado, tem níveis mais altos de cafeína: 60mg a 90mg por xícara, contra 35mg a 70mg do chá verde. Ambos, mas especialmente o chá verde, têm outras virtudes: um composto denominado epigalocatequina-galato (EGCG), que ajuda a regular o açúcar no sangue; e teanina, um aminoácido que, segundo pesquisas, aumenta a concentração e a criatividade e reduz a ansiedade.[90] A maioria de nós pode beber sem problemas, todos os dias, várias xícaras desses chás estimulantes para reduzir o estresse.

Café. A história do café, nossa bebida mais popular, ainda está sendo contada. Por anos, ele foi demonizado por contribuir significativamente para a ansiedade, a hipertensão, doenças cardíacas e câncer. O pêndulo científico agora está inclinando para o outro lado.[91] Para muitos de nós, os benefícios do café, que contém teores muito altos de prolifenóis antioxidantes e de cafeína, que é estimulante e energizante (cerca de 95mg por xícara de 200 mililitros), compensam seus perigos potenciais.[92]

Nos últimos anos, pesquisas sobre a taxa de metabolização do café têm ajudado a esclarecer um pouco dessa confusão.[93] As pessoas que eliminam o café do sistema rapidamente — chamadas de "metabolizadoras rápidas" — provavelmente se beneficiam de beber café. Se você é uma dessas pessoas, vai sentir os efeitos do café na redução do estresse e no aumento da energia. Se você for um metabolizador lento, teores altos de cafeína vão permanecer no seu corpo e os efeitos energéticos provavelmente vão ser superados pela ansiedade e pela agitação. Experimente tomar quantidades menores de café ou evitá-lo.

O **álcool**, como as *comfort foods*, é uma solução passageira para o trauma com consequências duradouras.[94]

Já descrevi que, quando o trauma é avassalador, nosso cérebro produz endorfinas que nos distanciam da dor e a entorpecem. Quando, depois de um tempo, nossos níveis de endorfina pós-traumáticos atingem o mínimo, experimentamos sintomas de abstinência, como ansiedade e agitação, e é possível que lembranças de nossa impotência nos atormentem. Então, podemos recorrer ao álcool para aumentar nossas endorfinas, inibir a memória de eventos traumáticos e manter distância de nossa dor emocional. Quando o estresse é crônico, o álcool também pode parecer uma solução viável. Ele pode melhorar temporariamente o humor e acalmar a ansiedade.

O problema mais imediato é que, além de aumentar as endorfinas, o álcool também inibe áreas do córtex pré-frontal que ajudam no julgamento e na compaixão,[95] o que torna mais fácil que ajamos de maneira impulsiva e agressiva. O soldado que volta para casa e bebe para expulsar os demônios do combate traumático acaba agredindo a pessoa que esbarra nele por acidente; o civil, oprimido pela batalha financeira e por memórias do abuso infantil, desconta em sua esposa e em seus filhos.

Com o tempo, surgem outros problemas. O consumo crônico e intenso de álcool cobra um preço significativo do trato gastrointestinal.[96] Inibe a desintoxicação do fígado, perturba o equilíbrio do microbioma, aumenta a porosidade do intestino e os níveis de estresse que a bebida deveria diminuir. E, claro, com suas calorias vazias, pode contribuir bastante para o ganho de peso.[97]

Uma cerveja de noite, ou uma taça de vinho, pode ser relaxante e seguro para a maioria de nós. Se você começar a beber mais ou estiver cada vez mais dependente de uma bebida, saiba que você está indo na direção errada. É hora de diminuir ou abandonar o álcool. Se mesmo uma pequena quantidade deixar você mais agressivo, o consumo é contraindicado. E lembre-se, se você tem bebido muito, ao parar pode sentir os sintomas de abstinência, como uma enxurrada de sentimentos estressantes, depressão e memórias terríveis do trauma.

Se o álcool estiver virando um problema e você quiser parar, e você deve, acupuntura é uma maneira segura, sem efeitos colaterais, de aumentar suas endorfinas e diminuir os sintomas da abstinência.[98]

Tabaco. Lembro que, durante a guerra em Kosovo, os bares e restaurantes ficavam saturados de fumaça. Todo mundo fumava, o tempo todo. E isso não acontece apenas no Leste Europeu ou durante uma guerra. As taxas de fumantes entre aqueles que sofreram traumas são consistentemente altas nos Estados Unidos.[99]

Não é uma surpresa. A nicotina e o tabaco podem, em curto prazo, diminuir a ansiedade, aumentar a energia e melhorar o humor, e até mesmo reprimir parcialmente memórias traumáticas.[100] O problema é o uso contínuo.[101] Além do risco de câncer e os perigos para o pulmão e o coração, fumar pode, com o tempo, aumentar os níveis de cortisol e contribuir para a consolidação das memórias traumáticas. Mais uma vez, o alívio momentâneo dos sintomas é eclipsado pelo revés de longo prazo.

Se você fuma, talvez consiga diminuir de maneira significativa o consumo se usar o tabaco com atenção plena. Você vai descobrir, se fumar com atenção plena, que são apenas as duas ou três primeiras tragadas que proporcionam o efeito que está procurando. Quanto mais você incluir a atenção plena e a respiração do abdômen relaxado para a sua vida, mais calmo e cheio de energia você ficará. Você vai sentir menos necessidade de buscar o cigarro e, se o acender, vai perceber que duas ou três tragadas proporcionam o alívio que você anseia. Logo, algumas respirações lentas e profundas vão proporcionar um efeito quase tão satisfatório e antiestressante, ou mesmo exatamente satisfatório, quanto algumas doses de nicotina.

A acupuntura tem se mostrado repetidamente eficiente para ajudar a largar o cigarro e para lidar com a abstinência de tabaco.[102]

E, se você pensa em começar a fumar, não comece.

Maconha. A maconha ou Cannabis costuma ser usada e celebrada como um remédio para a ansiedade e o estresse pós-traumático.[103] Isso faz sentido. O sistema endocanabinoide de moléculas e receptores com o qual a maconha que fumamos se comunica está amplamente distribuído em nosso cérebro e nosso corpo e está intimamente envolvido na resposta ao estresse. Na verdade, muitas pessoas que fumam maconha ou haxixe (que contém altas doses de resina de Cannabis), ou comem alimentos que os contenham, sentem-se menos ansiosas, mais felizes, mais "tranquilas".[104] Outras, porém, ficam mais ansiosas e temerosas.

Testes cuidadosos têm revelado as diferenças entre as várias cepas de maconha e algumas das diferenças nas reações individuais a essas variedades. As cepas com alto teor do ingrediente minimamente psicoativo canabidiol (CBD) reduzem a hiperestimulação do sistema nervoso autônomo (lutar ou fugir) e são tranquilizantes. Descobriu-se que elas reduzem o impacto das memórias induzidas pelo trauma e diminuem os níveis de medo.[105]

Níveis altos do composto altamente psicoativo delta-9-tetra-hidrocanabinol (THC) são ansiolíticos (diminuem a ansiedade) para muitas pessoas.[106] Elas ficam "chapadas" e felizes, encontram alívio dos sintomas do trauma, conectam-se mais facilmente com outras pessoas e conseguem ver o que aconteceu com elas de outra perspectiva. Para outras pessoas, a maconha com alto THC é ansiogênica (aumenta a ansiedade); algumas ficam paranoicas.

Resumo: se você acha a maconha relaxante, o uso moderado pode ser benéfico. Se a maconha com alto teor de THC o deixa ansioso, você pode pedir que lhe receitem (nos países e estados, cada vez mais comuns, em que isso é legal) cepas que contenham teores mais altos do CBD, ansiolítico, ou a Charlotte's Web, uma mistura testada por pesquisadores de maconha rica em CBD e cânhamo.*

* O autor se refere aos Estados Unidos, onde o comércio de maconha é majoritariamente legalizado. (*N. do E.*)

É importante lembrar que adolescentes, cujos cérebros estão em desenvolvimento, não devem usar maconha rica em THC. Ela pode reduzir o estresse, mas traz riscos significativos de prejudicar funções cognitivas em desenvolvimento.[107]

O que esperar da dieta de cura do trauma: últimas palavras

Algumas pessoas sentem rapidamente os benefícios da dieta de cura do trauma. Para outras, os efeitos são graduais e sutis. A mudança para uma dieta rica em fibras, com alimentos integrais, baseada em vegetais e produtos orgânicos, provavelmente o fará se sentir mais relaxado e energizado em uma ou duas semanas. Eliminar o glúten ou os laticínios pode dissipar o torpor do cérebro e aumentar a energia em dias.[108] A redução significativa de alimentos altamente processados e do açúcar, especialmente em quem é viciado em *comfort food*, pode ter resultados igualmente rápidos.[109] Os benefícios de comer mais gorduras boas e menos gorduras ruins vão aparecer em semanas ou meses. Os efeitos dos multivitamínicos e multiminerais e de outros suplementos podem aparecer logo ou demorar um pouco, dependendo do grau de deficiência e da biologia individual. Todas essas mudanças vão ajudá-lo a começar a perder o peso indesejado induzido pelo trauma em algumas semanas ou mesmo dias.

Comer com sabedoria, seguir a dieta que delineei e os suplementos que sugeri, diminuir ou eliminar o álcool e o tabaco, aliados a todas as coisas que você está aprendendo e usando, é um caminho confiável para a cura do trauma de maneira segura e estável. Mesmo se você não sentir imediatamente que a nova dieta está fazendo diferença, esteja certo de que está construindo uma base sólida para o programa mais amplo de cura do trauma. E assim você vai tomar uma estrada sem desvios para uma boa e duradoura saúde física, emocional e mental.

11
O saber do corpo

Curadores indígenas — xamãs siberianos e suas contrapartes em todo o mundo — sabem há muito tempo que é possível perguntar ao corpo o que está acontecendo dentro dele e que ele, ansioso para responder, dirá como consertar o que estiver quebrado e curar o que estiver ferido. Esses curadores, assim como os gregos que criaram a medicina ocidental, entendem e experimentam de maneira constante a ligação inextrincável entre mente e corpo. Eles aprenderam a falar a linguagem do corpo e a escutar cuidadosamente as lições que ele ensina quando estamos prontos para escutar e aprender.

Todos nós podemos fazer o que eles fizerem: invocar a sabedoria de nosso corpo para nos ajudar a curar o trauma. Pode parecer improvável, esquisito, *new age* ou irremediavelmente primitivo, mas a questão é que funciona.

Neste capítulo, vamos praticar três desses experimentos xamânicos de cura do trauma. O primeiro é uma meditação expressiva exigente e energizante. É chamada de "respiração caótica". O segundo é outro emprego do diálogo escrito com as emoções que fizemos no capítulo 6, mas dessa vez você vai dialogar com um sintoma, problema ou situação física. O terceiro é uma jornada interior, um passeio guiado por seu mundo interior que vai incentivar seu corpo a compartilhar com você seus segredos e sua sabedoria.

Respiração caótica

A respiração caótica é rápida e profunda, tão rápida e profunda quanto você conseguir, inspirando e expirando pelo nariz. Ela é impulsionada pelos seus braços, pelos cotovelos dobrados, pelos punhos fechados junto ao peito, subindo e descendo tão forte e rápido quanto você conseguir, como um fole ou as asas de um pássaro levantando voo.

Faz 45 anos que eu fiz pela primeira vez a respiração caótica com Shyam. Ela era a primeira etapa de uma "meditação dinâmica" de cinco estágios, com uma hora de duração, que aprendi com um de seus professores, Bhagwan Shree Rajneesh. Quando, um ano depois, perguntei, bastante apreensivo, que meditação deveria fazer e por quanto tempo, Shyam respondeu imediatamente, como se estivesse esperando aquela pergunta (o que era bem possível): "Respiração caótica. Todo dia. Por quarenta minutos."

Pensei que tinha escutado mal. Meu limite até então haviam sido quinze exaustivos minutos. Ele levantou as sobrancelhas como Groucho Marx: "Você perguntou".

E foi o que fiz, dia após dia, cercado por fardos de feno no chão do celeiro da fazenda onde eu morava com Sharon, nos apartamentos de amigos em Washington, onde me hospedava enquanto trabalhava longas horas com crianças desabrigadas ou que fugiram de casa, e em quartos de hotel nos períodos de viagens pelo país. Às vezes, fazia ao ar livre e os animais da fazenda paravam para me observar.

Muitas manhãs, eu soltava um gemido antecipando a dor, enrolava tomando café, ouvindo mensagens telefônicas e lendo as manchetes. Quando finalmente começava, tinha que fazer força. Fazia força, resistia, e aprendi a insistir com mais força, enfrentando a fadiga, o medo de me machucar e as dores que viravam desculpas para parar, assim como os risos diante do medo e das desculpas. E seguia assim por quarenta minutos.

Fiz isso todos os dias por seis meses. Cada ferimento e cada dor que eu havia experimentado em minha vida gritavam. Todas as preocupações que eu havia imaginado, e outras que estavam enterradas fundo demais para a imaginação ou anos de psicoterapia e psicanálise, vieram à tona, empurradas pela força do movimento de fole e pela respiração.

Às vezes, geralmente após um esforço que parecia além da minha capacidade e de sentir uma dor mais forte do que pensei poder suportar, algo maravilhoso acontecia. A velocidade e a força do movimento e da respiração aumentavam, mas todo o esforço diminuía. Eu não estava mais respirando ou me movendo. Eu estava sendo movido, e "aquilo" — uma força muito além de mim — estava me respirando. Suponho que fosse uma pequena versão do que os místicos religiosos descreveram como êxtase, um tempo ao lado ou fora de si mesmo. E, claro, assim que começava a pensar sobre isso, a experiência maravilhosa parava e, mais uma vez, eu lutava para me mover e respirar.

Depois, eu me deitava e girava de um lado para o outro tão entregue quanto um bebê feliz, mais livre de pensamentos do que nunca. Certa vez, eu me movi espontaneamente até assumir uma posição de ioga que nunca conseguira fazer conscientemente. Quando fazia a respiração caótica com música, às vezes me pegava rodopiando, com os braços estendidos, olhando alegremente as vigas do celeiro e os fardos de feno girando ao meu redor.

Depois de seis meses, sentia menos medo e raiva. Estava menos preocupado com dores e mágoas passadas, que agora me oprimiam menos, e mais ágil, observador e espontâneo, talvez um pouco mais compassivo, mais capaz de rir de mim mesmo e de todos os dramas da minha vida.

Depois do que considerei meus seis meses de aprendizado, comecei a perceber quando a respiração caótica poderia ser de grande ajuda e passei a ensinar a técnica. No início, pessoas obstinadas como eu pareciam bons candidatos: jornalistas, advogados, cirurgiões, soldados, outros psiquiatras; mas então percebi que funcionava para pessoas que enterravam as emoções bem fundo e se protegiam com muros de autoconfiança que estavam começando a rachar; depois, para homens e mulheres cronicamente traumatizados, emocionalmente inertes e fisicamente rígidos. Logo pareceu apropriada também para homens, mulheres e crianças com medo, solitários, esgotados e deprimidos, além de hiperativos e distraídos. Às vezes, me surpreendia com pessoas inesperadas que abraçavam a respiração caótica como um amor há muito perdido.

Talvez você queira criar uma playlist para a respiração caótica, como fez para chacoalhar e dançar. Mais uma vez, são três estágios. O primeiro é a respiração caótica. É melhor começar com cinco a oito minutos e aumentar o tempo se e quando você achar válido (pode perguntar ao seu guia sábio se estiver em dúvida). O segundo estágio são três ou quatro minutos de consciência relaxada. O terceiro estágio é de movimentação livre com música.

Gosto de usar a primeira faixa do disco *Dynamic meditation* de Rajneesh (hoje conhecido como Osho) para a respiração rápida e profunda, mas você pode usar qualquer tipo de música rítmica insistente e repetitiva que o force a respirar mais depressa e profundamente. Para a terceira parte, você pode usar, como no método chacoalhar e dançar, toda música que for, para você, energizante, inspiradora e positiva.

Chacoalhar e dançar serve para todo mundo. Na respiração caótica, pode ser necessário fazer modificações para algumas pessoas. Se você tiver pressão alta "maligna" (digamos que 18-20 por 10-12), marca-passo, histórico de doenças cardíacas, metástase, problemas significativos nos ombros, no pescoço ou na cabeça, ou estiver grávida, deve apenas inspirar e expirar profundamente pelo nariz, sem outro esforço físico. Se você ficar em dúvida, consulte seu médico antes desse experimento.

EIS COMO EU ENSINAVA, e ainda ensino, a respiração caótica:

Você vai inspirar e expirar pelo nariz tão depressa e profundamente quanto conseguir. Não respire pela boca. Se fizer isso, pode hiperventilar, o que não ocorre se inspirar e expirar pelo nariz.

Feche os punhos sem fazer muita força e os leve até perto do peito, a cerca de quinze a vinte centímetros um do outro, diante e ao lado do esterno, o osso do peito. Para aprofundar e intensificar a respiração, levante os cotovelos e os ombros quando inspirar e os force para baixo, ao lado de seu corpo, quando expirar. Isso produz um efeito de fole que faz com que entre mais ar, com mais força e até mais profundamente nos pulmões. Continue. Quando quiser parar, o que vai acontecer, aumente o ritmo.

UMA DAS PESSOAS para quem a respiração caótica parecia indicada era Howard. Ele chegou a mim ansioso e confuso, temeroso e envergonhado de sua incapacidade de ser tão culto e bem-sucedido quanto o pai. Em busca de seu caminho próprio, ele havia usado LSD e cogumelos alucinógenos que apenas o mostraram como estava perdido: subiu até alturas grandiosas, acreditando que de alguma maneira suas boas intenções ajudariam a levar paz ao Oriente Médio, mas acabou desabando em frustração e desespero. Ele pensou seriamente em se matar, tomou um monte de remédios e foi hospitalizado. Semanas depois, recebeu alta, com medicação para diminuir o ritmo e acalmar a mente, foi diagnosticado como bipolar e avisado que devia esperar (e temer) ciclos repetidos de depressão e mania.

Escutei por uma hora Howard contar suas tentativas confusas de corresponder às expectativas de sua família de excelência intelectual e responsabilidade social. O esporte sempre foi sua grande alegria, mas os remédios o deixavam sem energia. Ele se sentia sozinho com sua dor. A solidão, o sedentarismo, a ambição e a vergonha haviam aumentado terrivelmente. Ainda assim, eu sentia nele uma energia que podia ser estimulada e direcionada, uma corrente contínua de gentileza e preocupação com outras pessoa que sofriam.

"Você está fodido", aparentemente eu disse (ele me lembrou disso recentemente), "mas você está bem". Eu queria dizer que ele estava com problemas sérios, confuso, estava traumatizado por ordens, expectativas, mensagens enviesadas e perdas. E, sim, ele parecia se qualificar ao diagnóstico ameaçador de transtorno bipolar. Ainda assim, eu disse a Howard que acreditava que sua condição podia ser temporária e que havia nele uma sanidade fundamental. Ele precisava encontrá-la, valorizá-la, vivê-la.

Eu acreditava que, com a respiração caótica, ele começaria a desfazer os nós das crenças e atitudes autodestrutivas e limitadoras, as demandas impossíveis que ele impunha a si mesmo, suas falsas esperanças e sua vergonha debilitante. Mostrei a ele como fazer, praticamos juntos e escrevi em uma folha do meu receituário e entreguei a ele: "Respiração caótica. Vinte minutos por dia".

Isso já faz 35 anos. Howard ainda pratica a respiração caótica quase todo dia. "Ela me faz seguir em frente, seja lá o que estiver acontecendo. Depois eu me sinto mais leve, menos preocupado com o passado ou o futuro, pronto para enfrentar o dia." Ele a combina com a respiração do abdômen relaxado, que o acalma, e com a ioga, que impede que ele fique remoendo pensamentos e o relaxa. De vez em quando, chacoalhar e dançar o ajuda a atravessar momentos de tensão crescente e a se levar menos a sério. Consultas periódicas com seu guia sábio impedem que empreenda voos ambiciosos demais.

Ao longo dos anos, Howard ganhou dinheiro e ajudou muitas pessoas a ter paz, mesmo que não no Oriente Médio. Continuou um ótimo atleta e encontrou calma e concentração nos esportes, além de capacidade para conservar sua energia considerável e explorar caminhos vitoriosos no squash, no tênis, no golfe, no basquete e no tênis de mesa. Na verdade, ele virou campeão nacional de tênis de mesa.

Howard não toma mais remédios, nem precisa deles. Tem uma esposa amorosa e filhos felizes. Contratempos financeiros, crises eventuais com as crianças e mortes de parentes e amigos o atingem e desafiam, como ocorre com todos nós, mas não o incapacitam.

E Howard não é o único. Sempre me regozijo, e muitas vezes me surpreendo, com pessoas que adotam a respiração caótica e ao ver suas várias maneiras de cura.

Na infância, Suzanne escondeu suas necessidades para apoiar e cuidar dos pais alcoólatras. Adulta, ela se tornou medrosa e insegura quando precisava se posicionar. Enfermeira, ela aceitava turnos que ninguém queria, assentia quando era criticada de maneira dura e injusta, e acabou casada com um homem alcoólatra ainda mais abusivo que seu pai. Ela me contou que a prática diária da respiração caótica lhe deu energia, confiança e coragem para romper as correntes de inseguranças passadas, confrontar supervisores condescendentes e largar o marido.

Em um acampamento para órfãos no Haiti, um garoto sorridente de 8 anos me disse: "Eu faço a respiração que o padre Freddie (diretor do campo e um dos aprendizes do CMBM) me ensinou. Toda noite". Por dois anos, o menino temia dormir e enfrentar os pesadelos em que a mãe morria sob os escombros da casa da família. A respiração caótica acabou com essa tortura noturna. "Às vezes choro depois da respiração e, é claro, ainda sinto falta da minha mãe. Mas agora eu durmo em paz e não tenho pesadelos."

Dialogue com um sintoma, problema ou situação

Dialogar com um sintoma físico, um problema ou uma situação (SPI, na sigla em inglês) — dor de cabeça ou nas costas, taquicardia, níveis altos de açúcar no sangue, irritação cutânea persistente, compulsão alimentar — funciona de maneira bem parecida com o diálogo com suas emoções: um pingue-pongue rápido com suas perguntas e as respostas do SPI. E aqui também seu SPI vai mobilizar sua intuição para guiá-lo até a resposta de que você precisa.

Muitas vezes, o conselho é prático — iniciativas que você já havia considerado fazer, mas que resiste a dar prosseguimento. Meus joelhos deformados pela artrite e endurecidos por lesões lembram-me que continuo me "esquecendo" de praticar tai chi, que eu sei que vai deixá-los flexíveis, e que eles ficam realmente inflamados e inchados quando como glúten.

Outras vezes, um sintoma físico simples pode proporcionar descobertas psicológicas sutis e orientação espiritual. "Você está tão tenso", disseram-me meus joelhos uma tarde em Gaza, para minha surpresa. "Pare de tentar fazer o que está além do seu controle."

Você pode fazer o experimento agora. Escolha um sintoma físico, um problema ou uma situação. Atribua uma letra a ele — por exemplo, *D* para dor no joelho — e alterne entre você (no meu caso, *J*) e seu SPI. Pergunte. Escute. Pergunte de novo.

Separe dez a quinze minutos para essa atividade. Escreva o diálogo no seu diário para que possa consultá-lo depois. Faça o mais rápido que puder. Repita esse experimento sempre que estiver lutando com algum sintoma, problema ou situação.

A jornada interior: o scan corporal e além

A respiração caótica desfaz padrões físicos e mentais fixos e expõe emoções escondidas que talvez estejam o impedindo de ter mais consciência, mudar e chegar à transformação. O diálogo com seus SPIS ativa sua imaginação e dá uma ideia do que você pode aprender com partes problemáticas do seu corpo. Agora, você está pronto para usar a versão do scan corporal de um xamã a fim de aprofundar sua jornada interior — dar atenção e absorver em porções maiores a sabedoria que o corpo pode compartilhar.

Programas de redução do estresse pela atenção plena (MBSR, na sigla em inglês) incluem uma versão do scan corporal aliado à respiração, caminhada e posições de hatha ioga com atenção plena. Deitado de barriga para cima, respirando lentamente, permita que sua mente se mova do dedo do pé ao tornozelo, subindo ao longo de todo o corpo, conscientizando-o das sensações de tensão e leveza. Parece um pouco com o relaxamento muscular que ensinei quando você praticou pela primeira vez a respiração do abdômen relaxado.

Os MBSR demonstraram repetidamente a eficácia do scan corporal como parte de um programa que diminui os níveis de estresse e hormônios do estresse, ansiedade e dores, e aumenta a imunidade.[1] Um estudo sobre o uso do scan corporal indicou que ele sozinho ajuda significativamente para a eficácia dos MBSR.[2] Uma variação do scan corporal usada por fisioterapeutas, que envolve movimento e consciência corporal, mostrou-se capaz de melhorar a saúde geral e dar aos pacientes que a praticam uma perspectiva mais positiva de suas condições crônicas.[3]

A jornada interior que vamos fazer começa com a consciência e o relaxamento de um scan corporal, mas vai na direção de um território xamânico mais profundo que inclui a exploração ativa, a investigação e o diálogo. Nessa jornada interior você pode fazer descobertas surpreendentes e transformadoras que ajudarão a curar o trauma.

Separe vinte a trinta minutos para esse experimento e, em seguida, dez a vinte minutos para assimilar o que aprendeu e registrar em seu diário.

Vale a pena se preparar para esse experimento passando dez a quinze minutos olhando para uma imagem anatômica para se familiarizar consigo mesmo ou relembrar as partes do seu corpo. Eu gosto das elegantes ilustrações de Frank Netter que usávamos na faculdade de medicina e coloquei umas quinze delas em uma apresentação que passo para os aprendizes do CMBM antes de praticar esse experimento. Entre elas há esquemas dos principais sistemas — cardiovascular, digestivo, musculoesquelético etc. — e áreas do corpo. Você pode encontrar os desenhos de Netter em seu *Atlas de anatomia humana*[4] ou passar um tempo observando as imagens mais fáceis de assimilar do *Netter: Anatomia para colorir*.[5] Com um pouco de pesquisa, também é possível encontrar imagens gratuitas adequadas em algumas páginas da internet.[6] Você não precisa decorar essas ilustrações ou buscar precisão anatômica em suas explorações; basta ter uma impressão geral do território que vai percorrer.

Você pode se sentar, deitar ou, se preferir, ficar de pé. Recomendo fazer esse experimento com música. Vai facilitar seu progresso pelo corpo e incentivar todas as suas partes e órgãos a entregar a sabedoria deles a você. Uso cantos da Lapônia que combinam a voz marcante de Mari Boine com tambores e flauta que sobem e descem ao longo da música. Você os encontrará em nossa página na internet. É claro, você pode usar uma música similar que encoraje sua jornada.

Depois de ler minha descrição, você pode ouvir minha voz com o fundo da canção de Mari, em inglês, em nosso site (*cmbm.org*). Ou, se preferir, pode gravar a instruções na sua própria voz, tendo como fundo o canto de Mari ou outra melodia igualmente inspiradora e estimulante.

Mais uma vez, começamos com alguns minutos da respiração profunda e lenta do abdômen relaxado.

Quando você estiver consciente de sua respiração, vou guiá-lo e você vai seguir sua respiração até seus pulmões, movendo-se com ela enquanto o ar entra em seu sangue e flui pelo seu corpo. À medida que o sangue e o ar continuarem sua jornada, preste atenção em cada órgão e cada parte do corpo que eles atingirem. Então vou guiá-lo de volta até o coração. Você vai tomar consciência de si mesmo pousado sobre seu coração. Então vou pedir que você reinicie. Dessa vez, quero que você siga sua respiração e seu sangue, assim como minhas palavras e a música, até um lugar em seu corpo para o qual você estiver sendo chamado, um lugar que pode ser de dor, curiosidade ou encantamento. Quando você estiver lá, sugiro que olhe em volta, sinta e escute. Então pergunte àquele lugar de seu corpo: "Por que fui chamado até aqui?" E depois, talvez: "Por que você está me causando problemas?" e "O que preciso aprender?". Faça essas perguntas e espere as respostas.

Depois de alguns minutos desse diálogo de recuperação, vou chamá-lo de volta ao coração.

Em seguida, vou convidá-lo a viajar para outra parte do corpo que esteja lhe chamando, e, lá chegando, preste atenção novamente em tudo e faça perguntas para obter as informações e a orientação de que precisa.

Então, você vai voltar ao coração e prestar atenção em sua respiração. Depois abra os olhos e retorne sua mente ao cômodo em que estiver.

Pode soar estranho. "Como meus sintomas vão me responder?", "O que significa meu estômago falar comigo?" Entendo completamente o ceticismo. Sugiro que você pense nessa viagem da imaginação como outro experimento. Você não precisa ter fé ou acreditar nele. Apenas experimente. E preste atenção nos resultados. Vi milhares de pessoas espantadas e libertadas pelo que aprenderam.

Não há maneira errada de fazer esse experimento. Nem experiência melhor ou pior. Apenas siga as instruções. Deixe minhas palavras, a música, sua respiração e seu sangue levá-lo para onde o chamarem, puxarem ou empurrarem. Faça no seu ritmo. Devagar. Bem devagar. Com consciência. Pergunte o que precisa saber. E escute e sinta a informação, a resposta que vier. Eis alguns exemplos:

Katie, uma médica superconsciente que busca sem parar, exaustivamente, falhas pessoais, descobre-se alegremente "dançando com minha amídala", abandonando sua hipervigilância, rindo de sua tendência excessiva à autocrítica.

"Havia um nó escuro em meu pulmão", explica Thomas, que desde a infância tem ataques de asma provocados pela ansiedade. "Observei de perto e perguntei o que estava acontecendo. Vi algo que havia esquecido completamente: eu, aos quatro anos, quase afogando. Os nós se afrouxaram, os fios caíram e eu pude respirar."

Rhea ficou chocada ao se descobrir na caverna fria e úmida de sua vagina. "Por que estou aqui?", quis saber. "Este lugar é seu, não do seu pai", foi a resposta. "Mande-o embora. Ele está aqui há quatorze anos, desde que a forçou a fazerem sexo." Rhea relaxa e chora, e a caverna gentilmente se enrola em torno dela. "Sou sua", ela murmura, e Rhea sente um prazer desconhecido, que a aquece por inteiro. "É meu corpo", diz ela baixinho, e depois, com força e triunfante: "Meu corpo".

Vamos começar agora sua jornada interior. Dê a cada estágio e a cada parada uma atenção amorosa. Quando eu guiar você pela primeira vez em sua jornada, vou contar algumas histórias. É possível que você queira omiti-las quando voltar, no futuro, a essa prática xamânica.

Sente-se confortavelmente numa cadeira, deite-se no chão ou, se preferir, permaneça de pé sem se esforçar, com os joelhos um pouco dobrados. Com os olhos fechados, respire lenta e profundamente.

Inspire pelo nariz e expire pela boca, com o abdômen solto e relaxado. Preste atenção no ar que entra pelo nariz, trazendo o oxigênio vital, movendo-se pelo fundo da garganta e descendo pela traqueia até os pulmões. Respire profundamente, imaginando, tomando consciência do ar entrando nos pulmões, penetrando nas ramificações dos brônquios até passagens menores, os bronquíolos, até finalmente atingir os alvéolos, os pequenos sacos no final dos menores bronquíolos.

Agora, permita que o som da minha voz e da música o levem, junto a sua respiração e o ar que ela carrega, pelas paredes dos alvéolos até a corrente sanguínea. Sinta-se flutuando, com sua respiração e seu sangue, dos pulmões até o coração.

Sinta-se agora no seu coração pulsante. Tome consciência de si mesmo pousado ali no seu coração enquanto respira profundamente pelo nariz e solta o ar pela boca.

Agora, deixe que a música, a minha voz e o movimento do oxigênio em sua corrente sanguínea levem-no do coração para a aorta, a grande artéria que sai do coração. Com seu sangue, leve o som da música e o som da minha voz até seu rosto e sua cabeça, e então desça pelas costas até os glúteos. Preste atenção no sangue e no oxigênio em seu rosto, sua cabeça, suas costas e seus glúteos. Respire lenta e profundamente.

Mais uma vez, tenha consciência de si mesmo flutuando com seu sangue e sua respiração, retornando até o coração, onde vai pousar confortavelmente.

Agora, sinta que está se movendo com o sangue que sai do coração, sobe até os ombros e desce pelos braços até as mãos e os dedos...

Depois de um ou dois minutos, volte lentamente, sem esforço, até o coração, e tome consciência de que você está ali.

Em seguida, mova-se com seu sangue e sua respiração pela aorta, faça a curva descendo pelo peito e atravesse o diafragma, que separa o peito do abdome, até sua barriga. Deslize até todos os órgãos de sua barriga. Imagine-os agora, atento ao sangue fluindo até o estômago e o baço à esquerda. Agora até o fígado, o pâncreas e a vesícula biliar. Preste atenção, agora, ao sangue fluindo ainda mais para baixo, nutrindo primeiro seu intestino delgado, depois o grosso e descendo pelo reto até o ânus.

Preste atenção, mais uma vez, ao sangue fluindo para baixo pelo meio do corpo, desta vez até os rins e, mais abaixo, a pélvis e a bexiga.

Se você for mulher, sinta o sangue e o oxigênio vital levando-a até os ovários, o útero e a vagina. Se for homem, sinta-se se movendo com a respiração e o sangue até a próstata, o pênis e os testículos.

Se você teve órgãos removidos ou alterados de alguma maneira, tome consciência das estruturas presentes ou do que está faltando.

Preste atenção agora na sua consciência estendendo a jornada, descendo com a respiração e o sangue até as coxas, as panturrilhas, os pés e os dedos.

Agora, permita que o som da música e o som da minha voz o conduzam de volta ao coração. Tome consciência de si mesmo mais uma vez em seu coração. Preste atenção na batida dele. Descanse ali por alguns instantes.

Permita que o som da música e o som da minha voz levem você a um lugar de seu corpo que o esteja chamando. Pode ser um lugar em que você sente dor há muito tempo. Ou um órgão que já teve problemas ou doenças, ou em relação ao qual você tenha curiosidade. O lugar que o atrai pode ser uma completa surpresa.

Deixe-se levar pelo som da música, pelo som da minha voz, pelo fluxo do sangue no corpo, pelo oxigênio se movendo no sangue. Sua consciência se move com o oxigênio e o sangue até aquele lugar do corpo que está chamando, que diz: "Venha aqui. Venha agora".

Uma vez lá, observe bem. Tome consciência de como é estar nesse lugar. Como ele é? Como você se sente? Há sons ali? Sente cheiro de algo?

Fique confortável e comece a perguntar: "O que estou fazendo aqui?"; "Por que me chamaram?"; "O que você tem a me dizer?" Cada vez que fizer uma pergunta, espere a resposta. E então, depois que ela vier, faça outras perguntas.

Seu fígado pode dizer, como ocorreu com Suzanne, a enfermeira que se sentia presa num casamento abusivo: "Preciso que você cuide melhor de mim. Preciso de ajuda. Está doendo". Então, você talvez queira perguntar, como Suzanne fez: "Estou machucando você agora?" E seu fígado pode responder: "Você está bebendo muita cerveja", ou "Você está comendo muita comida gordurosa", ou "Sua raiva está me machucando". E você pode querer perguntar: "O que devo fazer?" A primeira resposta pode ser bem simples: "Não beba cerveja toda noite". E, quando você perguntar o que mais precisa saber, seu fígado pode continuar, como aconteceu com Suzanne: "Sua raiva está aqui porque você não a expressa. Você sempre age como se tudo estivesse bem, mas por dentro você está muito ferida. Você bebe para afogar sua raiva. Você precisa escrever suas emoções no diário. Precisa socar sua raiva num travesseiro. Precisa deixar seu marido".

Qualquer que seja a mensagem, preste atenção e continue a perguntar. Rebata a resposta se precisar. Foi o que Suzanne fez. "Não gosto de escrever no diário." E seu fígado pode responder de volta, como aconteceu com ela: "Então o que você quer fazer? O que propõe?" E pode surgir a resposta: "Bem, talvez eu deva contar ao meu marido que estou com raiva porque ele deixa as roupas espalhadas pela casa e não limpa a cozinha. E ele me lembra como meu pai não se importava comigo e o quanto me desrespeitava, e como eu ficava magoada e brava. E talvez eu precise dizer que, se ele não mudar, vou deixá-lo".

"Humm, é uma ideia...", seu fígado pode responder, como o de Suzanne. "Faz sentido."

Continue o diálogo fazendo todas as perguntas que desejar, prestando atenção nas respostas, perguntando de novo. E, depois que se sentir satisfeito com o que descobriu, agradeça a seu fígado, seu corpo, tão sábio, por ajudar você. Saiba que você sempre pode voltar se for novamente chamado.

Agora, permita que a música, a minha voz e o fluxo do seu sangue e do oxigênio movendo-se nele, reconduzam você de volta ao seu coração. Relaxe por alguns momentos, tomando consciência de que você está em seu coração, respirando, relaxando, sentindo o calor e a força, o espírito vital de sua respiração e do batimento cardíaco.

Permita agora que a música, a minha voz, o fluxo do sangue e o oxigênio se movendo nele levem você para outra parte do corpo que talvez o esteja chamando. Deixe-se levar para onde for. Não é preciso pensar, mas deixar acontecer o que for.

Talvez você vá parar perto da base do cóccix, no osso sacro, na nádega direita. Olhe em volta. Perceba que há uma rigidez ali, e que você se sente confinado e constrangido.

Agora, você pode dizer:

"O que está acontecendo aqui?"

E a resposta às vezes é, num tom bem-humorado:

"Sou sua bunda tensa."

Então você pode perguntar:

"O que você está fazendo aqui?"

E a resposta:

"Você sabe muito bem o que estou fazendo aqui!"

E você diz:

"Não, não sei. Sério, me ajude a entender!"

E sua bunda tensa diz para você:

"Está bem, relaxe mais um pouco."

"Ah", você percebe, "eu preciso relaxar. Estou me prendendo demais. Você acha que é isso que significa ter a bunda tensa?"

Então sua bunda responde:

"Com certeza."

"Bem, estou me prendendo a quê?"

"Você está preso na tristeza. Você tem muita mágoa de que não quer se desfazer. Você acha que precisa ser muito forte."

"Bem, como eu faço para me desfazer dela?"

"Pergunte de novo", responde sua bunda tensa.

"Como eu me desfaço dela?"

"Lembre-se de relaxar com a respiração do abdômen relaxado. Cada vez que fizer essa respiração, lembre-se de que seus glúteos precisam relaxar, assim como seu abdômen. É possível que então você chore, talvez você pare de se proteger."

"Mais alguma coisa?"

"Sim, quando alguém diz algo que você entende como uma crítica, você fica tenso para se proteger. Relaxe. Relaxe o corpo, inclusive a bunda e a barriga, e abra seu coração. Essas pessoas podem estar dizendo algo que você precisa saber. Talvez eles digam aquilo por preocupação e cuidado, não crueldade e crítica, como na sua infância. Relaxe. Abra-se àquilo que precisa aprender com seus amigos e sua família."

Quando você tiver escutado e aprendido o que precisava escutar e aprender com essa segunda parte do corpo, deixe que a música, a minha voz, o fluxo do sangue e o oxigênio vital e curativo da respiração que flui em seu sangue o conduzam de volta ao coração.

Tome consciência de si mesmo em seu coração e do seu coração pulsando. Relaxe por alguns momentos. Agora permita que a música, a minha voz e o fluxo do sangue e os movimentos da respiração o conduzam pela corrente sanguínea até seus pulmões.

Preste atenção no ar em seus alvéolos, os pequenos sacos em seus pulmões. Agora preste atenção em sua respiração, subindo dos alvéolos para as ramificações dos bronquíolos, que vão ficando mais largos à medida que sobem e se unem em brônquios; e por fim percorrendo os brônquios, que se conectam à traqueia. Quando você expirar, sinta-se fluindo com a respiração da traqueia em direção à garganta e à boca até o ar do lado de fora.

Preste atenção em você agora, sentado, deitado ou de pé, inspirando pelo nariz e expirando pela boca, com o abdômen solto e relaxado. Preste atenção no ar dentro de seu corpo fluindo para fora, e no ar de fora fluindo para dentro. Volte a prestar atenção em si mesmo.

Inspire pelo nariz e expire pela boca por um ou dois minutos. Lentamente, abra os olhos e preste atenção em si mesmo, consciente do momento.

Em seguida, escreva no diário o que aconteceu, tudo que você viu e sentiu, tudo que aprendeu.

A ORDEM DESTE capítulo é intencional. Quando praticamos meditações expressivas como a respiração caótica para romper limitações antigas e habituais, começamos a fazer conexões diretas com partes do corpo que podem falar conosco de problemas no funcionamento, necessidades não atendidas e trauma escondidos. Se continuarmos prestando atenção, nossos órgãos e células nos dirão que remédio físico, emocional e espiritual os curará e nos deixará sãos.

Essa exploração e essa afirmação da vida podem ser essenciais para a desintoxicação e para o aprendizado a partir dos gatilhos, tema que será discutido no capítulo 12. Elas vão ajudar a lidar com os traumas sexuais de que vamos tratar no capítulo 13.

12
Domando os gatilhos do trauma

Certo dia, Emily me contou que explodiu com o ex-marido. Ele chegou dizendo para ela: "Vim pegar três 'livros meus' das centenas que ainda estão na estante". "O que você quer dizer", quis saber a professora aposentada, "com esse pronome possessivo, livros *meus*?" Para que eu percebesse como ela estava furiosa, ela grita enquanto conta a história, como se estivesse falando com ele:

"'Por que você sempre me magoa?' Meu coração estava disparado. Eu estava literalmente vendo tudo vermelho. Sim, isso realmente acontece. Eu não conseguia recuperar o fôlego e pensei que fosse desabar. Parecia que a única razão para ele me levar para jantar, o único motivo de me encontrar ou dizer que se importava comigo era pegar aqueles livros. E eu não conseguia encontrar palavras para exprimir o que estava acontecendo ou explicar por que era tão terrível.

"Meu ex só gaguejava. Disse que achou que estava sendo sensível e gentil por avisar com dias de antecedência que precisava daqueles livros. E me lembrou que havia lido e sublinhado aqueles livros muito antes de me conhecer. Não conseguia entender por que eu estava com tanta raiva. Na verdade, ele não sabia o que era aquilo que o havia atingido. E eu não sabia o que havia me atingido até pensar melhor mais tarde.

"Depois de alguns dias, percebi a intensidade da minha reação. Foi como se aquele momento reunisse o dia em que ele saiu de casa e o dia em que pediu divórcio. Não importava se ele tinha sido um bom amigo por tantos anos, ter me apoiado financeiramente, cuidado de mim. Não importava suas ligações diárias, eu amá-lo e saber que ele me ama. Tudo isso evaporou. Aqueles três livros dispararam toda a dor, toda a rejeição e a mágoa do fim do relacionamento 25 anos atrás e, para ser honesta, todos os anos da minha infância que senti que meus pais não se importavam comigo."

GATILHOS SÃO EVENTOS — palavras, ações, percepções — que de alguma maneira se assemelham a um trauma passado e o despertam. Como escreveu o romancista Neil Gaiman, "eles são imagens, palavras ou ideias que se abrem como alçapões sob nossos pés, arrancando-nos de nosso mundo seguro e sadio para nos lançar num lugar muito mais sombrio e menos acolhedor. O passado", continua Gaiman, "não está morto... gatilhos espreitam na escuridão, se exercitando, praticando seus golpes mais potentes, os socos diretos, fortes e impiedosos no estômago, só aguardando o momento em que passarmos de volta pelo mesmo caminho."[1]

Gatilho é uma palavra bem evocativa e adequada. Quando se ativa um gatilho, as consequências explodem dentro de nós como uma bala expansiva, trazendo de volta todas as sensações físicas e emoções do trauma antigo. Isso ocorre mesmo que o gatilho seja apenas uma cópia esmaecida do original, como ocorreu com Emily. Nosso cérebro e o restante do corpo respondem como se aquilo estivesse ocorrendo nas cores brilhantes de um tecnicolor, como se tudo, com todos os detalhes terríveis, estivesse acontecendo agora.

É só sentir o toque inadvertido de um braço num bar que um veterano voltando de uma operação militar no Iraque fecha o punho, preparado para matar ou mutilar. Uma mulher que, anos antes, foi estuprada em um beco escuro se aproxima de outro beco e sente a cabeça girar, o estômago se contrair, os pés presos no chão. Um amigo se esquece de responder ao nosso e-mail e sentimos voltar o vazio no estômago da negligência ou do abandono na primeira infância.

Como você pode ver, os gatilhos aumentam muito a velocidade de nossa resposta de luta ou fuga, ou nos entorpecem e nos congelam quando o ramo mais antigo do nervo vago, de preservação da vida, assume o controle.[2] Enquanto isso, o restante de nosso cérebro amplifica o efeito. Nosso córtex pré-frontal dorsolateral é desativado, fazendo com que esqueçamos o contexto da experiência atual. Nosso hemisfério direito é incendiado por sensações relembradas, e nosso córtex pré-frontal medial não consegue avaliar a qualidade ou mesmo a realidade da ameaça, nem modular a intensidade da luta ou fuga que a amígdala, estimulada, produz. E nosso cérebro esquerdo — racional e verbalizador, que resolve os problemas —, desligado pelo trauma revivido, é incapaz de entender o que está acontecendo ou falar a respeito.

Realmente sentimos como se o gatilho atual fosse o trauma verdadeiro do passado. Perdemos o controle de tal maneira como se estivéssemos na guerra, ou como se o estupro, a perda ou a morte de um ente querido estivessem ocorrendo pela primeira vez.

Os GATILHOS, como sugere a frase de Gaiman, são primitivos e agressivos. O medo, a agitação e o entorpecimento são quase sempre mais fortes do que a situação requer, e a reação física e emocional não tem lastro numa avaliação cuidadosa do perigo real. Quando o ex-marido de Emily pediu seus próprios livros emprestados, ele não estava pedindo um segundo divórcio ou ameaçando abandoná-la como ela experimentou na infância. Mas ela reagiu como se fosse isso.

Podemos entender essa reação como uma resposta evolucionária ainda pouco integrada.[3] Ao que parece, um animal aprende, sem pensamento consciente, a preparar uma reação com todo o corpo a tudo que puser em risco a sobrevivência. E ele guarda essa informação de modo que seja fácil e rapidamente acessível. Na próxima vez, vai reagir mais depressa a imagens ou cheiros similares e potencialmente perigosos — afinal, é melhor prevenir do que remediar.

O cérebro humano é bem mais complexo e funciona tanto por analogia quanto por semelhança. Um livro emprestado equivale a uma perda que virou a vida de cabeça para baixo. Além disso, a ansiedade e a raiva, ou o entorpecimento e o recolhimento que nos absorvem, são desafios extras. Nós nos sentimos forçados a reagir e ao mesmo tempo frustrados e temerosos com essa reação — novamente traumatizados tanto pelo gatilho quanto por nossa incapacidade de controlar a resposta ao gatilho.

Quanto mais frequente essa reação, mais vulneráveis ficamos ao gatilho e mais facilmente cedemos a ele.

E, para tornar tudo mais perturbador, todo estresse significativo pode produzir os mesmos fenômenos emocionais e físicos do gatilho que remete ao trauma original.[4] Em experiências laboratoriais, barulhos altos ou drogas estimulantes que ativam a resposta de luta ou fuga também suscitaram flashbacks visuais e auditivos de traumas específicos e completamente não relacionados com o estímulo: agressão, estupro, perda na infância, a morte de um cônjuge.

Para começar a domar esses gatilhos, precisamos saber o que eles são. Temos então de liberar a rajada de emoções que eles provocaram e relaxar no meio da tempestade. Assim, podemos começar a restabelecer o contexto e o distanciamento: aquilo é passado, isto é atual. Mas devemos seguir em frente, usando ferramentas e técnicas imaginativas para estimular os gatilhos a se tornarem nossos professores. Desse modo, eles nos dizem o que ainda nos traumatiza e nos indicam o caminho da liberdade.

ESSE PROCESSO DE LIBERTAÇÃO e de controle dos gatilhos tem cinco estágios.

Tenha consciência do gatilho. Primeiro você precisa saber que está acontecendo: sentir seu coração acelerado e as mãos frias, perceber que está olhando em volta, procurando algum perigo na rua ou perdendo a atenção no meio de uma conversa que um minuto antes parecia muito interessante podem ser indicadores. Você precisa saber que está entrando em contato com um gatilho antes de fazer algo a respeito.[5]

Às vezes entendemos depressa. Muitas mulheres compreendem logo que o temor noturno de espaços abertos e ruas desertas, que fazem suas mãos suarem, tem relação com um estupro ou abuso que sofreram.

Outras vezes é mais difícil tomar consciência de um gatilho. Demorou alguns dias para Emily notar que o empréstimo de um livro inofensivo era o gatilho de sentimentos antigos de perda e privação. Alguns de nós vivem em um nível tão grande de estímulos que quase não percebemos um gatilho que surge como uma pequena protuberância na nossa agitação. Moira precisou de semanas e de algumas perguntas cuidadosas para ver a ligação entre o medo de espaços abertos, de desafios no trabalho e de palavras duras e o sentimento de vulnerabilidade e desamparo que sentiu quando sofreu o acidente de carro.

Há ainda aqueles, como Angie, que conseguem se dissociar por anos de seus traumas e parecem se sentir bastante "normais". Quando o gatilho é disparado, porém, seus corpos parecem terrivelmente descontrolados e seus pensamentos distorcidos. Eles são inundados de pavor e não fazem ideia do motivo.

Quando criança, Angie acreditava que sua "pele amarela" era um "erro". Ela havia sido abandonada quando bebê pela mãe na China e adotada aos seis meses por caucasianos do Meio-Oeste norte-americano. "Desde pequena eu me sentia totalmente isolada, toda errada, como uma flor tropical no Ártico." Ainda assim, ela fez tudo o que pôde para afastar "uma corrente tremenda de sofrimento", para negar sua diferença. Quando outras crianças a chamavam de "china" ou "*gook*",* era como se estivessem falando com outra pessoa. "Não parecia que eu era aquela pessoa."

Quando Angie foi para a faculdade, sua ilusão autoprotetora foi rompida. De maneira inocente e precisa, era classificada como "pessoa de ascendência asiática" nos convites de grupos de estudos asiáticos e mergulhou no desespero, arrastada pela dor bem enterrada, mas intensa, de ter sido abandonada pelo pais biológicos. Ainda naquele semestre, lendo sobre discriminação em livros escritos por americanos asiáticos, sentia uma dor no peito esmagadora.

Os gatilhos podem ser ainda mais dramáticos e menos compreensíveis para nossa mente consciente. Podem ter o automatismo de uma marionete. Foi assim que aconteceu recentemente com Todd. Sem aviso, ele desapareceu. Sua namorada teve certeza de que ele cumpriria a ameaça que fizera há pouco tempo e se mataria. De fato, quase chegou lá, engolindo grande quantidade de analgésicos depois de comprar bastante heroína, uma seringa e agulha para terminar o trabalho.

---

* Gíria ofensiva usada para se referir aos asiáticos, principalmente durante a Guerra do Vietnã (1955-1975). (*N. do T.*)

Quando veio ao meu consultório no dia seguinte, Todd me contou uma história longa sobre suas frustrações por ter sido condenado por um crime e agora trabalhar em empregos braçais e morar num cortiço, perseguido por policiais que o tratavam como lixo, envergonhado pelos crimes que cometeu e desesperado de medo de que as coisas nunca mudassem. Mesmo assim, nada disso explicava por que subitamente pensara em suicídio. Ele enfrentava essas condições desafiadoras, frustrantes e humilhantes havia anos e nunca havia cogitado se matar. O que havia mudado? O que estava diferente?

Sua namorada, que havia me ligado quando percebeu que ele tinha sumido, me contou sobre um telefonema recente da mãe dele. Todd pedira a ela dinheiro para pagar um advogado e ela respondeu com uma enxurrada de injúrias. Todd me contou que, desde pequeno, ela batia nele e o chamava de "lixo inútil". Para mim estava bem claro que novamente sua mãe o fazia se sentir envergonhado e pequeno, com raiva e culpa, tão ansioso por desaparecer como se sentiu aos quatro, cinco ou dez anos.

"Foi a ligação da sua mãe", comentei.

"Ah." Ele me olhou confuso, até que respondeu: "Tinha me esquecido".

"Foi isso que aconteceu", insisti. "Você ouviu sua mãe dizer que você é inútil. Isso foi o gatilho para uma dor antiga. Você acreditou nela, mas também ficou furioso com ela. Se você se matasse, talvez ela se sentisse arrependida. Talvez então ela se importasse com você."

"Sim", disse ele, os olhos brilhando como os de um arqueólogo que acabou de encontrar pedras preciosas enterradas, "sim, acho que você está certo."

À MEDIDA QUE ENVELHECEMOS, muitos de nós que sofremos traumas ao longo da vida ficamos mais suscetíveis aos gatilhos.[6] É provável que isso ocorra porque ficamos cada vez mais vulneráveis devido a doenças e à fragilidade e por causa do papel marginal dos mais velhos no mundo moderno e da indiferença e insensibilidade frequentes do cuidado médico.

Por muitos anos, Diana lidou de maneira corajosa e delicada com doenças físicas, problemas econômicos e uma quantidade acima da média de perdas pessoais. Então, beirando os setenta anos, cirurgias malfeitas e a dor crônica decorrente a tornaram vulnerável a gatilhos. Ela me contou que, em dias de muita dor ou diante da condescendência de um médico, ela sente "como se o que está diante de mim desaparecesse e eu fosse de novo uma criança com minha família e alguém estivesse dizendo ou fazendo algo incrivelmente doloroso. Tenho essa sensação terrível, mas seria perigoso demais colocá-la em palavras, porque sei que a reação da minha família só deixaria tudo pior".

Claro que é doloroso tomar consciência de nossos gatilhos, mas é necessário, instrutivo e nos ajuda a focar no que é importante. "Preste atenção", dizem-nos eles. "Algo está errado... Você precisa tomar uma atitude."

Você precisa focar quando seu coração acelerar e seus pensamentos ficarem confusos; quando sua vista ficar embaçada ou passar a ver tudo vermelho sem que você saiba por que, ou você tiver vontade de correr; ou ainda quando você sentir que está grudado na cadeira ou na cama; ou quando não conseguir falar ou só conseguir balbuciar. Esse é um tipo de *biofeedback*: seu corpo e sua mente em desordem mandam sinais, falam com você. Se você prestar atenção, vai perceber que um gatilho foi disparado e que precisa encontrar a causa e tratar o problema.

Relaxe seu corpo e acalme sua mente. A respiração do abdômen relaxado, cuidando e trazendo equilíbrio para nós mesmos, costuma ser o primeiro passo para controlar nossos gatilhos. À medida que respiramos devagar e profundamente com nosso abdômen solto e relaxado, acalmamos a tempestade biológica.[7] O medo e a raiva na amígdala diminuem, assim como a taquicardia que provocam. Os nós no estômago começam a se desfazer. O gelo nas mãos derrete. A autoconsciência, a memória e o entendimento voltam a funcionar.[8] O caos cede e começamos a ver com distanciamento o que aconteceu conosco.[9]

Um padrão pode então surgir: "Foram certas palavras ou expressão facial, o lugar ou uma pessoa que fez *X* ou parecia *Y*" que provocaram esses sentimentos. E, conforme relaxamos, talvez compreendamos que aquelas palavras, gestos, tons, rostos e lugares evocaram situações de outras partes de nossas vidas, que algum dia nos preocuparam, ameaçaram ou de fato nos devastaram.

Quanto antes formos capazes de relaxar após um gatilho, melhor. No entanto, não há um cronograma exato. Emily precisou de alguns dias perturbadores; Todd, as 24 horas que quase lhe custaram a vida; Moira, algumas semanas; e Angie, muitos anos para tomarem consciência do que estava acontecendo e entenderem que estavam sofrendo por um gatilho.

E mesmo quando sabemos disso, como Emily certamente sabia, é possível, pelo menos no começo, que busquemos razões para justificar nossas reações: "Como alguém pode simplesmente pegar um livro emprestado quando quiser?" Depois de um tempo, porém, o relaxamento nos permite ter uma perspectiva mais ampla.

Atualmente, a respiração do abdômen relaxado ajuda Angie a "virar a chave". "Ela me faz voltar para o meu corpo." Desde que a aprendeu, Angie tem feito a respiração diversas vezes por dia durante alguns minutos. Sempre que se sente tensa ou travada, sempre que sente as mãos frias, pratica por mais alguns minutos. "A respiração do abdômen relaxado me afasta desse tipo de pensamento... Permite que eu veja o que me tirou dos trilhos."

Mexa-se para soltar a tensão. Às vezes, quando você sofre por um gatilho, pode parecer impossível ficar parado. É muito mais natural desencanar, deixar a dor sair. Faça logo o método de chacoalhar e dançar, ou alguma técnica expressiva, como a respiração caótica ou golpear travesseiros.

É o que Angie faz quando uma ameaça de seu sobrinho, a raiva do marido, a chegada do Natal com suas lembranças de deslocamento, ou os acessos de raiva do filho mais novo reacendem terrores que não consegue acalmar apenas respirando. Nessas ocasiões, ela chacoalha e dança por quinze minutos. Depois, sente-se com energia e capaz de falar e de se defender. Às vezes, depois dos ataques do filho, ela põe uma música e chacoalha e dança com ele. Eles choram e depois riem. Eles se abraçam e ele conta como estava assustado, e ela o entende.

Angie é uma boa professora. Eis uma versão didática. Transforme a respiração do abdômen relaxado em uma parte regular de seu dia a dia. Ela vai ser um recurso confiável sempre que você sentir os sinais físicos de que um gatilho está sendo disparado. Assim, você também pode virar a chave. À medida que você respira lenta e profundamente, relaxa o corpo e acalma a mente, o terror provocado pelo gatilho costuma ceder. Você vai reconquistar o controle e conseguir ver com distanciamento o gatilho pelo que ele é: o fantasma, não a realidade, de traumas passados. Quando a respiração do abdômen relaxado não funciona, chacoalhar e dançar costuma quebrar o feitiço e liberá-lo das correntes. Você vai retornar, mais relaxado e seguro, ao seu eu atual.

E você pode fazer uma ou ambas as práticas tanto para prevenir quanto para tratar: antes de encontros familiares que podem despertar memórias de conflitos, crueldade ou indiferença; ou de reuniões cujos desafios você teme que o lembrem de fracassos passados; ou quando você antecipa uma situação — uma viagem de carro ou avião, uma vizinhança desconhecida, uma festa cheia de estranhos — em que você talvez se sinta vulnerável.

Olhe e aprenda. Se você se acalmou com a respiração do abdômen relaxado e usou meditações expressivas para liberar a tensão e desenterrar o que estava escondido, está pronto para olhar seu gatilho de perto e aprender com ele. Qualquer uma das técnicas que mobilizam sua imaginação e sua intuição pode ajudá-lo.

Angie gosta de usar os desenhos para explorar e aprender com os gatilhos. Depois de uma discussão familiar que despertou seus sentimentos de isolamento, o desenho de seu maior problema mostrava muros. Um muro de fogo à esquerda a protegia de seu marido irritado; à direita, um muro de lágrimas a separava dos filhos. "Vi claramente as barreiras que me paralisavam. A fúria do meu marido e as memórias de raiva que ela despertou, e minha própria solidão, que me impedia de me aproximar das crianças." No terceiro desenho, a "solução do problema", ela esticava os braços para cada lado, uma das mãos segurando com firmeza a mão de seu filho e a outra quase tocando a de seu marido.

Um almoço com várias jovens mães foi o gatilho para Nora — que, aos quarenta anos e depois de diversos abortos, ainda não tinha filhos — mergulhar "num lugar sombrio". Ela usou o scan corporal para se entender e curar.

"O scan me levou até meu útero, aonde eu não queria ir. E, enquanto eu me perguntava que droga estava fazendo ali, o formato do meu útero mudou. Ficou circular e flutuou até minha cabeça. Percebi que era como uma coroa. E senti então, pela primeira vez na vida — meus pais sempre quiseram ter um menino e agora eles me pediam um herdeiro —, que era belo ser uma mulher. Senti tanto amor por mim mesma e soube que podia levar meu amor para a vida do meu marido e de muitas outras pessoas."

Meu guia sábio é minha fonte de referência para esclarecer gatilhos e me orientar. Quando um domingo calmo deu lugar a uma saudade intensa da filha que perdi, um beija-flor apareceu. "Valorize o amor que tem por ela", disse-me ele. Quando pedi mais orientações, o pássaro aconselhou: "Dê a seu filho o mesmo tanto de amor... e procure seus netos".

Os próximos passos. Agora é hora de absorver em nossa vida o que os gatilhos nos ensinam e seguir adiante.

Para Angie, o caminho foi fazer novos desenhos. Ela reuniu sua família para praticar desenhos e pediu que seu marido e seus filhos compartilhassem as necessidades e dores que apareciam em suas folhas. Quando falaram, ela pôde sentir seu próprio alívio e o deles.

Nora riu de prazer com a imagem de seu "útero coroa", andou pela sala com uma graça aristocrática e percebeu que estava "ficando romântica" naquela noite com seu feliz marido.

Eu fiz o que meu guia sábio me disse para fazer. Escrevi para minha filhinha no meu diário sobre as árvores e os animais que vira recentemente e que ela amava. Liguei para meu filho e mandei mensagens para um neto. Na rua, ainda naquele dia, percebi que sorria ao ver bebês em seus carrinhos e crianças voltando da escola.

Mais uma vez, eis os passos a tomar:

- Tome consciência de que sofre por gatilhos.
- Equilibre seu corpo e sua mente, acalme-se com a respiração do abdômen relaxado.
- Libere a tensão e as emoções: aumente sua energia com o chacoalhar e dançar, a respiração caótica ou outra meditação expressiva.
- Escolha uma maneira de confrontar, contemplar e aprender com seu gatilho: desenhos, scan corporal, o guia sábio ou o diálogo com o sintoma (ou, depois que você aprender como criá-lo no capítulo 17, seu genograma, sua árvore genealógica). Trabalhe com o gatilho até ele contar o que você precisa entender e sentir e o que deve fazer com o que está aprendendo.
- Então faça.

Se algo disparar o gatilho novamente dias ou semanas depois, a dor pode estar ainda lá, mas sua reação provavelmente vai ser muito menos paralisante. Você sabe o que e como fazer. Você será capaz de percorrer os cinco estágios mais depressa e com menos esforço. Depois, talvez você se sinta como se tivesse se exercitado ou tomado um banho: mais forte, flexível e relaxado.

ALGUNS DIAS DE RESPIRAÇÃO PROFUNDA, de chacoalhar e dançar e de golpes no travesseiro permitiram que Emily lamentasse em alto e bom som suas perdas — em sua infância e em seu casamento. Quando ela consultou sua guia — uma raposa-vermelha —, ela rapidamente ajudou-a a valorizar o amor e a amizade que ainda tinha por seu ex. "Ele não é tão ruim", confidenciou a raposa com um sorriso astuto antes de desaparecer. Agora ela pensava, surpresa, em sua reação extrema ao gatilho. Alguns dias depois, Emily explicou ao seu ex que havia reagido mal e ficou feliz em entregar a ele seus livros.

13
Faça amor, não faça guerra

É UM LEMA BONITO, porém mais fácil de falar do que de fazer quando você está sofrendo os efeitos de qualquer trauma. E é mais difícil ainda quando o trauma é sexual, como ocorre com um em cinco norte-americanos que foram sexualmente molestados quando crianças, e para os milhares de adultos que são estuprados ou abusados sexualmente a cada ano.

Todo trauma cobra seu preço na vida amorosa e sexual.[1] Isso ocorre em parte porque a resposta de luta ou fuga inibe o desejo e o desempenho sexual. Faz sentido. Se você está em uma situação de vida ou morte, parar para desfrutar do sexo pode ser letal. Se a reação de luta ou fuga permanece, pode continuar a minar a capacidade de resposta sexual, interferir em relações existentes e nos desencorajar a formar novos laços.

Quando o trauma é explicitamente sexual, o efeito é reforçado pelas memórias, que agora subjugam o desejo e tornam a intimidade assustadora.[2] Quando o trauma é inevitável, como o do abuso sexual na infância ou do estupro em qualquer idade, o dano é muito maior e mais difícil de reparar.

Sobreviventes de abuso sexual se afundam numa agitação tóxica e assustada e em flashbacks e pesadelos recorrentes e imprevisíveis que os levam a se afastar entorpecidos do contato.[3] Esse afastamento é induzido tanto biológica quanto psicologicamente. As endorfinas liberadas durante um trauma esmagador reduzem a dor física da violação, ao mesmo tempo que nos tiram — nos "dissociam" — do terror que está acontecendo conosco.

Com o tempo, porém, o que era autoproteção diante de um ataque brutal e inevitável pode ser tornar uma limitação crônica e terrível. É possível que nos sintamos arrancados do íntimo contato com nosso corpo, temerosos de outras pessoas e sem esperança de algum dia criar laços.

Cirurgias nos seios e nos genitais podem ser traumáticas e provocar o mesmo tipo de afastamento entorpecido.[4] Se um parceiro é repelido ou fica ansioso por causa de uma mudança física do outro, o dano é agravado.

Se perdemos um amante ou cônjuge, especialmente se ele ou ela nos deixou, a situação pode ser parecida.[5] Sentimos uma rejeição tanto física quando emocional. Costumávamos nos sentir vibrantes e atraentes e agora, depois da perda, nosso corpo parece inerte e estranho. Temos certeza de que não somos desejáveis nem amáveis.

Tentar remediar imediatamente essas situações provavelmente vai ser contraprodutivo ou mesmo perigoso. Se você não estiver pronto para a intimidade emocional e física, a dor dos eventos traumáticos originais — os horrores da violação — vão retornar, aumentando seu medo e aprofundando o afastamento. E assim, você vai se sentir ainda mais desestimulado a ter uma relação romântica ou sexual saudável.

Se for possível, porém, tente se distanciar de seus medos, reapossar-se de seu corpo e viver como um ser completamente sensual e sexual. Este capítulo conta a história de Sally, que foi violentada, mas exigiu para si mesma um renascimento emocional, intelectual, espiritual e sexual.

SALLY ILUMINA O AMBIENTE. Sei que é um clichê, mas parece que há um brilho acolhedor em volta dela. Ela se move e ri com facilidade e, quando nos encontramos recentemente, estava ansiosa para ouvir minhas novidades e dividir sua tristeza pela morte de um velho amigo, assim como sua alegria por liderar um programa mente-corpo para crianças.

Ela tem cinquenta anos, mas parece dez anos mais jovem. É loira de olhos azuis e tem um corpo forte e a maciez que lembra as pinturas de deusas da alegria, da dança ou do amor. Ela é uma boa esposa e uma mãe dedicada, e agora é uma professora e conselheira requisitada.

Ela também é uma usuária fiel e entusiasta de todas as ferramentas que você está aprendendo, uma personificação viva e amorosa de *Transformação*. E sobreviveu a uma infância assustada, acossada pela pobreza, pela negligência e pelo abuso sexual, pelo incesto e pela violência.

Nas próximas páginas ela irá relatar fragmentos de sua infância e irá levá-lo por alguns dos passos mais importantes de seu crescimento, desenvolvimento e cura. Enquanto isso, vou chamar atenção para como ela se curou com as mesmas técnicas e ferramentas que estou compartilhando com você.

"Em minhas lembranças mais antigas", começa Sally, "minha mãe sempre estava tentando deixar meu pai, mas ela nunca sentia que havia outro lugar para ir. Ela própria havia crescido em uma família alcóolatra e cheia de raiva. Para ela, o fato do meu pai ser violento e abusar sexualmente de nós duas não parecia anormal. Ela sabia que o odiava, mas pensava que aquilo era a vida.

"Ele a socava e estapeava. Em uma dessas vezes, ele quebrou o maxilar dela. Minha mãe nunca sabia se ele ia gostar da comida que ela fazia ou se ele ia jogar tudo no chão. Ele a torturava sexualmente, fazia com que ela tirasse a roupa e a fazia ficar na ponta dos pés puxando os pelos pubianos dela. E batia no rosto dela quando a estuprava.

"Quando eu tinha três anos, ele jogava objetos em mim, como frigideiras, e me atirava na parede. Quando bebia, me tocava, acariciava e beijava como a uma amante. À noite, ele se deitava sobre mim. Parecia que ele estava me sufocando, e eu sentia seu hálito e a cama subindo e descendo, enquanto ouvia as molas rangendo.

"Às vezes eu me sentia feliz na cozinha com minha mãe, mas cresci sempre nervosa, o corpo todo tenso, prendendo a respiração sempre que meu pai estava perto, olhando para os lados, tentando não fazer barulho e parecer invisível. Lembro de aos oito anos ouvir aos soluços meu pai gritar que minha mãe era uma puta e que ele não tinha certeza se era meu pai.

"Quando eu tinha nove ou dez anos, ele começou a falar que eu era gorda, feia e estúpida. Eu me sentia devastada, com o coração partido. Eu realmente achava que era estúpida e completamente inútil. Eu ficava me perguntando: 'Por que estou aqui?'

"Quando cheguei à puberdade, ele me olhava de canto de olho e dizia: 'Olha os peitinhos dela.' Eu sempre estava doente, com bronquite, asma, otite, faringite. Fiquei com os dentes escuros por causa dos antibióticos. Ia mal na escola.

"Eu estava dividida. Queria tanto que minha mãe o deixasse, mas o divórcio parecia uma vergonha. E, como minha mãe, eu não sabia se conseguiríamos sobreviver sem ele. Quando ela finalmente estava pronta para sair de casa, eu tive um ataque epilético."

Quando perguntei a Sally como ela sobreviveu a esse horror constante, ela respondeu que encontrou conforto em sua cadela. "Ela salvou minha vida. Eu costumava abraçá-la com força na cama e usar as orelhas caídas para secar minhas lágrimas. Dançar também era muito importante. Quando era adolescente, cobria meu corpo para escondê-lo, mas precisava me mexer, e me mexia nas aulas de dança com outras garotas ou sozinha no meu quarto."

Sally "ansiava por afeto, beijos e sentir os braços de alguém me envolvendo", mas desconfiava dos garotos e homens e os temia e evitava. "Tinha certeza de que eram como meu pai. Só queriam fazer sexo e me machucar." Ela bebia e usava drogas para "acalmar os medos e a aversão" e acabou explorada por homens abusadores, jovens ou adultos, que eram bem parecidos com seu pai.

Ela foi mal no ensino médio e não quis ir para uma faculdade, que era lugar de "gente rica e inteligente". Ainda assim, depois de quatro anos trabalhando em empregos ruins, ela estava desesperada o suficiente — e foi inteligente o suficiente — para reunir coragem e tentar. "Pensei: 'Não posso ser caixa de postos de gasolina o resto da vida.'"

Sally fez o máximo para parecer e agir como uma universitária, mas por dentro continuava "a se desfazer". Estava deprimida e angustiada o tempo todo. "A coisa mais simples exigia uma energia que eu não tinha. Estudar, percorrer minha rua, às vezes até sair da cama."

Ela experimentava episódios dissociativos que são comuns após traumas sexuais severos. "Um dia, saí do ônibus e não conseguia me lembrar como havia chegado ao campus. Costumava me sentir separada de meu corpo e perdia a noção do tempo e do espaço." Ela foi reprovada em todas as disciplinas. "Ia dormir chorando e acordava chorando. Pensava: 'Meu pai está certo. Talvez eu devesse me matar.'"

Sally consultou com um psiquiatra e um terapeuta. Os remédios prescritos pelo médico para ansiedade e depressão a deixaram mais calma, mas tiveram pouco ou nenhum efeito em seu estado depressivo e nos pensamentos suicidas. Muitas vezes ela não prestava atenção no que o terapeuta dizia, mas uma coisa fez diferença. "'Faça alguma coisa de que você goste', disse-me ele." E Sally ouviu e fez o que ele sugeriu. Hesitante e assustada, ela começou a dançar country.

"Tenho depressão e pensamentos suicidas", ela avisou a um homem que sempre a chamava para dançar. "'Não gosto de homens, mas gosto de dançar.' Ele apenas sorriu e continuou dançando. Um ano e meio depois, nos casamos."

O casamento trouxe alguma estabilidade, afeto e companheirismo, mas também terror. "Meu marido queria ser meu salvador, e isso me deixava maluca. Eu gostava de ficar abraçada com ele, mas não do sexo. O pênis me machucava. Era como se eu tivesse oito anos de novo: meu pai sobre mim, a cama rangendo, a sensação de que ia sufocar e morrer. Depois do sexo com meu marido, ia correndo para o banheiro, vomitava e ficava em posição fetal no chão, com o rosto colado no frio dos azulejos."

Sally entrou para um grupo de sobreviventes de incesto. "Percebi que havia realmente sido abusada e que não estava louca. Havia outras mulheres que tiveram as mesmas experiências." Ela se sentiu "um pouco menos envergonhada, um pouco menos culpada." Ainda assim, ela estava certa de sua inadequação como mãe e como professora-assistente, que era seu trabalho na época.

Na cama com seu marido e no caminho para o trabalho, ou em momentos de reflexão, sentia-se puxada para baixo e para trás, esmagada por memórias, incapaz de se mover ou respirar. "Não conseguia entender por que ainda me sentia tão deprimida, com pensamentos suicidas. Me perguntava: 'Qual é o problema? Por que não consigo superar?'"

A cura começa

Sally ainda estava longe de se sentir completa e saudável, mas havia feito algum progresso. Quero chamar atenção para quatro passos que ela já tinha dado para curar seu trauma, passos que você também pode dar.

Busque ajuda. O abuso sexual intimida, envergonha e isola as vítimas. Ele floresce secretamente. Violências, ameaças, medo da exposição, culpa e remorso são elementos do isolamento e da solidão. O efeito disso é ainda mais completo e devastador quando ocorre na infância, como aconteceu com Sally, quando somos aprisionados por pais abusivos ou outros adultos de quem dependemos. Mas também pode acontecer quando adultos, quando somos assediados ou abusados por pessoas que exercem poder sobre nós.

Tentar sair do círculo de cumplicidade — formado por familiares complacentes ou voluntariamente ignorantes, ou colegas de trabalho cheios de desculpas — é, por si só, um ato de cura.[6] Sally deu seu primeiro passo com um terapeuta, mas você pode buscar um cônjuge, parceiro, amigos, ou um parente que você sinta que vai entender. Atualmente, você talvez possa buscar alguém que conheceu pelo movimento #MeToo. Pode ser que vocês não se conectem com perfeição, que a pessoa não entenda você completamente, mas você já vai começar a restabelecer a capacidade de criar laços sociais que o trauma rompeu.

A partir desse relacionamento, você vai começar a confirmar que a experiência que você e outras pessoas negam ou reprimem foi uma experiência real. Você foi diminuído e degradado pela vergonha. Agora você vai se sentir aceito e vai se afirmar como é.

Compartilhe o que você tem guardado com alguém em quem sinta que pode confiar.

Encontre uma maneira de se sentir bem consigo mesmo. Esse conselho terapêutico foi importante, de maneira simples e vital, para Sally, como uma boia salva-vidas quando ela estava afogando. E ela teve — como ocorre com quase todos nós — vontade e sabedoria de agarrá-la.

Quando nos sentimos desvalorizados por causa do abuso, costumamos parar de valorizar o que antes nos dava satisfação e prazer. Fazer algo que nos ajude a nos sentir melhor é um antídoto óbvio. Ao menos temporariamente nos livramos do desespero, o que nos permite aceitar parte de uma vida recuperada e renovada.

Quando a atividade que dá prazer é física, o benefício é duplo. Quando movemos o corpo, nós o arrancamos de nosso algoz. Ele é nosso. Ele nos dá prazer. Para Sally, o caminho foi dançar; chacoalhar e dançar salvou Darcy, a bombeira; para Jenny, levantar peso fez o trabalho.

Muitas pessoas que foram estupradas ou abusadas sexualmente tendem a ir para as artes marciais. Eu as encorajo. Aqui, o prazer no movimento e na disciplina física é reforçado pela consciência de que seremos capazes de nos defender de futuros ataques. Exercitar-se e lutar ajudam a concentrar e a liberar a raiva reprimida.

Encontre uma atividade física que sirva para você. Pratique-a. Perceba como vai se sentir. O aumento de energia e confiança vai encorajá-lo a repetir a atividade.

Conecte-se a pessoas que sofreram algo semelhante. Entrar num grupo de sobreviventes de incesto foi outro passo para Sally sair da solidão que o abuso impôs. Foi também uma forma mais intencional e focada de buscar ajuda. Os membros do grupo sabiam pelo que Sally tinha passado e o que isso acarretou. Ao escutá-los, ela entendeu que outras pessoas compartilhavam seus sentimentos e pensamentos, assim como sua experiência, e que talvez ela não fosse tão dolorosamente diferente quanto achava. Sally começou a abandonar o papel debilitante de vítima e a se ver como uma sobrevivente ativa e forte.

Essa experiência de validação por iguais foi central para os grupos de conscientização dos movimentos de mulheres nos anos 1970 e para os "grupos de improviso" de veteranos do Vietnã. É um ingrediente vital para grupos de apoio a pessoas com câncer e outras doenças, para parentes de militares mortos, para homens e mulheres adultos que foram abusados pelos pais e para participantes de programas de doze passos para alcoólatras e dependentes.

Procure o grupo de apoio adequado para mulheres e homens que foram abusados ou estuprados. Vá a alguns encontros. Se você se sentir bem, continue.

Encontre um parceiro que realmente se importe. As tentativas de Sally na adolescência de experimentar o sexo reproduziam o abuso sexual paterno e justificavam e aprofundavam seus temores de intimidade emocional e sexual. É comum isso acontecer quando sofremos abuso sexual. Somos atraídos por pessoas que lembram quem nos machucou e, ingênuos e esperançosos, confundimos atenção sexual por verdadeiro apreço, luxúria por amor, ciúme por carinho. As drogas e o álcool podem diminuir nossa ansiedade e nossa inibição, mas nos levam a relações abusivas que no início nos assustam e depois nos envergonham.

Anos depois, quando Sally começou a gostar de si mesma, ela pôde escolher com mais sabedoria. Quando encontrou um homem persistente e afetuoso, mas que não a manipulava nem punia, ela conseguiu, mesmo que hesitante, reconhecer que ele lhe oferecia a possibilidade de um relacionamento verdadeiro e um espaço seguro para superar a ansiedade. Embora ela ainda não fosse capaz de ter uma relação sexual amorosa duradoura, já era um começo.

Abra-se para relacionamentos. Respeite suas próprias limitações e tenha um parceiro que também respeite.

Aceitando a medicina mente-corpo — e a transformação

Ingresse em um grupo de habilidades mente-corpo. Sete anos antes dessa conversa com Sally, ela procurou o treinamento de um centro de medicina mente-corpo no Texas, mal se atrevendo a ter esperança, mas desejando muito ser capaz de se sentir bem, de pensar com clareza e de apreciar, ou ao menos não recear, o sexo com o marido. Logo tudo começou a mudar.

O pequeno grupo foi uma revelação. Outros sobreviventes do incesto a acolheram, a compreenderam e a aceitaram. Mas foi em um grupo de habilidades mente-corpo (vamos visitar um deles no capítulo 18) que ela sentiu algo mais, algo que espero que você sinta enquanto lê estas páginas: "Amor e aceitação em um nível profundo de carinho. Eu não era apenas uma 'sobrevivente do incesto', mas um ser humano, e *o melhor de tudo é que ninguém tentava me consertar*". Sally se sentia — como espero que você se sinta — sem pressa, sem pressão, segura. Ali ela podia compartilhar o terror, o pânico, a dor, a raiva, a vergonha, as sombras que as memórias lançam sobre o presente, sua incapacidade, seus tropeços e todo o tempo perdido. Pela primeira vez na vida, ela compartilhou detalhes dos abusos que sofreu: "Era paradoxal. Eu era alguém com transtorno de estresse pós-traumático, mas também não era. Era muito mais".

Para Sally, ir ao grupo era como ir a uma escola onde "se aprendia a ganhar vida". Cada técnica de autocuidado — muitas das quais você está aprendendo aqui — era como um novo passo em sua própria dança da cura, uma dança que ela podia praticar sempre que quisesse ou precisasse.

Aprenda a acalmar a ansiedade e encontrar a liberdade. Logo a respiração do abdômen relaxado se tornou o recurso mais seguro para Sally encontrar força e alívio. O abuso sexual a fizera se sentir impotente. Ao respirar lenta e profundamente, ela descobria que podia liberar, de maneira segura e lenta, a tensão física e aproveitar seu corpo relaxado e cada vez mais solto. "Conseguia acalmar a ansiedade e me tornar presente, mesmo quando sentia o terror dos meus oito anos." Ela podia atravessar, em vez de se aprisionar em suas memórias.

Ao chacoalhar e dançar com os olhos fechados, "sentia algo maior do que conseguia quando dançava socialmente, como se pudesse mover meu corpo livremente pela primeira vez sem que ele fosse sexualizado. Eu estava realmente em meu corpo, não entorpecida, e gostando dele". Emoções, como tristeza, raiva ou medo, podiam emergir, percorrê-la e ir embora, deixando-a ali, sentindo alegria e experimentando a liberdade. Desde então, "quando não consigo ficar quieta para fazer uma respiração e estou tão brava que seria capaz de incendiar uma cidade", ela encontra conforto e libera a tensão chacoalhando e dançando.

Acesse sua imaginação e intuição. Sally e outras pessoas que foram sexualmente abusadas tiveram a confiança traída e a autoconfiança minada. Por isso confiavam pouco em seu julgamento e sempre ficavam em dúvida ao tomar decisões rotineiras ou ao fazer escolhas românticas.

Agora Sally estava usando técnicas que mobilizavam sua imaginação, como o imaginário guiado, os desenhos e os diálogos, para explorar e ajudar a responder questões que por anos a deixaram completamente perdida e sempre a incapacitavam: "Eu sou burra demais para entender esse conceito ou fazer esse trabalho?"; "Essa pessoa se importa comigo ou só está planejando me explorar?"; "Estou tomando a decisão certa sobre minha carreira?"; "Que tipo de contato sexual vai me deixar confortável esta noite?".

Aos poucos, ela fortaleceu os músculos de sua intuição. Cada feito aumentava sua confiança e cada decisão que parecia correta reforçava sua fé em si mesma. À medida que conseguia distinguir e julgar com mais sabedoria, também começou a achar mais fácil conseguir abandonar o constrangimento que a paralisava e o autojulgamento cruel.

Agora, quando as lembranças ameaçam sobrecarregá-la, Sally não se sente mais "vítima" ou "uma sobrevivente". Ela é "uma aprendiz com perguntas — 'O que posso aprender? O que devo fazer?' —, e com ferramentas para achar as respostas" para desafios intelectuais e medos sexuais.

Recuperação sexual. Sally começou a contar para seu marido o que estava aprendendo, assumindo suas limitações, sentindo-se segura para pedir que ele fizesse o mesmo. "Devagar", ela conseguia agora dizer a ele. "Meu guia sábio me falou que devíamos meditar antes de nos tocar. Vamos fazer isso antes de tirar a roupa. Vamos fazer tudo com atenção plena." Sem as roupas, começaram dando-se as mãos e olhando um para o outro. Então se abraçaram e acariciaram lentamente, aproveitando o contato e a conexão, criando uma intimidade respeitosa e segura na qual Sally, que agora controlava o ritmo, podia aceitar e se entregar ao desejo.

Fizeram isso por semanas. Então, apenas quando ela se sentiu pronta e segura, permitiu que ele a penetrasse lenta e gentilmente. Quando ela sentiu medo, respiraram juntos e relaxaram. Devagar, bem devagar, Sally conseguiu aceitar e ter prazer com o intercurso sexual e deixar que viessem o orgasmo e a entrega, sentindo, pela primeira vez, que estava "realmente fazendo amor".

Entenda seus abusadores. O genograma — a árvore genealógica que vamos discutir em detalhes no capítulo 17 — foi uma revelação para Sally. Enquanto ela desenhava o diagrama com diversas gerações, começou a encontrar explicação para o que antes parecia incompreensível. Percebeu que os pais que lhe infligiram tanto sofrimento foram eles próprios abusados pelos pais e outros parentes. Os modelos que tiveram de cuidar e ser cuidados eram assassinos, estupradores e alcoólatras cujos medos e cuja raiva os impediam de ver aqueles que feriam como seres humanos.

Ver os padrões de sua árvore genealógica no papel ajudou Sally a relaxar ao pensar nos fatos de seu passado. Ela entendeu, pela primeira vez, que realmente não era responsável pelo abuso que sofrera, nem o merecera. E, com segurança e distância emocional, foi capaz, para sua surpresa, de sentir alguma compaixão por aqueles que também foram feridos e lhe causaram tanta dor.

No genograma de Sally também apareceram ancestrais — refugiados da fome e de perseguição — que eram exemplos de resiliência pós-traumática nos quais ela podia buscar inspiração. Enquanto ela desenhava os símbolos representando os membros de sua nova família, escolhida por ela, identificou amigos, professores, membros do grupo de habilidades mente-corpo e animais de estimação, nos quais encontrava conforto, apoio e orientação.

Encontre significado e propósito. A história de Sally não termina na recuperação. Ela continua. À medida que ela aceitava as lições para a cura do trauma, um processo alquímico começou. Sua mente clareou, seu coração se abriu e ela ficou mais motivada. Conforme encontrava coragem para encarar o que antes a assustava, começou a sentir compaixão por aqueles que haviam sofrido de maneira semelhante e a perceber que ajudá-los era sua missão e parte constante de sua cura. Ela terminou a faculdade, especializou-se em educação e aconselhamento e começou a organizar grupos de habilidades mente-corpo.

O horror do abuso e do incesto abriram para Sally o caminho da compreensão e, quando ela o trilhou, aprendeu a amar a si mesma e a vida, aceitando seu novo propósito.

Sally continua a compartilhar cada nova descoberta e cada nova experiência com crianças e adultos que foram sexualmente abusados e com aqueles que os abusaram. Os médicos de sua comunidade sempre encaminham pacientes para ela.

Sally é professora, mas é sua história de vida e ela própria que dão as maiores lições. Recorro a seu comprometimento e sua coragem quando resisto a seguir o caminho da autodescoberta e do autocuidado que me ajudam a encontrar meu próprio trajeto. Se você se sentir perdido na turbulência do presente, preso e limitado por sua história, e parecer que não há esperança, pode valer a pena ler novamente a história de Sally. Deixe que ela empunhe a luz da esperança para você. Se ela conseguiu, você também consegue.

14
Curas naturais

NAS PRIMEIRAS VEZES que vi imagens do mundo natural no terceiro desenho que prescrevia — aquele em que a pessoa devia representar seu maior problema resolvido —, fiquei surpreso e curioso. Nos primeiros desenhos, de "você mesmo", os artistas muitas vezes apareciam empenhados numa tarefa, quase sempre isolados e sozinhos, mas ocasionalmente se desenhavam num retrato formal com um parente ou um amigo. Nos desenhos intermediários, com o tema "você com seu maior problema", às vezes as pessoas se desenhavam cercadas por grades de uma prisão, representando restrições familiares ou profissionais ou, como Azhaar, apareciam minúsculas num canto vazio da folha. Outras vezes elas estavam ameaçadas por predadores domésticos ou soldados armados, perseguidas pela imagem de procedimentos médicos ou intimidados por relógios implacáveis.

Os desenhos finais, porém, eram bem diferentes. Sempre apareciam formas de árvores, flores, montanhas e rios. Os corpos costumavam ser mais substanciais, os rostos mais expressivos, as roupas mais claras. Imaginar estar na natureza parecia trazer mais vida. E, de maneira muito mais frequente do que nos primeiros dois desenhos, havia outras pessoas ou animais de todos os tipos com eles, como se a esperança de resolver os problemas repovoasse o mundo natural e a mente de cada um.

Logo comecei a notar que uma quantidade significativa dos terceiros desenhos, talvez a maioria, representavam pessoas contentes, ou mesmo exultantes, na natureza. Qualquer que fosse o problema, a natureza era parte da solução.

Isso parecia lógico para alguém como Hervé, o segurança que vivia no Haiti e amava jardinagem. Eu podia facilmente entender por que ele representou seu renascimento, após a morte da esposa no terremoto, como plantas e flores voltando à vida. Mas também tinha natureza nos desenhos de crianças e adultos de Gaza, árvores com pássaros em volta emergindo de paisagens de destroços, mulheres vestidas com *abayas* de mãos dadas e olhando para o mar.

Quando comecei a prestar atenção, descobri que ocorria o mesmo nos Estados Unidos, tanto entre os moradores das cidades quando das zonas rurais. Para um executivo que passava pela quimioterapia para tratar de um câncer, a solução era subir em uma montanha verdejante próxima sob um céu azul. Uma jovem que lidava com a traição e a humilhação do assédio sexual de seu pai aparecia andando feliz num parque da cidade.

Esses desenhos nos lembram que a natureza cura. Somos parte dela — e, sim, eu penso na natureza como primordialmente feminina, como a Mãe que nos nutre e sustenta. Quando me sinto conectado a ela, posso relaxar, como uma árvore com raízes profundas. Nossos ombros tensos podem descansar. Nossa respiração fica mais profunda. Lembro-me de sentir isso quando criança, correndo e rindo enquanto me entregava à liberdade do Central Park, em Nova York, ou apoiado num parapeito, vendo a correnteza do East River. Quando estamos próximos da natureza, nossos pés tocam felizes o solo. Nós sentimos novamente que, como a própria natureza, também podemos crescer e mudar.

A LITERATURA CIENTÍFICA atual tem nos incentivado a fazer o que a intuição de pessoas traumatizadas havia percebido e nossa conexão rompida com a natureza exige. Há 35 anos, pesquisadores observaram que pacientes hospitalizados cujos quartos davam para áreas arborizadas ficavam significativamente "menos chateados e chorosos" do que aqueles cujas janelas davam para becos para os tijolos de muros. Sentindo-se melhores, recuperavam-se mais depressa do trauma médico e deixavam o hospital antes.[1]

Desde então, outros pesquisadores em todo o mundo exploraram a variedade de maneiras pelas quais podemos nos reconectar com a natureza e as dádivas que ela traz para nossa vida mental e emocional e nossa saúde.[2] Pacientes que observam cenas rurais recuperam-se mais depressa do estresse e são mais resilientes do que os que assistem a filmes em ambientes urbanos. Mulheres que lidam com o trauma de uma mastectomia conseguem se concentrar melhor quando passam um tempo na natureza. Pessoas deprimidas que passeiam em áreas verdes têm o humor notavelmente melhor do que as que andam nas ruas de cidades.[3]

Recentemente, Gregory Bratman e seus colegas de Stanford mostraram que moradores de cidades que andam na natureza por apenas noventa minutos experimentam uma diminuição da atividade do córtex pré-frontal subgenual, uma área do cérebro associada com a ruminação mórbida — quando fica-se remoendo de maneira improdutiva e repetitiva pensamentos negativos sobre nossa vida e nós mesmos —, exatamente o tipo de atividade mental autossabotadora que prejudica o cérebro de pessoas traumatizadas e deprimidas.[4]

Esse é um fenômeno mundial. Pesquisas na Inglaterra mostraram que pessoas que vivem em meio a fazendas, campos e prados são menos estressadas e deprimidas do que as que vivem com menos áreas verdes.[5] Um estudo sugere que a *Mycobacterium vaccae*, bactéria que vive no solo, contribuem para esse efeito terapêutico ao aumentar os níveis do neurotransmissor serotonina, que é calmante e melhora o humor.[6]

No Japão, pesquisas sobre o *Shinrin-yoku*, o "banho de floresta", mostraram o poder terapêutico de andar entre as árvores aproveitando a vista e respirando o ar perfumado pelas folhas e cascas com propriedades medicinais. Praticantes do banho de floresta de mais de vinte lugares diferentes apresentaram diminuição do cortisol e da pressão sanguínea, e aumento da atividade do nervo vago, mudanças que provavelmente nos ajudam quando sofremos traumas ou estamos cronicamente estressados.[7]

Agora sabemos que a natureza realmente ajuda nossa cura. Então, o que fazer? Onde? Por quanto tempo? E como começar?

*

Sharon tem lições a compartilhar. No começo da vida, ficava mais em meio à natureza do que com a sua família muitas vezes negligente e conflituosa. Vagava pelas planícies e subia as montanhas do Wyoming, como o povo Dacota fazia cem anos antes. Muito mais tarde, isolada e mutilada por acidentes de carro e cirurgias, entristecida pela perda, ela manteve uma instrutiva conexão com o mundo natural que lhe dava vida e significado.

Ela renova essa conexão de maneira muito íntima ao tocar seu corpo em longos banhos diários. Ela cozinha calma e criativamente para si mesma e alguns amigos próximos. Ela também tem a sorte de viver numa rua arborizada, em uma casa com um pequeno jardim. Ela presta muita atenção na influência das fases lunares em suas articulações e em seu humor e toda noite olha para o céu para fazer um pedido para a primeira estrela. Ela se delicia com as faces e os humores do mundo natural à sua volta, percebendo as mudanças sutis de temperatura e umidade, o calor do sol primaveril, as primeiras flores na árvore em frente à sua janela e os ventos revigorantes do outono. Sharon cuida de um pequeno canteiro de ervas e aproveita a primeira neve do inverno deitando-se no chão e desenhando anjos com o corpo.

Quase tudo isso que alimenta Sharon está disponível para todos nós. Aqueles que vivem em apartamentos sem vista, em ruas sem árvores, precisam empregar mais energia para ver e sentir o mundo natural, precisam se sintonizar de maneira mais consciente com os ritmos naturais, mas isso é possível, e vale a pena. Nos últimos 35 anos, conheci em Nova York muitos ex-dependentes de heroína HIV positivos, alguns deles com longas passagens pela prisão. Traumatizados na infância e pela vida que levaram quando adultos, contaram-me sobre as alegrias de peregrinar nos parques de manhã ou no começo da noite, de respirar o ar salgado quando emergiam do metrô para a areia de uma praia pública, e a emoção de flutuar quase sem peso nas ondas. Eles falavam maravilhados das alegrias de cuidar de uma planta num telhado, numa saída de incêndio ou no peitoril de uma janela.

Sempre que você puder, passe um tempo na natureza, seja uma hora, uma tarde, um dia, um fim de semana, ou mais, para renovar e curar a si mesmo, para homenagear a natureza e aprender com ela.

Uma caminhada com atenção plena de vinte minutos vai ajudá-lo a dar a partida e vai proporcionar os benefícios prometidos pela pesquisa. Às vezes, ando bem devagar pela minha rua, atento a tudo e descrevendo para mim mesmo o que percebo: as folhas nas árvores, o alcance e as torções dos galhos, os passarinhos pulando e cantando, os insetos zumbindo e voando perto da minha cabeça, as plantas e as flores que brotam ao longo das estações nos jardins dos vizinhos.

Se sua rua não tiver isso, vá para a zona rural ou para um parque. Mesmo um pequeno parque vai recompensar o esforço e a atenção. Seus olhos e sua mente vão acompanhar as folhas e os galhos. Seus pés vão sentir a textura da terra e das pedras, seus ouvidos vão registar a água corrente dos riachos.

Quando sentimos os ritmos da natureza e participamos de seu ciclo eterno de nascimento, crescimento, morte e renascimento, somos lembrados de que também nós estamos sempre mudando em nosso mundo interno de pensamentos e sentimentos, órgãos e células.

Na natureza podemos sentir — sem esforço ou aviso — que os fardos do trauma estão sumindo de nossos ombros. Sabemos em cada célula a verdade que os estudos nos dizem: que a natureza nos relaxa e nos concentra, reduz nossos hormônios do estresse e torna nossos passos mais leves. Entendemos a mensagem: o trauma que antes nos dominava não está preso a nós para sempre.

Aqui, como sempre, nossa respiração é um grande professor. Quando respiramos lenta e profundamente, podemos sentir a conexão entre o mundo natural fora de nós e o que existe dentro de nós. Podemos também nos lembrar de que essa conexão é tanto íntima quanto universal: as árvores proporcionam o oxigênio que respiramos, e o dióxido de carbono que expiramos, por sua vez, alimenta as árvores. Respire profundamente, relaxe e esteja consciente de que você é parte da natureza, de que ela está sempre cuidando de você e que é ela que o sustenta.

Muitos anos atrás, Shyam sugeriu alguns experimentos que aprimoraram bastante meu gosto pela natureza e por mim mesmo.

Eis um deles:

> Separe vinte minutos ou meia hora para observar de perto uma dezena de folhas de uma árvore. Preste atenção ao tamanho e à cor de cada uma, perceba as pequenas e grandes diferenças entre seus formatos e contornos. Observe lenta e cuidadosamente mais dez ou vinte. As diferenças entre as folhas vão deixá-lo surpreso e contente.

Você faz parte da natureza tanto quando as folhas de uma árvore. E, quando você começar a apreciar a variedade da natureza, também vai apreciar cada vez mais sua própria singularidade. Você vai entender a mensagem: diferenças entre você e outras pessoas que antes o deixavam desconfortável podem ser oportunidades para estima e motivos para celebração.

Plantar uma árvore, flores ou um jardim é uma maneira antiga e sábia de lidar com o trauma inevitável da perda e da morte. Há pouco tempo, em um encontro de parentes de homens e mulheres que se suicidaram enquanto estavam nas forças armadas, patrocinado pelo Programa de Ajuda a Sobreviventes de Tragédias (TAPS, na sigla em inglês), tomei café com um vendedor de equipamentos agrícolas de uma cidade do Sul dos Estados Unidos. Richard falava devagar, com um pouco de sotaque sulista, e me ofereceu creme e açúcar com uma cortesia formal.

"Às vezes me vêm à mente imagens dessas famílias do TAPS", contou-me enquanto tomávamos o café. "Todas as seiscentas ou oitocentas pessoas que estavam aqui no encontro do ano passado ou do anterior, todos nós passamos pela mesma coisa. Aqui encontro conforto e apoio, e aprendo."

Ele me contou que a respiração do abdômen relaxado que ensinei a ele na oficina que conduzi naquela tarde havia diminuído suas preocupações e que chacoalhar e dançar o ajudou a chorar pela perda de seu filho, um sargento do exército que deu um tiro na cabeça após uma discussão com a esposa. Depois de dançar, ele sentiu alegria pela vida do filho. "Nada consegue fazer a dor desaparecer", explicou ele. Mas ele achava que as novas técnicas "acrescentariam algo importante" ao que ele havia aprendido ao longo dos anos sobre como lidar com o luto e como celebrar e homenagear a vida de seu filho.

Havia uma forma particular de homenagear seu filho — e de se curar — que ele queria me contar, algo que ele achava que eu gostaria de compartilhar com as pessoas com quem trabalhava.

Alguns anos antes, ele havia plantado uma árvore num canto que era especial para ele e o filho. Desde então, ele aguava e capinava em volta da árvore, observava-a crescer e se sentava sob ela. De vez em quando, ia até lá exausto e desanimado. Algum tempo depois de ficar sentado chorando, sentia-se renovado pela admiração que sentia por aquela nova vida que crescia, pela sensação quase inexplicável de que essa nova vida de alguma maneira estava ligada a seu filho.

O FILHO DE RICHARD, o sargento que havia se matado, nunca viveu a imersão curativa na natureza que deveria ser um direito de quem volta da batalha. Povos nativos de todo o mundo entendem que purificar-se do sangue, da raiva, da perda e da culpa é um prelúdio necessário para que guerreiros consigam retornar para a comunidade em tempos de paz; que essa purificação e reunificação devem ocorrer na natureza, em cerimônias em que o peso da agressividade masculina seja balanceado pelo cuidado feminino. Em diversos povos norte-americanos, mulheres idosas costumavam dar banho nos guerreiros e cuidar de seus ferimentos psicológicos e físicos.

Alguns veteranos modernos, sujeitos a dispensas protocolares, privados de reintegração ritual em nossa sociedade, criaram seus próprios ritos de passagem e repatriação que reafirmam a conexão curativa com a natureza e a reunião com as comunidades para as quais retornam. O que eles fizeram pode ensinar e inspirar o restante de nós.

O primeiro homem a percorrer toda a Trilha dos Apalaches da Geórgia ao Maine foi um veterano da Segunda Guerra chamado Earl Shaffer, que decidira "andar para tirar o exército do meu sistema tanto mental quanto físico".[8] Sessenta anos depois, um número significativo de veteranos tem percorrido a Trilha dos Apalaches ou atravessado os Estados Unidos de uma costa à outra.

Médicos do Departamento de Veteranos receitaram a Heath Lanctot, um ex-fuzileiro naval especialista em reconhecimento com duas incursões no Iraque, oito medicamentos diferentes, mas ele "não queria nenhum comprimido". Em vez disso, ele decidiu caminhar pela neve e pelo deserto na divisória continental "para pensar sobre minhas ações passadas e limpar tudo".

E, é claro, não são apenas veteranos que entendem que a natureza pode ser necessária para purificar o trauma. O relato de Cheryl Strayed sobre como se curou da perda e da dependência fazendo a trilha da Cordilheira do Pacífico foi recentemente um grande best-seller.[9] Milhares de mulheres e homens modernos têm percorrido o "Caminho de Santiago", a estrada no norte da Espanha onde há dois mil anos Tiago, irmão de Jesus, teria feito sua peregrinação.

Caminhar durantes semanas ou dias na natureza rompe velhos hábitos, dissipa velhos medos e extingue a culpa que queima dentro de nós. Mas dias ou mesmo horas esporádicas na natureza também podem nos ajudar a nos livrar do fardo pesado do trauma do qual não precisamos mais, o que nos permite seguir em frente em direção à vida sempre renovada do momento presente. "Na natureza", observa Thoreau no ensaio "Caminhando", "está a preservação do mundo, aquele em que vivemos e aquele que está dentro de nós".[10]

Curvando-nos à natureza, nos unindo a ela, somos arrancados do ciclo infeliz do trauma e voltamos à corrente comum, sempre em movimento, da vida e de nossa vida, da vida, morte e renascimento. Também somos lembrados de que fazemos parte de algo muito maior do que nós mesmos, um mundo de espanto, admiração e renovação que pode dissolver nossos esforços nervosos, alimentados pelos traumas, para nos defendermos de mágoas do passado e evitar feridas futuras.

Separe um tempo. Faça um esforço para visitar a natureza.

15 Terapia animal

É COMUM QUE ANIMAIS apareçam como guias sábios ou como companhias quando fazemos o terceiro e esperançoso desenho. Ao longo dos anos, tive mais beija-flores, corvos e libélulas como guias sábios do que ancestrais, mentores ou deuses, e com a mesma frequência de meus filhos amados, que são meus grandes professores.

Toda a natureza pode curar, mas nossos parentes próximos, os animais, nos oferecem algo especial. Eles falam conosco sem palavras. Concedem proximidade física e afeto sem exigir nada. Escutam a dor que confidenciamos sem fazer perguntas ou julgamentos. São amigos com sentimentos. E nós podemos demonstrar-lhes afeição. Isso os torna especialmente importantes quando fomos magoados por outras pessoas ou perdemos entes amados, quando o contato humano próximo parece perigoso ou traz a memória de outras perdas.

Depois que vinte crianças foram assassinadas numa escola primária em Sandy Hook, Connecticut, em 2012, muitos dos sobreviventes tinham medo ou não conseguiam compartilhar com seus pais preocupados ou com profissionais competentes as terríveis lembranças e os pesadelos constantes. Por outro lado, iam em bando para eventos com cães terapêuticos e passavam longas e reconfortantes horas abraçando-os e falando com eles.[1]

Crianças que enfrentam formas potencialmente fatais de câncer e militares que acabaram de voltar da guerra costumam preferir a companhia de cavalos — equinoterapia — a todas as outras experiências de cura.[2] Acariciar, alimentar e cuidar de coelhos me ajudou quando passei, aos seis anos, um verão solitário num acampamento de férias. Meu irmão mais jovem, Jeff, a quem coube todo o fardo de aguentar as brigas cada vez mais intensas de nossos pais, me contou que não teria sobrevivido às noites de gritos, lágrimas e agressões sem o meigo filhote que dormia com ele. Lembre-se de que Sally, que havia sido abusada sexualmente pelo pai, secava as lágrimas nas orelhas caídas de seu cão.

POR MAIS DE DUZENTOS ANOS, médicos sensíveis registraram e defenderam o poder curativo dos animais.[3] No final do século XVIII, os pacientes psiquiátricos do Retiro York, na Inglaterra, foram encorajados a passar alguns momentos com animais de fazenda. Benjamin Rush, conhecido como o pai da psiquiatria norte-americana, baseou o programa de seu hospital na Pensilvânia no de York. No fim do século XIX, Florence Nightingale observou que receber a visita de pequenos animais diminuía a ansiedade de crianças e adultos hospitalizados.[4] E, não muito depois, o severo Sigmund Freud notou que seus pacientes psicanalíticos se deitavam mais relaxados e contentes no divã e compartilhavam suas memórias dolorosas com mais liberdade quando seu cachorrinho Jofi se aproximava deles.[5]

Nos últimos quarenta anos, diversos pesquisadores mediram esse efeito terapêutico. Vários estudos com adultos saudáveis e hipertensos demonstraram que sessões breves com animais podem diminuir a pressão sanguínea.[6]

Um pequeno estudo publicado no *Journal of Psychosomatic Research* mostrou que essa mudança positiva era acompanhada pela diminuição do cortisol, um hormônio do estresse, e pelo aumento da beta-endorfina (que melhora o humor), da dopamina (que melhora a energia) e da oxitocina, o hormônio responsável pela criação de laços. E essa também foi uma experiência feliz para os cachorros. Seus níveis de endorfinas e oxitocina também aumentaram. O mais interessante é que os níveis de endorfina e oxitocina aumentaram em humanos e cães *depois de apenas 5 a 24 minutos de interação interespécie.*[7]

Alguns anos atrás, Erika Friedmann e seus colegas publicaram um estudo particularmente dramático sobre uma terapia animal bem-sucedida. Donos de animais de estimação que haviam sido hospitalizados por ataques cardíacos ou angina de peito — dor torácica relacionada com o coração — tiveram taxas de sobrevida após um ano significativamente maiores do que pacientes sem animais: "Dos 39 pacientes que não tinham animais, onze morreram. Entre os donos de animais, apenas três entre 53 morreram após um ano", uma taxa de 26% por cento contra uma de 6%.[8] É uma diferença estatisticamente muito relevante e que salvou a vida de donos de animais.

Estudos também sugerem que pessoa que têm contato, mesmo que breve, com animais conseguem estabelecer melhores laços com outras pessoas. Depois de três sessões de dez minutos brincando com porquinhos-da-índia, crianças autistas sorriam e davam risada, conversavam e tocavam outras pessoas significativamente mais do que quando ficavam só com brinquedos.[9] Essas últimas descobertas são especialmente importantes. Depois do trauma, podemos ficar retraídos, medrosos e desconfiados. Estabelecermos laços com os animais, sentirmos que eles nos conhecem e nos aceitam e tomar conta deles pode funcionar como uma ponte viva que nos devolve a capacidade de nos preocupar e nos conectar com outras pessoas.

Algumas observações recentes de laços entre pessoas e papagaios (sim, papagaios) são particularmente surpreendentes. Ainda não há estudos controlados, mas as anedotas e os testemunhos — que costumam ser o primeiro estágio da exploração científica — sugerem um lindo quadro vivo de possibilidades de cura entre humanos e animais.

No início de 2016, meia dúzia de amigos me encaminharam o artigo "O que um papagaio sabe de TEPT?", publicado no *New York Times* e de autoria de Charles Siebert, que escreve para a *Times Magazine.*[10] Li com lágrimas nos olhos, embora o texto enchesse meu espírito de admiração e esperança.

Essencialmente o artigo conta que diversos veteranos americanos gravemente traumatizados, confusos e incapacitados pelos horrores que viram e cometeram, encontraram redenção e regeneração cuidando e conectando-se com papagaios que haviam sido duas vezes devastados pelo trauma.

Esses homens e mulheres, alguns dos quais haviam pensado em suicídio ou foram confinados em hospitais psiquiátricos, entraram na vida dos papagaios emocionalmente instáveis, insones e enfurecidos, quase sem conseguir falar, muitas vezes sem esperança. Os papagaios que conheceram haviam sido capturados dos bandos selvagens aos quais pertenciam e depois, por morte ou abandono, perderam os donos humanos que lhes haviam dado um segundo lar seguro.

Quando foram resgatados e entregues a santuários, esses pássaros desgrenhados e transtornados exibiam muitos dos mesmos sintomas dos veteranos traumatizados que logo conheceriam. Nas palavras de Siebert, eles "andavam sem parar de um lado para o outro, balançavam o corpo e gritavam, encolhendo-se nos cantos, arrancando as penas e berrando com as recordações que voltavam como um disco arranhado".

O que ligava os veteranos e os pássaros era a empatia — sentir-se com e no lugar do outro. Lily Love, 54 anos, uma nadadora da guarda costeira especializada em resgate por helicóptero, cuja mente era atormentada pela culpa da morte de amigos queridos, havia recebido remédios que a fizeram ver "homenzinhos e aranhas verdes saltando de árvores". Ao cuidar dos pássaros e limpar suas gaiolas, Lily começou a se recompor. Ela conhece bem "o trauma mútuo que esses pássaros e eu sofremos, e meu coração só quer sair para criar, cuidar e alimentar esses animais. E fazer isso me ajuda a curar meu trauma".

No tempo que passou na marinha, Matt Simons, hoje com 43 anos, que havia sido um estudante brilhante e *quarterback* do time de futebol americano universitário, viu "muitas mortes e outras coisas que não queria ter visto". Depois da dispensa, ele tornou-se dependente de heroína, quase matou uma pessoa numa briga de bar e acabou atrás das grades. A medicação psiquiátrica e a psicoterapia pouco ajudaram, mas encontrar Joey, um papagaio da Amazônia de cabeça amarela, fez toda a diferença. "Eu era tímido, ficava irritados com humanos, isolado e nervoso. Joey parecia ter a mesma atitude que eu. Então criamos laços. Ele me deixa tocá-lo. Apenas eu."

Os papagaios têm centros cerebrais altamente especializados no companheirismo que permitem que eles voem em bandos e se sintonizem com a fala e emoções humanas. Mas a capacidade de sentir empatia está amplamente presente no reino animal. E todos os animais parecem conseguir despertar a compaixão humana.

EMBORA OS SANTUÁRIOS onde veteranos e papagaios convivem sejam exemplares, não é necessário tanto para a construção de laços e para a cura. Em circunstâncias muito mais comuns e acessíveis, encontrei, não faz muito tempo, Lucy, uma artista de trinta anos que limpava uma casa onde eu estava.

Ela lutava contra a depressão desde adolescente. Um ano antes de nos conhecermos, seu namorado havia morrido em um acidente. Depois disso, ela voltou a tomar antidepressivos, mas logo parou. "Os remédios acabam com minha criatividade... Preciso conseguir me expressar, ter um motivo para viver."

Como muitas pessoas que suspeitam ter passado por um trauma, Lucy ainda não consegue lembrá-lo. Mas ela sabe que sempre se sentiu "sozinha e abandonada". A psicoterapia foi útil — como todos nós, ela precisa "de alguém com quem compartilhar minha história" —, mas foram os animais, principalmente desde a morte do namorado, que fizeram toda a diferença.

"O terapeuta mais importante que tive", contou-me, "foi minha cadela". Quando quis saber por que, ela sorriu, um pouco curiosa com a pergunta, cuja resposta lhe parecia óbvia. "Bem, por causa do amor incondicional, é claro. Não importa o que eu esteja fazendo, ou a minha aparência, ou se estou cheirando mal, ela me ama.

"É isso, acho que a melhor palavra para descrever é *presença*. Eu não sei, é claro, o que minha cadela está pensando, sinto apenas que ela está aqui, comigo, sem ficar remoendo o passado como eu às vezes faço, nem preocupada com o futuro. Então ela me traz de volta para o presente. Acho que ela é um exemplo para mim.

"Eu tomo conta dela e a amo, e isso me dá um sentido para a vida. E me lembra que devo cuidar de mim e me amar.

"Além disso, é tudo tão simples para ela. Tudo que ela precisa é de comida, abrigo e amor. E, quando tento me encaixar em alguma caixinha da sociedade, ou me preocupo com o que vai acontecer no futuro, percebo que também só preciso disso: comida, abrigo e amor.

"E, é claro, ficar sentada perto dela, fazendo carinho", ela mostra com um gesto carinhoso no ar, "é a melhor coisa. E são muitas as possibilidades", lembra-me ela, "não precisa ser um cão ou um cavalo. Podem ser cabras, ovelhas ou até porcos".

VOCÊ NÃO PRECISA ter animais por perto em sua jornada de cura do trauma, mas é certo que eles podem e vão facilitar o percurso. Ao fazerem companhia, eles convidam você a recuperar e aprimorar sua capacidade de confiar, ter empatia e generosidade, ajudam a baixar seus níveis de estresse e acalmam e confortam você. Aos poucos, tornam mais fácil e seguro aproveitar a companhia de outras pessoas, confiar nelas e se aproximar delas.

Se você tem um animal de estimação — e notáveis 50% dos lares americanos têm —, passe com ele um pouco mais de tempo para aproveitar completamente a ligação com ele e o cuidado e a alegria que vocês trocam. Se você não tem um animal, visitar lugares onde haja animais é um bom começo. Houve épocas em que passar uma tarde num zoológico, ou alguns minutos assistindo a um esquilo pulando em um galho, um cão brincando com uma bola ou formigas andando em fila, acalmava minha agitação mental e abria meu coração, tenso e fechado.

Você também pode passar períodos breves com os animais de outras pessoas. Quando, depois da morte de um parente, meu filho, então com dez anos, ficou angustiado, foi esperto em pedir a seus avós que "emprestassem" o golden retriever para conversar calmamente com ele e dormirem abraçados.

E sim, se você quer adotar um animal, como Lucy sugeriu, procure um que combine com você e seu estilo de vida. Enquanto escrevo estas linhas, lembro que, em diferentes épocas da minha vida, encontrei conforto na companhia de cães, gatos, coelhos, cavalos, pôneis, galinhas, porcos e até mesmo de um peixe-dourado.

Você pode ir a algum lugar para passar algum tempo com animais: a casa de um amigo, um zoológico, uma floresta ou uma praia, ou, na verdade, qualquer pequeno pedaço de gramado. Sentado perto de animais, observando-os em silêncio, talvez você se perceba recuperando a inocência e o espanto infantis que sobreviveram aos traumas de sua vida.

Algumas últimas palavras:

Pense em se voluntariar num abrigo ou adotar animais resgatados, como os papagaios de Lily e Matt e a cadela de Lucy. Suas necessidades especiais parecem lhes dar uma graça especial, permitindo que sintamos com segurança nossa própria dor e tristeza e tenhamos compaixão por nós mesmos, nos resgatando do medo e do isolamento que vêm depois do trauma e nos devolvendo o cuidado e a bondade que nos ajudam a restabelecer a melhor versão de nós mesmos.

16
Rindo para quebrar o feitiço do trauma

A *Reader's Digest* costumava nos dizer todo mês que "rir é o melhor remédio". Baseando-se na sabedoria popular, a revista nos lembrava que rir podia nos ajudar a atravessar as infelicidades comuns que surgem no dia a dia.

Em 1976, Norman Cousins, o reverenciado editor da *Saturday Review*, escreveu um artigo que estabeleceu o ingresso do riso no universo da ciência. Era chamado "Anatomia de uma doença (como percebida pelo paciente)" e foi publicado no *New England Journal of Medicine*, o periódico médico mais prestigiado dos Estados Unidos.[1]

Quando percebeu que o melhor tratamento convencional havia falhado para melhorar sua espondilite anquilosante — uma artrite espinhal autoimune incapacitante —, Cousins resolveu cuidar do problema por conta própria. Ele saiu do hospital e foi para um hotel, tomou superdoses de vitamina C anti-inflamatória e por longas horas assistiu a filmes dos Irmãos Marx e seriados cômicos de TV. Ele ria o tempo todo e notou que, quando fazia isso, sua dor diminuía. Sentia-se mais forte e melhor. Ele era um observador tão bom quanto qualquer médico de primeira linha, então desenvolveu sua própria curva relacionando dose e efeito: dez minutos de risada que forçava a barriga lhe davam duas horas de sono livres de dor. Logo ele ganhou mais mobilidade.

O relato de Cousins é o que os cientistas chamam de "experimento em que n é 1", isto é, que envolve um único sujeito. Há uma máxima da clínica médica que diz que quando um médico descreve um resultado positivo de um paciente, é uma anedota. Porém, se você testemunha esse tipo de mudança no seu paciente, ganha o status de um experimento no qual n é 1.

Mas esse n igual a 1 conseguiu repercutir. Os médicos de Cousins ficaram tão impressionados quanto ele. O artigo virou um livro, *Anatomy of an illness*, tornou-se um best-seller e continua a ser amplamente lido.[2]

Quando o poder terapêutico da risada entrou no radar médico, os pesquisadores começaram a explorar sistematicamente seu potencial para reduzir o estresse, melhorar a saúde e diminuir a dor. Hoje sabemos que rir diminui os níveis de estresse e melhora o humor de pacientes de câncer sujeitos à quimioterapia,[3] diminui a hostilidade de pacientes em hospitais[4] e abaixa a taxa cardíaca e a pressão sanguínea, além de melhorar o humor e o desempenho de profissionais de TI com boa saúde. Em muitos experimentos, o riso reduziu as dores de pessoas com inúmeros tipos de diagnósticos.

Rir estimula o músculo do diafragma em formato de domo que separa o peito do abdome, assim como os músculos abdominais, dorsais, faciais e das pernas.[5] Depois de rirmos por alguns minutos, esses músculos relaxam. Então nossa pressão sanguínea e os níveis dos hormônios do estresse diminuem; as quantidades das endorfinas que aliviam a dor e melhoram o humor aumentam, assim como da serotonina, que acalma, e da dopamina, que dá energia. Nosso funcionamento imune — provavelmente um dos fatores que fizeram Cousins por fim se recuperar — melhora. Se tivermos diabetes, o açúcar no sangue diminui. Rir é um bom exercício. É certamente saudável. E é excelente para aliviar o estresse.

Rir também tem um poder de transformação que transcende o aprimoramento psicológico e a redução do estresse. Rir pode romper o feitiço dos pensamentos fixos e contraprodutivos da autocensura que são tão pervasivos e devastadores em quem sofreu um trauma. Rir pode nos livrar dos sentimentos de vitimização que obscurecem nossa vida e nos cegam para os momentos de prazer e as possibilidades do futuro.

Depois de algumas boas risadas, é provável que você se sinta mais relaxado, com mais energia e mais presente. Muitas vezes, é possível ver com mais distanciamento o que tem feito você infeliz. Rir, afinal, é uma meditação expressiva, como chacoalhar e dançar. Ajuda a relaxar e a soltar o corpo paralisado pelo trauma. Sua força física e seu despropósito nos ajudam a dissipar a preocupação e a seriedade excessivas que assombram nossa vida depois do trauma. Rir desafia e rompe a vergonha e a autocrítica que nos limitam depois do trauma.

Você pode aumentar o efeito rindo de si mesmo no espelho. Ao fazer isso, você fica ainda mais consciente do absurdo de se apegar a ideias obsoletas e autodestrutivas sobre você e sua identidade como vítima.

Mais uma coisa sobre o riso: ele é contagiante. Ria com sua família e seus amigos. Depois, desestressado, você vai se perceber mais relaxado, aproveitando mais a companhia das pessoas, talvez com mais intensidade do que se sentiu desde que sofreu o trauma, talvez mais do que nunca. O que noto quando rio com algumas das pessoas mais traumatizadas do planeta é que meu riso dispara o riso delas. Então, rindo juntos, nos sentimos mais em harmonia uns com os outros, mais compassivos pelos demais.

Os FILMES DOS IRMÃOS MARX que Norman Cousins via dão uma ideia da variedade dos poderes do riso. Em seu nível mais básico — que o sombrio filósofo Nietzsche chamava de "nível de rebanho" —,[6] rimos dos outros. Isso tem suas virtudes. Os alvos dos Irmãos Marx eram os pretensiosos e os pedantes, os ricos e os poderosos. Eles se deliciavam levando caos para espaços de ordem, como transatlânticos, lojas de departamentos, festas de "janotas" engravatados, óperas e outros templos da alta cultura. Essas alfinetadas podem não apenas dar prazer, mas ser democratizantes. Percebemos que os engomadinhos não são melhores do que nós.

Mas há um benefício mais sutil. Quando assistimos aos Irmãos Marx fazendo os poderosos de bobos, começamos a perceber que nós também, embora pobres e azarados, às vezes somos bem metidos e orgulhosos e que, ao menos de vez em quando, nos levamos a sério demais. Ao alegremente debochar da vaidade deles próprios e dos outros, os Marxs apontam um espelho na nossa direção que nos obriga a prestar atenção na mensagem. Lembre-se de uma das tiradas mais famosas de Groucho, que dizia que não entraria em um clube que o aceitasse como membro. E lembre-se também que Groucho era judeu e que, para pessoas que foram oprimidas, marginalizadas e traumatizadas, há muito tempo rir é uma maneira de aliviar o fardo da dor e nivelar o campo do jogo social.

NA VERDADE, meus grandes professores — Bob Coles, Bill Alfred, Shyam e Sharon — me convidaram, estimularam ou incitaram a rir de mim mesmo, a "parar de se levar tão a sério", como diria Shyam.

Com o tempo, e bastante esforço, eu aprendi. Quando fico tentado a entrar na zombaria coletiva sobre os pontos fracos de alguém, lembro dos meus próprios pontos fracos, minha própria vaidade e tolice. Viro a zombaria na minha direção e rio de meus momentos desagradáveis e pretensiosos. Fico mais atento a quando falo sem autenticidade — quando falo com presunção, pompa ou adulação; quando ajo de maneira egoísta ou fico frustrado; quando me preocupo com o que alguém está pensando de mim ou como estão me julgando. Quanto mais consciente, mais alto rio de mim mesmo e não me sinto mais tão sobrecarregado.

Também comecei a entender que mesmo minha dor real e minha preocupação genuína podem começar a se acumular e formar pensamentos autodestrutivos e autopiedade autocomplacente. E que ter consciência disso me faz rir e quebra o feitiço.

Às vezes dou risadas sonoras. Quando parece disruptivo demais rir alto, mantenho a risada dentro de mim. Os únicos traços visíveis são um sorriso alargando meu rosto e estreitando meus olhos, meus ombros relaxando e minha respiração ficando mais lenta e profunda.

A SABEDORIA DAS TRADIÇÕES orientais também nos ensina sobre o riso. O zen-budismo nos surpreende com explosões de riso para nos despertar dos hábitos mentais que nos fazem infligir a nós mesmos sofrimentos desnecessários. Algumas histórias sufistas fazem o mesmo trabalho, mas de maneira mais sutil. Ao longo dos anos, vi como Shyam, ele próprio um exímio piadista, esvaziava a postura defensiva, esnobe e pomposa que impedia que seus pacientes e alunos — entre eles eu, é claro — ficassem à vontade e naturalmente alegres em cada momento da vida. As histórias que ele me contou da Índia, da China e do Oriente Médio deixavam seu argumento bem claro: a seriedade é uma doença. A tristeza é algo real e deve ser respeitada, mas fixar-se obsessivamente nas perdas e nas dores apenas fortalece nossa doença. Rir de nós mesmos e de todas as nossas circunstâncias é um direito curativo que recebemos no berço.

Aliás, ouvi de Shyam uma história que ilustra bem isso, a dos Três Monges Risonhos.

Conta-se que, há muito tempo, havia três monges que percorreram a China de alto a baixo dando gargalhadas sonoras, dessas que mexem com o corpo todo, onde quer que fossem. Eles levavam alegria a cada vila que visitavam, rindo quando entravam, rindo todas as horas ou dias que ali ficavam, rindo ao partirem. Não falavam nada. Conta-se que, logo depois de chegarem, todos nas vilas entendiam a mensagem, os mais pobres e oprimidos e os mais privilegiados e presunçosos. Eles também abandonavam a seriedade dolorosa, riam com os monges e encontravam alívio e alegria.

Um dia, após muitos anos, um dos monges morreu. Os dois outros continuaram rindo. Quando os moradores perguntavam por que, eles respondiam: "Estamos rindo porque sempre nos perguntamos quem morreria primeiro. Foi ele, então ele venceu. Estamos rindo da vitória dele e da nossa derrota, e porque nos lembramos dos bons momentos que passamos juntos". Mesmo assim, os moradores estavam tristes pela perda.

Então chegou o funeral. O monge havia pedido, antes de morrer, que não o banhassem, como era o costume, nem trocassem sua roupa. Ele havia falado a seus irmãos monges que nunca estava sujo, porque rir mantinha todas as impurezas longe dele. Seus desejos foram respeitados e seu corpo ainda vestido e não lavado foi posto em uma pilha de madeira, que foi então acesa.

Quando as chamas subiram, ouviram-se de repente sons altos de estalos. Os dois outros monges perceberam que, sabendo que morreria, o irmão havia escondido fogos de artifício nas roupas. Eles riram, riram e riram. "Você nos venceu de novo e conseguiu fazer até da sua morte uma brincadeira." Eles riam ainda mais alto. Conta-se que, então, todo o vilarejo começou a rir com eles.

É esse riso que afasta todas as preocupações e apreensões, tudo o que nos ata àquilo que perturba nossa mente e nosso coração, que nos impede de viver completamente o momento presente.

Enquanto escrevo isto, me lembro de Viktor Frankl, que, no meio de uma tragédia inimaginável e "apesar de tudo", "dizia 'sim' à vida".

PESQUISADORES E MÉDICOS ainda não são comprometidos com o riso como os três monges, mas já começaram a explorar e usar seu poder.[7] Grupos de trabalho em diversas instituições têm desenvolvido uma variedade de protocolos terapêuticos que incluem interações com palhaços e oficinas de *stand-up comedy*. A "ioga do riso", que é a prática mais estudada, mistura conversas inspiradoras com atividades como bater palmas, balançar os braços, entoar "ho, ho" e "ha, ha", respirar profundamente e breves períodos de riso intencional; muitas vezes a prática termina com declarações positivas sobre felicidade.

Concordo que filmes, piadas e jogos divertidos de todos os tipos podem ser ferramentas úteis para nos libertar de nossa seriedade limitadora. Ainda assim, prefiro começar com uma abordagem mais simples e direta: três a cinco minutos do tipo mais comum de risada abdominal, intencional e direta. É muito fácil de aprender e simples de praticar. Vou ensinar como.

Costumo praticar tanto com pacientes individuais quanto em grupos, que tendem a ser carregados de uma atmosfera sufocante de orgulho, autossabotagem e autopiedade que impedem o progresso. Não é uma panaceia que cura tudo. Mas tenho visto cada vez mais casos em que essa prática fez fluir as linhas de energia, equilibrou mentes ansiosas, soltou corpos congelados pelo trauma, dissipou nuvens de dúvidas e culpa e abriu as portas para a luz da esperança.

Você precisar se esforçar para começar. Esse riso deve abrir caminho pelo emaranhado de vergonha e autopiedade, derrubar os muros físicos e emocionais erguidos pelas feridas relembradas e pela dor presente.

Quando decidir começar, o processo é simples. Fique de pé com os joelhos levemente flexionados, os braços soltos, e comece a forçar o riso a partir do abdome, sentindo-o contrair, empurrando no caminho sons, rosnados, risinhos, gargalhadas. Continue, convocando a vontade e a energia necessárias para que o som comece a brotar em abundância. Comece com três a quatro minutos e vá aumentando se você sentir necessário.

Você pode rir sempre que sentir que está ficando rígido de tensão, cheio de orgulho ou congelado pelo medo. E quanto mais intensos forem esses sentimentos, quanto mais fechados e presunçosos, mais magoados, perdidos e desesperados, mais importante é rir. Rir pode salvar vidas. Depois de alguns minutos de riso forçado, pode não ser mais necessário se esforçar e o riso pode tomar conta ele próprio do processo. Se isso acontecer, cada sacudida involuntária e descontrolada, que balança todo o corpo e força o abdome, provoca a sacudida seguinte, em uma avalanche de risos.

O riso pode ser contagiante. As pessoas vão querer rir com você.

E depois de rir, quando você estiver mais relaxado e menos sério, talvez perceba as pessoas começarem a agir de outra maneira com você. Ao sentirem que você mudou, elas podem cumprimentá-lo ou sorrir para você na rua. E você talvez descubra que está feliz por vê-los e que você gosta do afeto presente nesse novo tipo de conexão. Mas não precisa acreditar em mim. Experimente um dia de riso e veja por si mesmo.

ÀS VEZES, quando dar risada parece mais improvável, ou mesmo inapropriado, ela cura mais. Alguns anos atrás, eu estava na Jordânia, em Zaatari, o campo de refugiados da ONU onde quase cem mil refugiados sírios viviam amontoados em pequenas barracas enfileiradas.[8] Eu tinha ido a convite da Fundação Noor Al Hussein, uma parceira jordaniana do CMBM, para aprender sobre a vida e as necessidades dos refugiados e para planejar e buscar financiamento para um programa de cura do trauma que atingia toda essa população. Quinhentos mil sírios morreram na guerra e um milhão agora vivem na Jordânia, em campos como o Zaatari ou entre a população local.

Circulando pelas barracas médicas, vi homens levantando a perna das calças para exibir feridas de balas. Mulheres erguiam crianças apáticas na minha direção e abriam bem suas bocas para exibir as amídalas inchadas de pus. Elas apontavam para as criancinhas que se escondiam na barra de seus casacos. "Ela não dorme e faz xixi na cama", disse uma mãe. "Ele chora sempre que ouve a voz de um homem achando que é um soldado", contou-me outra. "Este aqui, que perdeu o pai", disse mais uma, apontando para um garoto de oito anos, "não sai de perto de mim nem por um minuto".

Um jovem, que vou chamar de Hamid, se afasta de um grupo na tenda da Noor Al Hussein. Ele é alto, magro e bonito, tem a pele cor de mel e o nariz um pouco achatado. Seu cabelo curto está bem penteado e sua camisa e suas calças estão vincadas como se tivessem acabado de sair de uma caixa.

"Não consigo descansar à noite", ele me responde quando pergunto o que ele precisa. Seu sono é interrompido por pesadelos que reproduzem os dez meses que passou sendo torturado em prisões sírias. Ele ergue o braço para mostrar como foi amarrado antes que o espancassem; ele indica os mamilos e os genitais, onde foi ligada a corrente elétrica.

"Não quero ficar perto de ninguém", diz ele, como se as sessões de tortura estivessem naquele momento afastando-o, assim como fizeram antes, do contato humano, como se ele acreditasse, como muitos que foram torturados, que devia se sentir envergonhado por ter de alguma forma sido cúmplice daquilo por que passou.

"Sabe", acrescenta Hamid, como se falasse de outra vida, "eu estava estudando para trabalhar com hotelaria". Quando pergunto o que lhe dava mais prazer, seu rosto se ilumina de leve: "Eu adorava cozinhar".

Quando começo a trabalhar com indivíduos como Hamid, com grupos ou em programas de treinamentos, costumo iniciar pelo mais simples, ensinando a respiração do abdômen relaxado. Naquela visita, fiz isso meia dúzia de vezes, em barracas onde moravam famílias, em frente às enfermarias e em reuniões com trabalhadores humanitários.

Naquela hora, porém, tinha apenas alguns minutos e precisava descobrir alguma maneira de libertar Hamid ao menos um pouco de seus torturadores, fazê-lo enxergar que talvez fosse possível encontrar momentos livres da dor e da humilhação que o afligiam.

Talvez o riso pudesse ajudar. Não é algo que eu penso, é mais uma intuição, que vem de muitos anos convivendo com pessoas que sofreram terrivelmente e buscando possibilidades a partir da observação atenta da pessoa diante de mim e do meu próprio saber interior. Temo que Hamid sinta que não estou levando seu sofrimento a sério. Mesmo assim, sinto que o riso é o caminho.

"Você é um cozinheiro", começo, tateando. "Isso significa que você deve gostar de fazer experiências com a comida." Hamid assente. "Tenho outro tipo de experimento, que deve ajudar a resolver a questão dos pesadelos." Ele parece cético, mas diz que está disposto a tentar. Uns dez homens mais velhos se aproximam de nós, sem ser convidados, mas curiosos e esperançosos.

"Quero que você ria deste jeito." Mostro a ele, rindo em explosões e rosnados, contraindo os músculos do meu abdome. Ele olha para mim como se eu fosse louco. "Eu sou um pouco maluco", asseguro a ele, "mas é só uma experiência. Por que não tenta?"

"Eu não acho mais graça de nada. Como conseguiria fazer isso? E por quê?"

"Faça uma força", digo. "Os torturadores o detiveram por dez meses, mas é como se você ainda estivesse com eles, noite e dia. Você precisa saber que pode quebrar essas correntes."

"Sim", responde ele, "é verdade".

Os homens ao redor murmuram, concordando, e se preparam para nos acompanhar.

Começamos juntos. Dobramos a cintura e contraímos a barriga, forçando o riso a subir pela garganta. "Mais", grito, "empurrem!" E eles fazem. Os homens que fumavam muito para "acalmar os nervos" tossem ao mesmo tempo que riem.

Depois de três minutos paramos, mas muitos continuam a rir, dessa vez naturalmente, à vontade. Quando todos estão quietos, pergunto a Hamid:

"Como está se sentindo?"

"Neste momento me sinto mais relaxado", diz ele, e abre um leve sorriso.

Hamid não ficou "curado" do sofrimento, não surgiu de repente uma barreira forte para conter o fluxo de memórias terríveis. Mas agora ele sabe que pode dar a si mesmo um pouco de alívio e superar, ao menos por algum tempo, a sensação de desalento e desesperança.

"Pratique essa risada todo dia", digo para Hamid enquanto faço uma anotação em um pedaço de papel. "Acredito que com isso você vai conseguir todo dia alguns instantes de relaxamento."

Hamid abre um sorriso mais amplo dessa vez e diz que vai tentar. Os homens à nossa volta concordam em coro: "*Insha'Allah*", dizem. "Deus permita."

Às VEZES, quando meu espírito está obscurecido pela saudade e pela dor, ou o mundo ao meu redor parece especialmente sem futuro, penso em Hamid, nos Irmãos Marx, nos monges sorridentes ou em Shyam, e o som surpreendente e a iluminação súbita do riso emergem de dentro de mim. O riso quebra o feitiço da tristeza e da severidade, torna meu espírito mais leve, meus olhos menos turvos e abre meu coração. "Por que não rir", pergunto a mim mesmo.

Por que você, leitor, não tenta?

17

Lendo as folhas de sua árvore genealógica

NÃO FAZ MUITO tempo, no treinamento avançado do Centro de Medicina Mente-Corpo, eu coordenei um "aquário" — uma demonstração de noventa minutos de um grupo de habilidades mente-corpo.

Sempre faço isso nos grupos de treinamento avançado para que os participantes tenham um exemplo de como ensinar as técnicas que estão aprendendo — as mesmas que estou ensinando a você — e como coordenar os grupos que descreverei no próximo capítulo. Quero que os aprendizes vejam e sintam como usar o processo de recepção de novos membros, em que cada um fala na sua vez, sem ser interrompido ou analisado. Quero mostrar a eles como ajudar as pessoas do grupo a nomear o trauma que ainda as tortura e como usar as técnicas que ensinamos para começar a desfazer as amarras nas quais o trauma as prendeu. E quero que eles vejam como as pessoas podem aprender escutando as demais.

Os participantes — médicos, terapeutas, professores, religiosos, socorristas e ativistas comunitários — se voluntariam e cada um explica na frente de todos por que ele ou ela quer se juntar ao grupo. Os problemas que contam refletem traumas cotidianos que costumam ser levados para a terapia: "Não consigo ter intimidade com meu marido", "Vou passar por uma cirurgia para tirar um nódulo maligno e estou com medo", "Minha namorada terminou comigo", "Meu marido se matou e não consigo me reerguer", "Estou cansado do meu trabalho", "Me sinto tão só", "Não consigo esquecer os abusos que sofri quando criança". E sempre há diversas pessoas que estão "morrendo de medo de me levantar e falar de meus sentimentos", mas não sabem por que e querem enfrentar o sentimento.

Nesse grupo, incentivo pessoas que não conheço e com quem nunca trabalhei a se voluntariarem. Chamamos isso de "aquário" por um motivo óbvio: os 150 alunos sentados em círculos concêntricos ao nosso redor podem nos ver compartilhando sentimentos e convivendo naquele lugar, meditando, chorando, rindo e chacoalhando e dançando, da mesma maneira como assistimos aos peixes nadando em uma esfera de vidro.

A audiência nos assiste num silêncio respeitoso. Quando os convido, eles se juntam a nós para meditar, fazer o imaginário guiado ou para movimentar o corpo.

Em um aquário recente, depois de uma meditação introdutória, uma jovem assistente social nascida no México começa a falar. Ela é pequena e, como está com a cabeça baixa, sua voz sai abafada:

"Quando cheguei aqui, temia me expor, achava que todo mundo ia pensar que eu estou louca por causa dos meus medos e pesadelos. Agora, sentada aqui, sei que todos são gentis, mas mesmo assim estou nervosa. Sinto como se estivesse novamente em minha cidade natal, onde pessoas que se parecem comigo" — ela abre as mãos e olha devagar nosso pequeno círculo —, "como uma indígena, são tratadas como lixo. 'Por que essas pessoas precisam de escolas?', perguntam os brancos. E os ancestrais desses mesmos brancos mataram meu povo. 'Gastar em saúde para eles é desperdício. Eles que cuidem de si.' Quando meus pais vão à cidade, mesmo quando estão bem-vestidos e têm dinheiro, andam envergonhados, a cabeça baixa e com medo, e nunca olham ninguém nos olhos. E esse medo e essa vergonha estão também em mim. É isso que eu estou descobrindo sentada aqui. É a primeira vez que compartilho esses sentimentos com alguém." Depois ela continua: "Acho que é isso que as pessoas querem dizer quando falam em trauma histórico. Nunca tinha percebido isso".

Os membros do nosso grupo ouvem respeitosa e gentilmente, como haviam feito quando outras pessoas falaram. Quando percorremos o círculo uma segunda vez, é como se todos nós tivéssemos tirado das costas um peso que não sabíamos que carregávamos. Um médico fala da raiva que sente quando, ao voltar tarde do hospital, a polícia o para por simplesmente ser "um negro ao volante". Ele agora está "furioso" com seus pais por terem insistido que ele devia evitar "entrar em confusões" ou ofender "quase qualquer um do mundo inteiro". Uma enfermeira da Carolina do Sul, que passaria por uma cirurgia para tirar um câncer, pergunta-se se gerações de "inferioridade social — sou uma típica caipira" — minaram sua imunidade. Um psicólogo amaldiçoa "a rigidez do branco anglo-saxão protestante, a ganância e a maldita necessidade de controle" que o impedem de largar um trabalho no governo, seguro mas insatisfatório, e trabalhar com crianças desabrigadas solitárias.

E o círculo continua assim, cada um revelando coisas, aos poucos desfolhando o legado de gerações oprimidas, ou mesmo opressoras, e gerações de medo e restrições. Ao falar e ouvir os demais, ficamos mais conscientes de como os traumas de gerações passadas nos limitam, distorcem como vemos o mundo e restringem o que nos permitimos sentir — e se podemos falar sobre o que sentimos e como.

Quando é minha vez, para minha surpresa e vergonha — já que o que conto parece tão pequeno comparado com o legado da escravidão e do genocídio —, também falo de trauma histórico. Nesse círculo de compartilhamento, estou mais consciente do que nunca — mesmo depois de anos de terapia, análise, interpretação e meditação — que sou neto de judeus do Leste Europeu e de como isso me moldou. Posso experimentar o autodesprezo dos moradores dos *shtetl* quando se curvavam para seus "superiores" não judeus. Sinto o terror dos ancestrais que ouviram os cascos dos cavalos dos cossacos e fugiram do massacre dos *pogroms*. Estou perfeitamente ciente da necessidade de meus avós, uma vez nos Estados Unidos, de "se encaixarem" e de sua profunda convicção tácita de que nós, judeus, seríamos sempre "o outro" e "menos do que" alguém.

Imagino que essas emoções, a dor e a vergonha, ainda correm como pequenos e neuróticos animais em meus nervos. E sinto uma raiva abrasadora — que não podia ser expressa no país de origem, ou nos porões dos navios que trouxeram meus ancestrais até aqui, ou nas empresas, escolas e profissões que proporcionaram aos meus avós e aos meus pais as trilhas até os espaços generosos do mundo gentio norte-americano.

*

Na verdade, os traumas históricos são uma realidade perturbadora. O sofrimento de uma mulher grávida produz uma cascata de hormônios de estresse que pode deixar o bebê mais suscetível ao estresse e ao trauma e às suas consequências físicas, emocionais e sociais, como ansiedade, depressão, dor crônica, dependência de drogas e comportamento antissocial.

Nos últimos anos, diversos estudos mostraram como o trauma pode ser transmitido não apenas através do útero, mas também entre gerações.[1] O estresse pode produzir mudanças nos cromossomos que podem ser herdadas. Essas mudanças epigenéticas — que descrevi no capítulo 2 — não se localizam nos genes, mas na estrutura do DNA e no RNA. Ainda assim, elas têm poder semelhante ao das mutações que estudamos nas aulas de biologia do ensino médio para ocasionar modificações psicológicas e biológicas nos filhos e até nos netos dos que sofreram traumas.

Estudos em animais encontraram repetidamente correlações claras entre mudanças epigenéticas específicas e maior suscetibilidade ao estresse.[2] Em estudos de Rachel Yehuda e sua equipe no Hospital Monte Sinai em Nova York, essas mudanças também foram observadas em descendentes de sobreviventes do Holocausto.[3] O resultado é dolorosamente bíblico: o sofrimento dos pais — e das mães — é transmitido para ao menos as duas gerações seguintes. E as crianças que carregam esses genes modificados não costumam ter ideia de que esses genes alterados influenciam seus comportamentos e suas atitudes. Como ignoram as origens do medo e das limitações que sentem, são ainda mais vulneráveis ao estresse, à ansiedade, à depressão e à dor crônica.

Saber que o que aconteceu com nossos ancestrais ainda nos afeta nos permite entender sentimentos e comportamentos que pareciam inexplicáveis. Talvez entendamos por que temos tanto medo de intimidade, ficamos ansiosos diante de uma situação nova ou não conseguimos lidar com críticas. E compreender a origem de nosso sofrimento pode nos ajudar a nos libertar da terrível impotência, da vergonha e da culpa que muitas vezes são as características mais obstinadas do trauma histórico.

À medida que fazemos essas descobertas, como aconteceu com todos nós que estávamos no aquário, é como se lugares escuros há muito temidos ou até então desconhecidos fossem iluminados. Quando descobrimos o que aconteceu e por que nos sentimos de certa maneira, podemos começar a fazer algo a respeito. Podemos usar as técnicas que aprendemos neste livro para mitigar ou mesmo reverter as mudanças epigenéticas do trauma de nossos ancestrais e suas consequências biológicas e psicológicas. Podemos nos livrar dos fardos de nossos ancestrais.

Nesse processo, descobrimos que as desventuras familiares podem nos limitar, mas também podem nos instruir; que elas nos ajudam a identificar vulnerabilidades e tendências que podemos antecipar e enfrentar ou com as quais podemos aprender.

Também podemos buscar em nossa família e em sua história inspiração, apoio e orientação, exemplos de pessoas que superaram desafios similares aos nossos, e a sabedoria que, assim como o trauma, é transmitida pelo tronco e pelos galhos da nossa árvore genealógica.

É provável que percebamos também que mesmo as famílias mais complicadas têm membros que podem nos ajudar a descobrir quem somos e como devemos atravessar e superar os desafios que a vida nos reserva. Se soubermos fazer as perguntas certas, nossos ancestrais e parentes, vivos ou mortos, podem nos ajudar a enfrentar tanto as crises do presente quando os traumas históricos. E, é claro, as famílias podem ser ótimas fontes de ajuda prática e de apoio e segurança emocional.

Genogramas

Ao longo dos anos, minha equipe e eu temos usado genogramas — diagramas representando três, quatro ou cinco gerações de nossa família —[4] para incentivar descobertas, ajudar as pessoas a enfrentar dores e feridas passadas e encontrar um caminho para o futuro.

Testemunhei esses genogramas ajudarem pessoas de todo o mundo a olhar com distanciamento seus traumas históricos e a começar a se libertar deles; a lidar com desafios do presente que pareciam esmagadores e a encontrar fontes duradouras de força e sabedoria. Ocorreu com pessoas que fugiram da limpeza étnica nos Bálcãs; com sobreviventes do Holocausto em Israel e seus filhos e netos; com palestinos que foram expulsos de suas casas e viveram sob ocupação; com nativos norte-americanos abatidos por uma história de genocídio, confinamento forçado, internatos brutais e pela vida em reservas indígenas; e também com pessoas que fazem parte da sociedade geral e sofrem sob o fardo da negligência, do abuso, da insegurança e da perda que marcam as vidas de tantas famílias, inclusive a dos meus colegas do aquário e a minha.

É a sua vez de criar um genograma e aprender as lições de vida que ele oferece. Não se preocupe, tenho certeza de que você vai ser capaz disso. Os alunos de pós-graduação do CMBM fizeram genogramas com centenas de milhares de adultos em todo o mundo, muitos dos quais não tinham nem o ensino médio completo, e também com crianças da idade de Azhaar. Basta começar com curiosidade e bom humor.

Depois que eu ensiná-lo a traçar um genograma básico, minha amiga e colega Sabrina N'Diaye vai compartilhar o dela com vocês. Sabrina é uma muçulmana afro-americana de 52 anos que trabalha como assistente social e psicóloga. Vou fazer a ela perguntas sobre o genograma e pedir que explique quando e como ele a ajudou a resolver traumas passados, a aprender e lidar com desafios do presente e a tocar sua vida rica, complexa e cheia de amor. De vez em quando, vou fazer uma pausa para que outras pessoas contem histórias sobre o que aprenderam com seus genogramas.

CERTO, VAMOS COMEÇAR. Você vai precisar de um papel em branco, de preferência uma folha A5, com espaço suficiente para uma família grande. Na verdade, talvez você precise de duas folhas, para poder refazer o esboço numa versão mais organizada.

É bom usar um lápis, para corrigir e fazer alterações durante o processo. Use os símbolos da página 234 para criar a imagem esquemática de sua família, seu genograma.

Comece dobrando o papel na metade, horizontalmente. Depois o dobre novamente na metade. Assim, você vai ter feito três vincos e criado quatro espaços separados, desta maneira:

No espaço superior, à esquerda, desenhe as formas geométricas para seus avós paternos, os irmãos deles e as ligações entre eles. Use os símbolos adequados para cada pessoa (quadrados para homens, círculos para mulheres) e linhas para indicar a relação entre esposos, pais e irmãos. Linhas duplas significam ligações de proximidade. Como indicado na página que elenca os símbolos, linhas tracejadas, interrompidas ou em ziguezague significam diferentes tipos de ruptura de relacionamentos. Repita o processo do lado materno na parte superior à direita.

Talvez você saiba pouco ou nada sobre esses ancestrais e outros parentes. Não tem problema. Ainda assim, você pode desenhar os símbolos para completar a imagem. Aqueles que você desconhece e aquilo que você não sabe sobre eles também fazem parte do que você é, e talvez funcionem como lembretes de privações, saudades ou esperança.

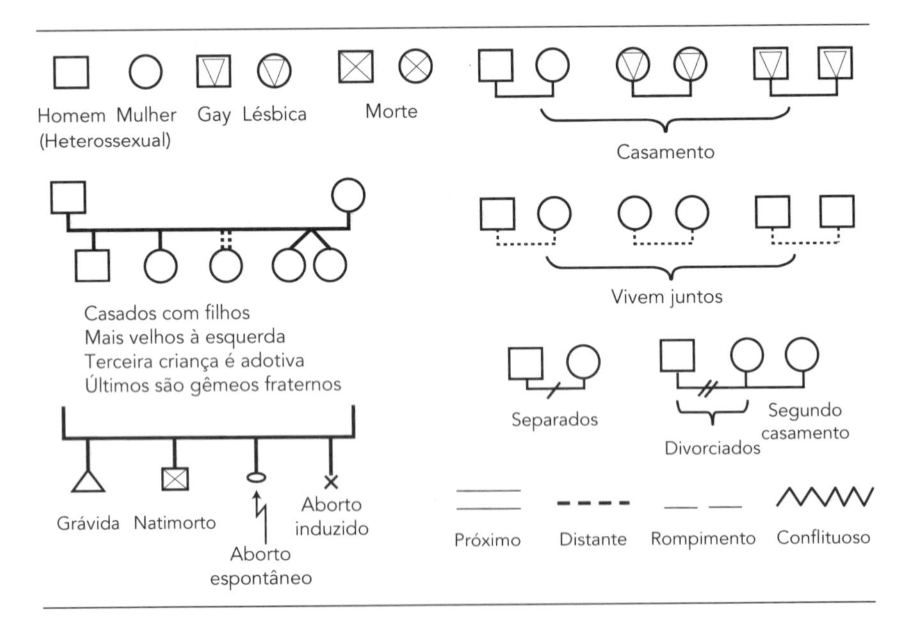

Linhas verticais vão conectar este primeiro com o espaço logo abaixo, no qual você vai pôr seus pais e os irmãos deles. Faça os símbolos na ordem, começando do mais velho, à esquerda, até o mais novo, à direita.

Nesse mesmo espaço, você vai traçar as ligações entre seus pais e outros esposos ou parceiros; a mesma coisa com seus tios e tias e seus relacionamentos importantes. Eis o genograma de Sabrina até agora:

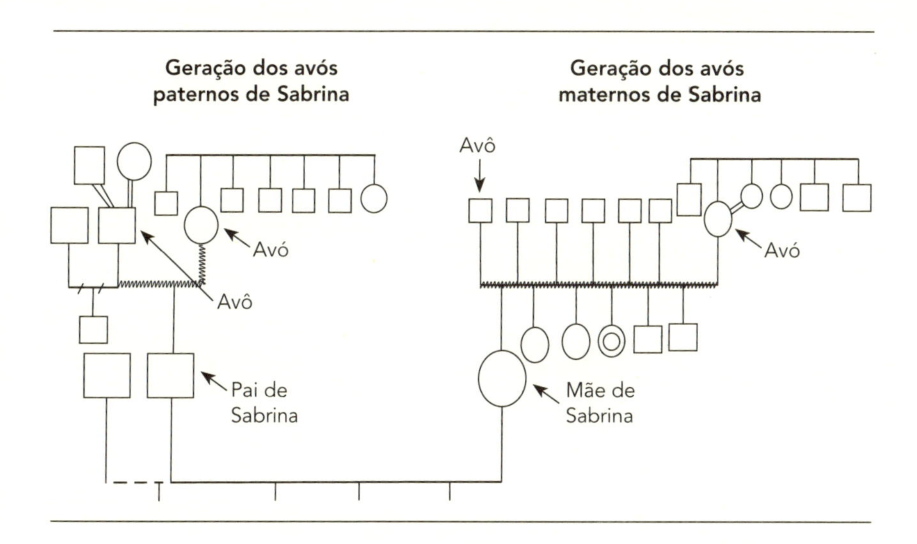

Agora chegou a hora da sua geração. A partir da linha horizontal que liga seus pais, trace linhas verticais até o terceiro espaço. Uma linha vai até você e as outras a cada um de seus irmãos. Mantenha a ordem cronológica começando com o mais velho à esquerda. Talvez você queira representar abortos espontâneos ou induzidos. Quando fizer seu próprio símbolo, faça traços fortes, para que ele se destaque desse jeito: **O** para uma mulher e **☐** se você for homem. Isso vai ajudá-lo a prestar mais atenção em você mesmo e em suas ligações e conflitos com todos os demais.

Se você for casado, divorciado ou estiver em um relacionamento, indique isso, como fez Sabrina no genograma básico a seguir. Se você e seu(sua) parceiro(a)/esposo(a) tiverem filhos, eles vão aparecer no quarto espaço. Você também pode indicar filhos de seu(sua) companheiro(a) e seus netos.

Eis o genograma básico de Sabrina.

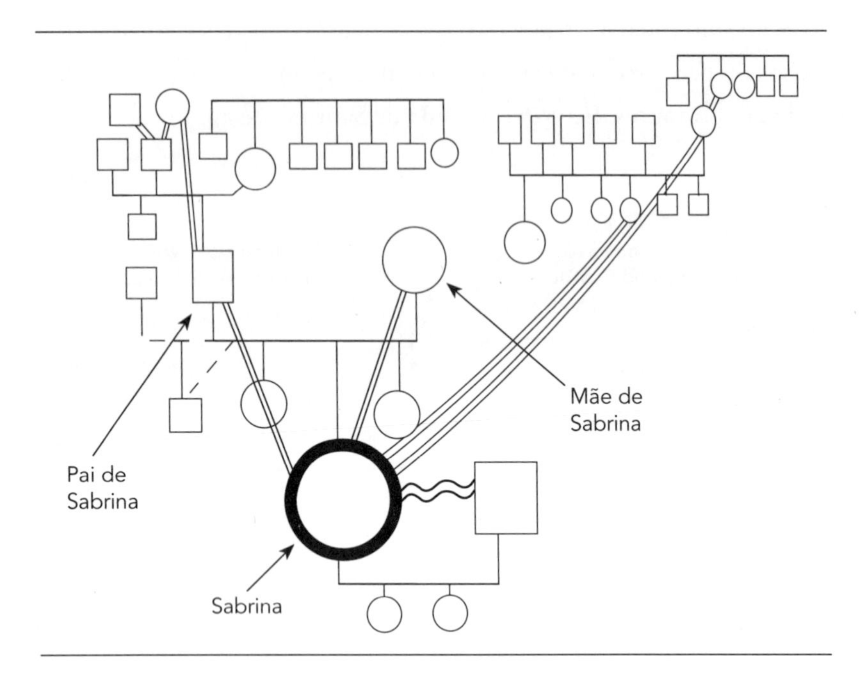

Quando Sabrina o observa, eis o que ela vê:

Primeiro, seus pais: "O casal mais improvável..." Ela aponta para seu pai "superinteligente", que cresceu superando suas próprias dificuldades. Desde criança era comprometido com uma "abordagem científica da vida" e foi o primeiro aluno negro em sua faculdade de farmácia. E sua mãe, "tão inteligente quanto ele", por causa da ignorância do sistema educacional, de sua cor e de sua atenção flutuante, foi "enterrada" em turmas de educação especial. Ela não completou o ensino médio.

Sabrina descreve um caminho sempre ascendente para seu pai — um "compromisso com a estabilidade, o primeiro ou segundo negro com uma empresa na lista das 500 maiores da *Fortune*". Ela toca o círculo que representa sua mãe e descreve a raiva abrasadora que ela sempre teve do mundo branco de dinheiro, poder e burocracia, um mundo que ameaçava separá-la de sua própria mãe e de seus irmãos, um mundo que a mantinha por baixo e a fazia se sentir por baixo.

Agora Sabrina olha longamente para as gerações anteriores. "Eu vejo como a vida dos negros pobres exigia deles e quanta força veio dessa vida." Ela também vê gerações de homens e mulheres cujas existências foram prejudicadas e abreviadas pelo alcoolismo e pela dependência, uma história que tanto Sabrina quanto seus pais tiveram que enfrentar e contra a qual tiveram que lutar.

E havia o mistério dos padrões repetitivos. A avó e a mãe de Sabrina engravidaram aos dezessete anos. A mãe do pai de Sabrina não queria que ele se casasse com a mãe de Sabrina, e ele, por sua vez, resistira ao futuro marido de Sabrina, Serigne, pelos mesmos motivos: "Pobre demais, negro demais".

"Continuo caindo nesses padrões até conseguir rompê-los. Antes de conhecer meu marido, Serigne, fiquei com muitos homens que bebiam como os familiares da minha mãe. Eu não era alcoólatra, mas certamente bebia demais."

Ao tentar entender melhor o genograma, Sabrina se vê "entre dois mundos diferentes". À esquerda, o bairro branco de classe média alta para onde foram por causa do talento e do ímpeto de seu pai. À direita, os conjuntos habitacionais do sul do Bronx onde a maior parte da família de sua mãe ainda vive. Olhando para seu genograma, Sabrina se sente herdeira de ambos, sente que gosta dos dois.

As linhas duplas mostram as fontes de sua própria força: seu pai "superpróximo", sempre a apoiando, e o orgulho feroz de sua mãe: "Ela me dizia que eu seria melhor que qualquer garota branca".

O genograma já está revelando poderosos padrões que moldam a vida de Sabrina e, se você já estiver fazendo o seu, talvez revele para você. Mas ainda há muito para traçar e aprender.

Agora escreva os nomes e as idades atuais das pessoas que são mais importantes para você. Faça um X nos círculos e quadrados daqueles que morreram e acrescente a idade que tinham quando faleceram. Faça esses acréscimos lentamente e talvez você perceba o que sente por essas pessoas e pelos relacionamentos e mortes que está assinalando. Você já está no caminho certo para construir e recuperar a história de sua família e descobrir de onde você vem, como se encaixa nessa história e como se sente sobre isso. Lembre-se: não fique preocupado caso não saiba de todos os detalhes.

O genograma de Sabrina evoluiu da seguinte maneira:

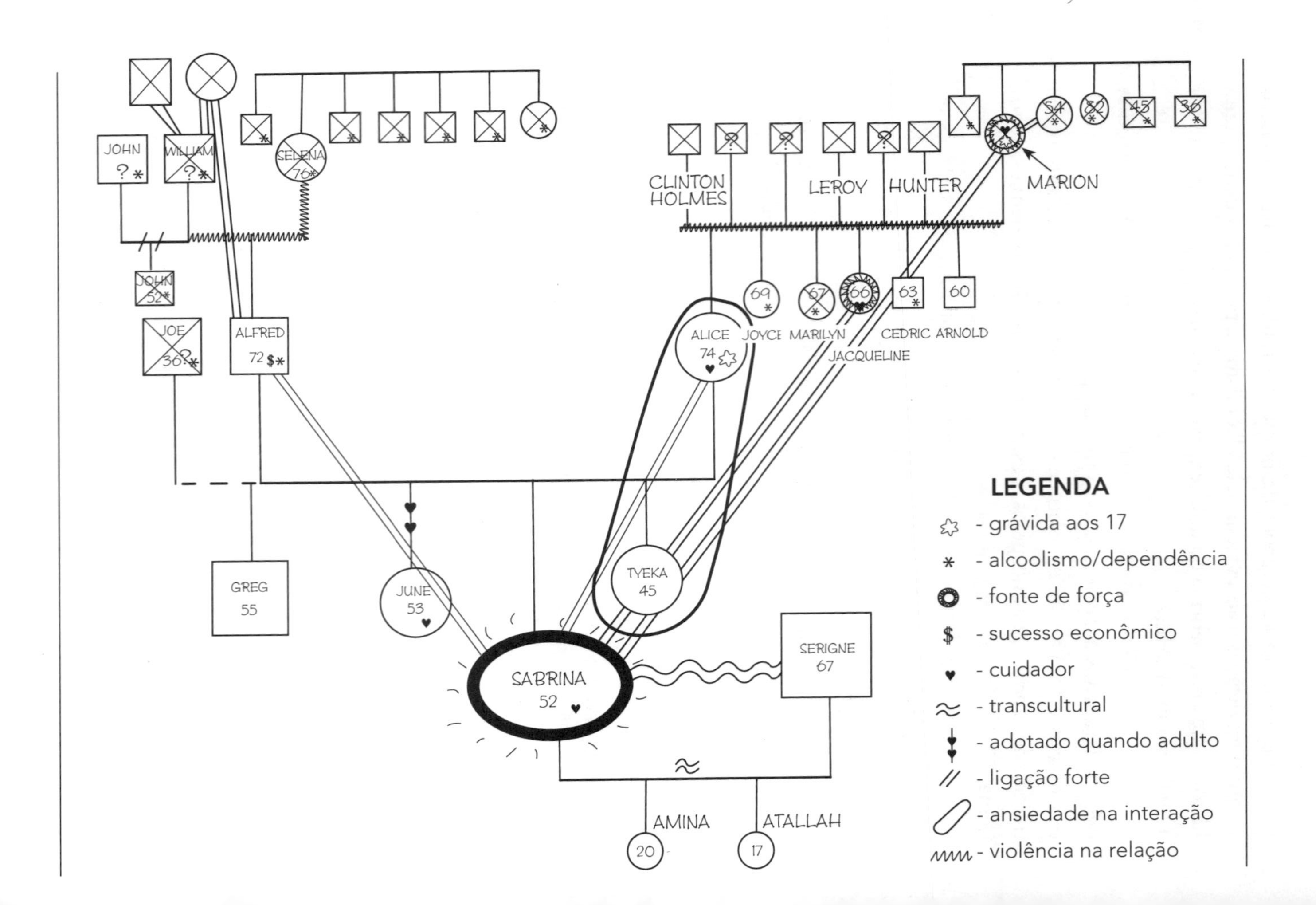
JOHN ? *
WILLIAM ? *
SELENA 76*
JOHN 52*
JOE 36?*
ALFRED 72 $*
GREG 55
JUNE 53
SABRINA 52
CLINTON HOLMES
LE'ROY
HUNTER
MARION
ALICE 74
JOYCE
MARILYN
JACQUELINE
CEDRIC ARNOLD
TYEKA 45
SERIGNE 67
AMINA 20
ATALLAH 17
LEGENDA
- grávida aos 17
- alcoolismo/dependência
- fonte de força
- sucesso econômico
- cuidador
- transcultural
- adotado quando adulto
- ligação forte
- ansiedade na interação
- violência na relação

Sabrina atribuiu símbolos a certos problemas que se repetem, como "alcoolismo/dependência" e "violência no relacionamento", e às virtudes multigeracionais dos "cuidadores", do "sucesso econômico" e das "ligações fortes".

Agora, faça algumas respirações profundas do abdômen relaxado com os olhos fechados. Abra-os e olhe para o panorama de sua própria família. A seguir, elenco algumas perguntas para ajudá-lo a enxergar melhor o que você está vendo.

Quais são os padrões mais importantes em sua família? Por exemplo, padrões de doença ou saúde, personalidade e ocupação, etnicidade e religião, riqueza e pobreza etc. Esses padrões e a importância que você e sua família dão a eles são a forma e a cor do retrato de sua família. Talvez você perceba três gerações de médicos e advogados, bombeiros, enfermeiros ou soldados; ou que câncer ou depressão se espalham pela família; ou diversas gerações de irmãos que não se falam. Você pode criar, como Sabrina fez, símbolos para essas características ou padrões e desenhá-los dentro ou perto dos círculos e quadrados que representam os respectivos membros da família. Talvez surjam padrões de tragédias ou de talentos antes despercebidos.

Agora pense se há outras pessoas que pertencem ao genograma, pessoas com quem você não tem relação biológica, mas que têm sido particularmente solidárias, ofensivas ou inspiradoras. Sempre ponho Bill Alfred, Bob Coles e Shyam em meu genograma, assim como meus amigos mais próximos e meus afilhados e seus filhos.

E os animais de estimação? Muitos de nós, como Lucy e meu irmão Jeff, que você já conheceu, têm relações com animais talvez mais próximas do que com seus parentes. Se você achar apropriado, faça símbolos com quatro pernas, talvez acrescentando orelhas, patas ou cascos.

Pergunte-se também se há parentes que foram ignorados, escondidos ou evitados, crianças com deficiências internadas em instituições, um pai rebelde banido como um pária.

Como os humanos são incrivelmente singulares, há casos únicos notáveis. Alguns anos atrás, fiquei observando o genograma de David com crescente angústia. A mãe desse religioso de meia-idade, gentil e inteligente, embora ansioso, era uma prostituta que o abandonara dias depois do nascimento. Na época, seu pai estava na prisão. Ele descreveu a avó que o criou como uma "cuidadora indiferente".

"Como você se tornou quem você é?", tive de perguntar, por fim. E depois: "Quem em seu genograma deu a você essa força?"

David pensou por um momento antes de abrir um amplo sorriso.

"Não está aqui... ainda." Ele desenhou e depois apontou para uma marca inconfundível: "A nave estelar Enterprise. *Jornada nas estrelas*", disse ele. "Esse era o meu mundo."

A Enterprise o resgatou, como resgatava sobreviventes de planetas ameaçados. Sua tripulação era um modelo de cuidado e cooperação, uma fonte de inspiração e de família para um garoto sozinho e triste. Suas missões humanitárias abriram para ele possibilidades heroicas e lhe ofereceram uma bússola ética para navegar no caos da infância. E assim, ainda criancinha, ele conseguiu ingressar, no mundo real, na comunidade mundial de comunicação e reuniões dos fãs de *Star Trek: Jornada nas estrelas*.

QUANDO VOCÊ OBSERVA seu genograma, o que vê? Quais pessoas, símbolos ou padrões parecem mais importantes para você? Anote. Que lições ele guarda para você?

Quando Sabrina consulta seu genograma para pensar sobre seu casamento, que passou por "maus bocados" recentemente, percebe que ela e o marido são tão diferentes quanto os pais dela. "Ele é um homem africano, um imigrante, feliz por ter seu emprego, sua esposa e seus filhos. Eu sou destemida e ambiciosa."

Quando observa mais atentamente, percebe que Serigne, como seu pai, é comprometido com estabilidade, o casamento e a família e tem "um profundo respeito pelas mulheres". "Mesmo passando por momentos difíceis" ela sabe que ele vai ficar "sempre do lado da família. Então penso: 'Como eu poderia deixá-lo?' Não faz sentido. Seria como esmagá-lo com meu dedão".

Quando Sabrina procura orientação em seu genograma — sobre sua vida e a relação com Serigne —, ela se concentra na ligação com sua avó materna. É um laço afetuoso, mais forte do que as linhas duplas e grossas conseguem indicar. Esse laço continua a sustentá-la anos após a morte de sua avó.

"Tenho uma ligação tão forte com minha avó, embora ela não pudesse falar, ou talvez porque ela não podia. Um policial branco colocou uma arma na cabeça dela e no dia seguinte ela teve um derrame gravíssimo. Ela nunca fez a reabilitação que precisava, talvez porque fosse muito pobre e negra.

"Minha avó me ensinou a escutar o que as pessoas dizem sem usar palavras. Eu precisava descobrir o que ela tentava dizer. Quando todos a evitavam, eu deixava que ela brincasse comigo e me desse banho.

"Hoje eu sou terapeuta e meu trabalho é escutar. Eu me sento com pessoas que nem falam minha língua. Vejo o que há por trás do que é exterior, da baba, das fraldas que precisam ser trocadas, vejo seus corações.

"E, quando fico realmente cansada do meu marido, procuro orientação em meu genograma, busco minha avó e converso com ela: 'Vó', disse outro dia, 'ele é um pé no saco.' E ela respondeu: 'Eu também.' Então eu parei de falar e ela continuou: 'Eu era um pé no saco e você limpava minha bunda.'"

SEPARE AGORA UM TEMPO e faça como Sabrina: consulte seu genograma.

Respire profundamente por alguns minutos com os olhos fechados. Pense em algum problema que apareceu em sua vida, algo como a relação de Sabrina com o marido. Você pode se beneficiar ao ver o problema com algum distanciamento e sabedoria. Agora abra os olhos e olhe para seu genograma. No primeiro momento, observe o panorama geral, os padrões.

Agora pergunte o que seu genograma diz sobre o problema ou o desafio que veio à sua mente. Que padrões podem ajudar você a entendê-lo melhor? Com quais pontos fortes da sua família você pode contar? Que ligações — com ancestrais, irmãos, filhos, amigos, animais — podem dar a você esteio e apoio? Quem ou o que pode ajudar você a descobrir o que precisa enxergar, saber e fazer?

Quando Rita, uma colega psiquiatra, veio do Brasil para os Estados Unidos, ela perguntou ao seu genograma como poderia se encaixar num departamento de medicina na universidade em que só havia pessoas brancas e poucas mulheres. Seus olhos se voltaram para sua bisavó, uma *bruxa*, uma curandeira tradicional. Ela era uma pessoa à margem, uma mulher estranha, mas gentil, que era universalmente respeitada. Rita percebeu que essa mulher poderia ser o modelo e a inspiração que procurava, um esteio para levar seu próprio saber e sua compaixão particularmente brasileiros para um universo acadêmico que precisava disso e talvez recebesse bem essa novidade.

Sempre que se sente perdida e solitária, Maya consulta seu genograma para "preencher as lacunas", para se reconectar com o amor e o apoio dos "anjos de carne e osso" que fizeram parte de sua vida, para imaginar e traçar os novos laços que talvez tragam os saberes e afetos de que ela precisa.

Há pouco tempo, observando meu próprio genograma, notei com prazer o compromisso com a excelência e com a ajuda aos outros que herdei de meus pais. E descobri, surpreso, em meio aos medos e às limitações de minha família, um modelo de criatividade e alegria. Meu avô paterno, segundo me contaram, costumava parar à tarde, depois de seus dias tediosos pintando casas, para tocar rabeca em cafés. A música levava notas de luz à sua vida sombria. E, quando eu olho meu genograma e imagino a cena, ela traz luz à minha vida.

Separe um tempo para anotar as respostas que lhe ocorrerem. Não se preocupe com a gramática, a pontuação ou mesmo a lógica.

Observe o que você escreveu. Veja se ainda tem perguntas. Se tiver, observe o genograma por mais um tempo. Ele pode ter outras orientações para dar. Se você ainda estiver confuso, deixe o genograma de lado por um dia ou uma semana. Depois retorne a ele e volte a fazer as perguntas. Se sentir que precisa de algumas informações — sobre ancestrais que faleceram ou sobre a infância de seus pais —, pergunte a seus parentes. Eles costumam conhecer histórias que podem ajudar a ter uma imagem mais ampla e detalhada de suas origens e de quem você é. Acrescente o que descobriu ao seu genograma. Ele é um documento e um guia vivo, sempre em evolução.

Quase todo mundo que faz um genograma, como Sabrina, Rita, Maya e eu, se apega a ele e continua a recorrer a ele, sempre encontrando algo útil.

18
O círculo da cura

Pequenos grupos, que os antropólogos chamam de "bandos", são as unidades sociais das quais, ao longo de milhares de anos, nossa espécie evoluiu. Esses "bandos" alimentaram nossos ancestrais e continuam a sustentar nossos irmãos aborígenes. Eles moldaram o código genético que carregamos e foram moldados por ele. Por isso, faz sentido que pequenos grupos ajudem a trazer a cura para todos nós, que continuamos a carregar seus genes.

Povos autóctones de todo o mundo conhecem o poder do grupo. Quando alguém da comunidade tem um problema de saúde pequeno — um resfriado, uma torção no tornozelo, uma ansiedade ou depressão leves —, ele pede ajuda à "avó" — sua avó ou de outra pessoa. Ela domina os primeiros socorros físicos e emocionais da comunidade e os oferece com afeto e segurança maternais. Quando o problema é mais grave, mais traumático — uma doença ou ferida que ponha a vida em risco, a picada venenosa de uma cobra, uma fratura exposta ou uma infecção séria, uma criança ou adulto atormentado pela psicose ou por uma depressão suicida, um guerreiro que volta do combate —, o curador oficialmente reconhecido é consultado.

Essas autoridades recebem diferentes nomes em diferentes culturas: xamã, mulher sábia, feiticeira. Em parte da América Latina, são conhecidos como *curanderos* e, na África austral, *sangomas*. Esses curadores oficiais dominaram a farmacopeia local e os rituais que invocam a ajuda dos poderes de cura e das deidades. Essa tarefa costuma ser prestigiosa. Credo Mutwa, talvez o *sangoma* mais respeitado da África do Sul, me contou que conhecia os nomes, os sons e as propriedades de cerca de três mil plantas e produtos animais e minerais. Lembro de pensar que, perto desse repertório, o que eu tinha aprendido sobre farmacologia em Harvard era minúsculo.

Quando os curadores tradicionais assumem um caso, costumam chamar os membros da família estendida do paciente, ou, na verdade, toda a comunidade. Eles sabem que, embora aquela condição ocorra na mente ou no corpo de um indivíduo, ela também sinaliza uma ruptura entre a pessoa doente ou aflita e o mundo social, natural e espiritual em que ele vive.

O grupo reunido pelo curador participa de processos de confissão e cuidado, reza e ritual, e ajuda a restaurar o equilíbrio do corpo e da mente do indivíduo afetado, assim como o equilíbrio entre ele e a comunidade. O curador, cuja tarefa é muito mais inclusiva do que a de um médico moderno, também conduz rituais que fortalecem as ligações entre a comunidade, o mundo natural que a nutre e o mundo espiritual que dá sentido à doença, à saúde e à vida de todos.

ATÉ RECENTEMENTE, a medicina moderna negligenciava os poderes curativos dos grupos. Nos últimos sessenta anos, começamos a redescobri-lo. Aprendemos que criar espaços seguros para as pessoas se reunirem para compartilhar os medos que as debilitam, sem a ameaça da crítica, já é curativo para muitas, inclusive para alcoólatras e dependentes, veteranos da Guerra do Vietnã, mulheres com histórias de abuso que, ao compartilharem seus relatos, descobrem a sororidade e sua própria autoridade, e para pessoas com transtornos alimentares, depressão e câncer. Milhões de pessoas se beneficiaram de grupos de apoio ou grupos de doze passos, que agora muitos médicos têm abordado respeitosamente.

Uma pesquisa recente da psicóloga Shelley Taylor, da UCLA, lança alguma luz no motivo pelo qual esses e outros grupos podem ser tão poderosos para reduzir o estresse e curar o trauma.[1]

A partir de uma síntese de dados de estudos com animais e humanos, Taylor e sua equipe concluíram que a resposta de fêmeas ao estresse é significativamente diferente da dos machos. Quando uma ameaça surge, os animais machos — assim como os homens — lutam ou fogem. As fêmeas ameaçadas por desastres naturais ou predadores costumam se reunir para cuidar e proteger umas às outras, assim como aos mais jovens, uma resposta que Taylor chama de "cuidado e agregação".

A resposta masculina é conduzida, como vimos, pela adrenalina e pela testosterona.[2] Esses hormônios são cruciais para a resposta feminina, mas a biologia das fêmeas tem mais nuances. A oxitocina, o hormônio que promove os laços entre os adultos, assim como entre mães e bebês, aumenta, assim como a adrenalina e a testosterona, e modifica os efeitos da resposta. O hormônio feminino estrogênio e as endorfinas anestésicas também aumentam mais do que nos homens.[3]

É PROVÁVEL QUE, em muitos grupos, a confiança e os sentimentos compartilhados mobilizem a resposta de cuidado e agregação. Assim, a intimidade, o respeito mútuo e a compaixão dos pequenos grupos de habilidades mente-corpo (MBSG) do CMBM devem ampliar e aprofundar essa resposta.

Pessoas de todas as idades, com diferentes níveis educacionais, culturais e religiosos, mesmo as que afirmam de maneira decidida que não são "de andar em grupos", se beneficiam desses MBSGS. Logo se sentem seguras o bastante para experimentar e admitir as dores passadas e a confusão do presente, e calmas e livres o suficiente para aprender e usar as técnicas de autocuidado que estou ensinando a você. Elas também ficam confortáveis o bastante para compartilhar o que estão descobrindo sobre si mesmas.

Muitas pessoas que já tinham participado de diversas terapias ou mesmo de outros grupos gostam dos MBSGS — pois combinam a sabedoria atemporal e a ciência moderna com a autoexpressão e uma forma atraente de ensinar o autocuidado —, e os acham poderosamente eficientes. "Aprendi tantas maneiras de me ajudar", dizem. "Senti tanto amor e respeito." Como um dos participantes observou, há um "convite contínuo à autenticidade, a ser como somos". "E o melhor de tudo", concluiu Sally, a sobrevivente do incesto que havia feito muitas outras terapias, "foi a primeira vez que ninguém tentou me *consertar*."

Nos últimos vinte anos, foi repetidamente demonstrado que uma série de dez grupos de habilidades mente-corpo reduziam o TEPT em crianças e adultos traumatizados pela guerra (em Kosovo e Gaza) em 80% ou mais, melhorando significativamente o estado de espírito e restaurando a esperança deles.[4]

Também encontramos dados que indicam que esses grupos aprimoram o bem-estar e a biologia de trabalhadores e profissionais de saúde esgotados e de alunos de medicina em Georgetown, onde dou aulas, e nas Universidades de Washington e Duke.

Os estudantes que participaram de nossos grupos tinham níveis de estresse significativamente mais baixos e se sentiam mais felizes. Estudavam de maneira mais eficiente e dormiam melhor, tinham mais confiança de que se tornariam médicos e, o que achei mais interessante, exibiam respostas de cuidado e agregação com mais compaixão pelos demais. Quando seus colegas de Georgetown estudavam para provas importantes, seus níveis de testosterona disparavam. Não ocorria o mesmo entre os membros do nosso grupo. Não houve aumento equivalente nem entre os estudantes homens nem mulheres, e nenhum dos gêneros exibiu o aumento do cortisol, um hormônio de estresse, que costuma ser induzido pelas provas.[5]

Neste capítulo, vou mostrar como um grupo de habilidades mente-corpo se desenrola e descrever alguns fragmentos da tristeza e das lutas de seus integrantes, assim como seus triunfos e descobertas. Você verá membros do grupo cada vez mais compreensivos e compassivos consigo mesmos e com os demais. E você vai observar a intimidade natural e o apoio constante que o grupo oferece.

Convido você a estabelecer uma conexão terna com os integrantes deste grupo, uma conexão que pode ajudá-lo em sua jornada de cura. Acredito que a maneira como essas pessoas usam ferramentas e técnicas específicas e começam a construir seus programas de autodescoberta e autocuidado vai encorajá-lo a desenvolver seu próprio programa de autocuidado constante.

E espero que esses fragmentos do poder da reunião inspirem você a convidar sua família e seus amigos a se unirem à jornada de cura, a compartilhar o que está aprendendo com eles e a aprender e se desenvolver à medida que eles se abrirem com você.

Também quero que você considere este capítulo um convite a se juntar a um grupo de habilidades mente-corpo coordenado por alguém que nós tenhamos treinado, pessoal ou virtualmente (você pode encontrar uma lista em inglês no nosso site). As seis mil pessoas que o CMBM treinou — o professor de Azhaar em Gaza, o coordenador do grupo de Sally no Texas, Sabrina em Baltimore, Maya no Meio-Oeste — usam, todas elas, a mesma estrutura e sequência básica em seus pequenos grupos.

O QUE SE SEGUE são fragmentos de oito sessões de um grupo que eu coordenei. Você vai ver que os integrantes desse grupo usam as mesmas técnicas que ensinei a você e depois compartilham o que aprenderam uns com os outros. Os encontros ocorreram alguns anos atrás durante um treinamento. Esse grupo é único como também são os indivíduos que fizeram parte dele, mas essas lições importantes, o compartilhamento e as ligações surpreendentes acontecem quase sempre, seja quem for que estiver coordenando o grupo ou onde quer que o encontro ocorra.

O primeiro encontro começa com o grupo — normalmente entre oito e dez pessoas — sentado em círculo com o coordenador. É o mesmo procedimento de um programa de treinamento, em que periodicamente se formavam vinte pequenos grupos a partir das duzentas pessoas inscritas no programa, e que ocorre nos grupos de habilidades mente-corpo em sua comunidade, coordenados por médicos, terapeutas, professores e conselheiros que treinamos, e naqueles que o CMBM oferece online.

Começamos sempre pelas "regras básicas do grupo", certificando que todos as entendam e concordem em segui-las. Essas regras básicas foram elaboradas para garantir a segurança e a ordem e para criar um clima de compartilhamento e de respeito que incentive a autodescoberta, a fim de que o participante se sinta seguro para dividir o que está aprendendo à medida que pratica as técnicas de autocuidado e para aprender com aquilo que os outros estão descobrindo sobre si mesmos.

A confidencialidade é a regra número 1. Todos no grupo precisam se sentir seguros para compartilhar o que estiverem sentindo ou pensando, seja o que for, sem temer que amigos, colegas, parentes ou vizinhos fiquem sabendo.

Eu peço a cada um que fale ou assinta com a cabeça, indicando ter compreendido e aceitado. É notável que a confidencialidade quase nunca é quebrada, mesmo nos campos de refugiados, onde há tanta fofoca, ou nos corredores de hospitais, prisões, escolas e empresas, onde há ainda mais.

As regras seguintes tratam da estrutura e do procedimento. Os grupos começam e terminam na hora certa. Se um participante não pode vir ou vai chegar atrasado, peço que me avise. É uma forma de respeito e evita que fiquemos ansiosos imaginando como ou onde a pessoa está.

Explico que esse é um tipo diferente de grupo, em que cada um vai fazer descobertas sobre si mesmo, vai compartilhar o que desejar, quando e se desejar. Ninguém, inclusive eu, deve analisar, interpretar ou interromper ninguém. Todos falam na sua vez.

Muitos coordenadores passam um objeto ao longo do círculo, e a pessoa que acabou de falar o entrega para a que vai falar depois. Alguns usam bastões, como as sociedades nativas faziam, outros um coração de feltro ou madeira, para lembrar a cada participante de "falar com o coração". Todos são encorajados a falar quando quiserem; ninguém é obrigado a nada. Você pode dizer: "Vou passar essa", e o coordenador volta a você mais tarde. Não há pressão para falar, e há respeito incondicional. Explico que, conforme cada um de nós divide as lições que aprendemos e as descobertas que fazemos, todos podemos aprender. Somos todos professores uns dos outros.

Digo aos participantes que sou o coordenador. Meu trabalho é garantir que a sessão comece e termine na hora, que ninguém interrompa ou analise ninguém, que todos tenham a oportunidade de falar e que ninguém monopolize o tempo. E sou também um participante e divido minhas próprias experiências e sentimentos, praticando as técnicas que ensino — a respiração do abdômen relaxado, os desenhos, o diálogos, o imaginário guiado — como todos ali. Vou compartilhar o que vir, sentir, escrever e desenhar, da mesma forma que todos os participantes.

Tudo isso pode ser um pouco chocante para terapeutas que aprenderam a "se manter como uma tela em branco" — ficar à parte, analisar mas não compartilhar — e para pessoas acostumadas com essas terapias. Depois de alguma resistência, que eu e outros coordenadores ouvimos mas não rebatemos, quase todos acabam gostando do modelo ou ao menos se interessando por ele. Muitos profissionais percebem que apreciam a libertação de restrições que se tornaram habituais nas profissões terapêuticas. Eles sentem que, nesses grupos, podem incorporar de maneira mais completa o desejo de cuidar e de compartilhar que foi o que os levou, no princípio, à profissão. Eles se descobrem felizes por serem acompanhantes, além de guias, em uma jornada de cura.

QUANDO FAZEMOS A RESPIRAÇÃO do abdômen relaxado no começo do primeiro encontro, explico, como fiz no capítulo 3, a fisiologia da meditação: como ela acalma nosso corpo, reduz a agitação, diminui o estresse e nos ajuda a ter mais consciência, compaixão e conexão conosco e com os demais. Explico que essa respiração prepara a calma e a autoconsciência que permitem que aprendamos e usemos todas as técnicas que vou ensinar.

Então começa a verificação, em que cada pessoa responde a quatro questões que marcam a participação no grupo e o comprometimento com ele, questões que podem ser úteis para você quando estiver desenvolvendo seu próprio programa de transformação: "Quem é você?", "Por que você está aqui?", "O que você quer tirar desta experiência?", "Como você se sente agora?".

A última pergunta é importante, e eu e todos os coordenadores sempre voltamos a ela. Em outros tipos de grupo, às vezes há longos períodos de rememoração de eventos passados, ou discussões e debates sobre o significado das palavras que cada um disse ou questionamentos sobre o que cada um pensa ou sente sobre elas. Em nossos grupos, porém, minha tarefa é ajudar os participantes a se concentrar para permanecerem ligados às experiências do presente, ou voltarem a elas, e a desenvolver uma visão relaxada e meditativa de suas histórias, conscientes a cada momento de como elas o fazem se sentir *exatamente agora*. É esse modo de ser que quero sempre estimular também em você.

Quando um participante se perde num labirinto de casos e especulações, eu o lembro gentilmente do presente: "Como você se sente agora?" Relaxados e atentos ao momento presente, os participantes conseguem ver com distanciamento e se sentir menos sobrecarregados pelas dores e tensões relembradas e pelo medo do que os feriu, assim como menos preocupados com as mágoas que possivelmente surgirão. Eu explico que todo momento de atenção ao presente é um antídoto ao estresse e ao trauma que atormentam nossa memória e obscurecem nosso futuro.

Normalmente, a primeira rodada de introduções é factual, cuidadosa, em um tom grave. Em um grupo semanal em um espaço comunitário, os participantes podem falar de seus diagnósticos ou descrever um problema: "Eu tenho hipertensão", "Tenho depressão há anos e não consigo dormir à noite", "Estou angustiado com meu relacionamento", "Meu marido morreu há dois meses e não consigo nem descrever como tem sido. Estou completamente sozinha". As pessoas talvez mencionem tratamentos que estão fazendo ou o que tem falhado. "O antidepressivo não tem mais ajudado; agora só me deixa letárgico." Geralmente, damos duas voltas na roda.

Em um programa de treinamento, como este que estou descrevendo, os participantes costumam começar com seus títulos profissionais, o desejo de ajudar outras pessoas, ou confessando que estão esgotadas. Dot, uma elegante mulher de cinquenta anos, vestindo jeans bem passados e um suéter de caxemira, com uma bela cabeleira grisalha, apresenta a si mesma e suas credenciais com objetividade. Ela é clínica geral e dirige uma clínica comunitária, está "se sentindo bem" e "interessada em aprender". Asa é um engenheiro aposentado grisalho que é voluntário em um grupo de apoio da igreja e nos diz que tem problemas para falar em público. Farima, uma psiquiatra que fugiu do Irã após a revolução, sente-se oprimida pela rigidez de sua profissão nos Estados Unidos, assim como no Irã. Ela fala com tristeza de sua casa nos Estados Unidos, que foi recentemente destruída em um incêndio, e de suas preocupações com os pais idosos e doentes, seus filhos e as ondas de refugiados que inundam seu escritório.

Baixo, careca e desgrenhado, Matt é empresário e clérigo. Ele está ansioso para contar que, depois da respiração do abdômen relaxado, seu "nervo vago está muito feliz". Della, assistente social, inclina-se para a frente para falar como se sente frustrada. Ela quer usar as habilidades mente-corpo para lidar com a longa epidemia de pobreza e violência de sua comunidade. Jose, um professor, busca "novas ferramentas e técnicas" para ajudar as crianças de grupos minoritários e de baixa renda de suas turmas. Shauna, que é reitora de uma escola de enfermagem, está preocupada com a vulnerabilidade dela própria e dos alunos ao estresse, mas se sente "relaxada" depois da respiração do abdômen relaxado.

Perto do final da segunda rodada de apresentações, Clara, uma mulher intensa e trêmula na casa dos sessenta anos, quebra a cadeia de discursos decorosos, esperançosos e hesitantes. "Não tenho certeza", declara ela, "se eu devia estar aqui ou numa emergência psiquiátrica. Eu já ministrei numa paróquia e agora sou quase uma sem-teto." Eu asseguro a ela que é bem-vinda ao nosso grupo.

Quando estamos quase acabando a primeira sessão, fazemos os três desenhos que vocês devem se lembrar do capítulo 4: "você mesmo", "você com seu maior problema" e "você com seu maior problema resolvido". Della ria da cabeça enorme que desenhou para si mesma no primeiro desenho e dos símbolos de urgência e dos sinais de estresse que tomam conta dela no segundo: um relógio, um cifrão, as mãos esticadas de clientes, as bocas abertas de parentes. Quase todos assentem, compreensivos. Della conta que deseja um lugar pequeno, um terreno na estrada rural arborizada do terceiro desenho.

Em todos os seus desenhos, Matt está perto do pé da página, menor ainda do que ele é pessoalmente. No segundo, está de joelhos, rezando em busca de orientação para lidar com um problema espinhoso da paróquia. No terceiro, ele se ergue, de braços abertos, grato pelo problema resolvido.

Shauna se desenha como um boneco de palitos. No desenho de seu maior problema, outras figuras de palitos estão espalhadas no chão, derrubadas pela violência armada que está devastando a região onde fica sua faculdade de enfermagem. Na solução, ela está "ligando os pontos": suas figuras agora se dão as mãos em um círculo, criando uma comunidade. Ela olha em volta e reconhece na roda do nosso grupo o modelo do desenho.

Em sua segunda imagem, Jose está de pé, parecendo ansioso. Ele desenha sua cadela velha e doente no outro canto. Ele teme que ela morra sozinha. Em seu terceiro desenho ele está com seus outros cachorros e seu parceiro amoroso. "Talvez eu possa sobreviver ao que não posso mudar", diz ele.

"Não gosto de falar de mim", diz Dot, uma das últimas pessoas a mostrar os desenhos. "Mas olhe para mim aqui." Ela agora está rindo. Está tudo ali. Escrita em letra maiúscula, a palavra *EU* domina o segundo desenho, e setas grossas surgem de todas as direções. "Me sinto responsável por tudo, quero curar todo mundo." No terceiro desenho, há um arco-íris e um coração. "Estou sorrindo e confiante, e eu me amo", diz ela, quase sem acreditar. "Não seria bom?"

Não dá tempo de todos mostrarem seus desenhos e a tarefa fica para o encontro seguinte. Em seu segundo desenho, a garganta de Asa está coberta por um borrão preto. "Enfiaram uma faca aqui", conta ele. "Eu tive um cisto maligno quando criança. Tive que operar. Este é meu ponto fraco. Nunca consegui falar por mim mesmo sobre nada importante." A área escura é menor no terceiro desenho, mais como uma mancha do que como um hematoma gigante. Olhando os desenhos, Asa diz: "pude ver que cabe a mim decidir o tamanho dos meus medos".

Mesmo antes de compartilhar seus desenhos, os tremores de Clara estão mais acentuados. Ela nos conta que, como Asa, seu neto gentil e inteligente tem problemas para falar; ele é gago. Quando ele era um menino, seu pai, o genro de Clara, costumava enfiar o pênis na garganta dele.

O círculo fica carregado com a dor de Clara por lembrarem as coisas terríveis que os adultos podem fazer com as crianças.

Agora Clara mostra seus desenhos. No primeiro ela é "uma profissional, esposa e mãe", carregando seu "coração da cura" em uma mão e uma "espada da defesa justa" na outra. "É assim que pareço ao mundo." No segundo desenho, sua boca é um talho de raiva muda e vermelha. Ela nos conta que não foi só seu neto quem foi abusado sexualmente. Quando jovem, ela foi estuprada por um clérigo que era seu mentor. Nem o ministro que a abusou nem seus superiores se desculparam ou mesmo reconheceram o que aconteceu. Ao serem confrontados, sugeriram que ela estava exagerando, que era um mal-entendido, um equívoco ou até um delírio. "Fui vítima duas vezes. O estupro foi terrível, e a maneira como o sistema me tratou foi ainda pior. Toda a dor, toda a raiva, ficaram bem enterradas por quarenta anos."

Ficamos quietos por alguns minutos em uma comunhão silenciosa e emocionada com Clara, muitos chorando, outros com os olhos úmidos. Então, o gentil e desajeitado Matt se inclina para a frente. "Fico arrasado ao ouvir isso. Como religioso da sua fé, quero dizer quão envergonhado estou pelas ações da nossa religião. Sinto muito."

E agora, após quarenta anos abafando seus sentimentos, Clara está chorando. "Você é o primeiro da congregação a dizer isso: 'Sinto muito.' Se alguém tivesse falado isso quarenta anos atrás, talvez eu tivesse me curado. Agora, pela primeira vez, acredito que posso começar a me curar."

Quando pergunto, ao final do encontro, se concordam em se levantar para fazer a respiração do abdômen relaxado com os braços em volta dos demais, todos assentem. As lágrimas de Matt correm. "Era o que eu queria também", diz ele. Enquanto deixamos a sala, Clara, como um pastor no final do culto na manhã de domingo, aperta as mãos de cada um de nós, com gravidade e gratidão.

ESSE FOI SÓ O SEGUNDO ENCONTRO, mas já podemos sentir algo surpreendente, até mesmo maravilhoso. Qual a probabilidade de uma mulher estuprada por um clérigo numa cidade distante estar em um pequeno grupo com um ministro da mesma denominação, mas que vem de outro estado? E de esse homem ser imediatamente tão empático e profundamente compassivo?

Na verdade, esse tipo de conexão improvável ocorre em muitos dos nossos grupos. Pouco depois do Onze de Setembro, um bombeiro da cidade de Nova York que se inscreveu em um desses grupos ficou boquiaberto quando a viúva devastada e deprimida de um colega que morrera no World Trade Center descreveu um sonho em que seu marido falava com ela. "É, eu também o vi no meu sonho", disse ele, "e ouvi o que ele disse para você." Ele começou a falar e ela repetia com os lábios exatamente as mesmas palavras: "Querida, levante a bunda do sofá e vai cuidar das suas coisas."

Não há explicação lógica para isso. A pessoa encarregada das inscrições do grupo não fazia ideia de que Clara havia sido abusada por um clérigo ou que Matt era um ministro da mesma denominação. O bombeiro e a viúva de seu amigo não haviam conversado antes sobre a depressão dela ou sobre os sonhos que tiveram.

Carl Jung chamava essas conexões cheias de significado, mas não causais, de sincronicidade.[6] Quando as pessoas se reúnem em encontros seguros, exploratórios e meditativos de nossos grupos, essas sincronicidades inexplicáveis se multiplicam.

No TERCEIRO ENCONTRO, descobrimos nosso espaço seguro e encontramos nossos guias sábios. Agora, mesmos os participantes que estavam relutantes em falar estão ávidos por dizer o que viram, ouviram ou aprenderam. Uma pessoa começa, e os outros, como se hesitassem em pular do alto de uma ponte até a água, percebem que o grupo é receptivo e não há hostilidade, mas apenas alívio, e encontram a coragem para fazer como os outros.

Dot, sentada no jardim de seu espaço seguro, pergunta a uma borboleta chamada Esperança porque para ela é tão difícil aceitar a maneira como as coisas são. Para seu alívio, ela é lembrada de que não precisa ter uma resposta e de que pode aproveitar tudo.

O espaço seguro de Clara fica ao lado de um rio, e ela está sentada em uma pedra entre árvores e arbustos. Seu guia não fala nada, mas fica sentado em uma pedra próxima. Ele é uma presença imensamente reconfortante. Seu nome é Emanuel, que significa, como Clara recorda, "Deus está conosco".

Farima, que luta com as demandas conflituosas de pais, filhos e pacientes, encontra-se na cozinha reconstruída de sua casa destruída; ela está cozinhando satisfeita os pratos tradicionais de sua cultura. Uma figura reconfortante dos seus estudos quando criança, Ali, o genro do profeta Maomé, aparece. "Não lute", diz ele. "Permaneça aqui e agora, amorosa e presente. Você está fazendo tudo o que pode."

Matt encontra Jesus perto de um lago no lugar onde cresceu e ouve que Jesus está feliz com Clara e com ele.

Jose está em uma estradinha rústica e cheia de neve que vai dar numa cabana onde seu improvável guia — ele cora quando revela que é Macaulay Culkin — diz a ele que ele não precisa ter medo da morte de seu cão ou de se casar com seu parceiro. "A vida muda, como o tempo", lembra-o o pequeno Macaulay. "O sol sempre se levanta."

Shauna se descobre sentada perto do lago numa montanha onde costumava pescar com sua avó. Três guias aparecem, mulheres mais velhas das quais cuidava como enfermeira em um asilo. "Somos seus anjos da guarda", dizem a ela. "Estamos aqui para ajudá-la no luto pelas suas perdas. Você nunca pôde lamentar a perda de sua avó ou a nossa, ou a perda de sua própria inocência. É belo lamentar. Faça o chacoalhar e dançar. Vai fazer seus sentimentos emergirem." Shauna está chorando.

No QUARTO ENCONTRO, estamos ansiosos por fazer o diálogo com um sintoma, problema ou situação.

Asa pergunta ao vazio o que precisa para se sentir mais realizado e ouve que ele precisa "se abrir", permitir que as palavras e os sentimentos que guarda dentro de si extravasem de sua garganta ferida.

O diálogo de Dot parece no começo uma luta de boxe, contornando a insônia que a atormenta. Então a insônia dá uma série de golpes rápidos: "Comece a se perdoar", "Você me deu poder demais" e, de maneira mais insistente e reveladora, "Por que você precisa ter problemas?". Dot não para de rir dos golpes da verdade.

Quando chega a vez de Shauna, ela fala com "a dor no meu flanco direito", que tem enganado os esforços de diagnóstico de ótimos médicos. "Eu quero", diz seu lado dolorido, "que você sinta algo que tem o direito de sentir. Quero que você saiba que é tão importante quanto todo mundo". Shauna ergue os olhos da página com seu diálogo escrito e conta uma história que apenas seu marido conhece.

"Quando eu tinha vinte anos, tive que ir de avião para o Alabama para o aniversário do meu pai. Na noite anterior, fui a uma festa com jogadores de futebol americano. Os caras beberam. Eu bebi. Eu só me lembro de acordar de manhã com a vagina doendo, os olhos roxos e hematomas. Sentia o corpo todo dolorido e sabia que havia sido estuprada e talvez drogada. Fui à polícia do campus. Eles tomaram meu depoimento, mas não pareciam interessados. Afinal, eu tinha bebido e os caras eram jogadores de futebol americano."

Ela se sentiu fisicamente péssima, envergonhada e sozinha. Naquele dia, quando chegou em casa, "minha mãe disse que era culpa minha". De volta à faculdade, os jogadores de futebol americano a insultavam quando ela atravessava o pátio.

"Eu adorava a faculdade", disse ela, chorando, "mas não consegui terminar o semestre". Ela se sentia "totalmente violentada", exposta, perplexa, desconectada de seu corpo e incapaz de aproveitar nele o que antes lhe dava prazer. Seguiram-se desastres autoinfligidos e ferimentos que puseram sua vida em risco.

Depois de muitos anos, Shauna começou a encontrar paz e propósito em ajudar pessoas gravemente feridas ou perto da morte, inclusive as mulheres no asilo que apareceram como suas guias sábias para acolhê-la e aconselhá-la. Mas ela nunca se curou do estupro, da zombaria e da vergonha que vieram depois. E, até falar sobre aquilo, Clara não conseguia se identificar com outras mulheres em situações parecidas, não conseguia se imaginar falando sobre estupro, expondo-se à condenação pública que temia que viesse em seguida. Só agora, no grupo, ela se sentiu segura o bastante para lamentar a autoconfiança ingênua e a esperança perdidas, e para acreditar que podia de alguma maneira recuperar o respeito e o amor próprios por completo.

No QUINTO ENCONTRO, construímos nossos genogramas, como o de Sabrina. Nas três sessões seguintes, cada um de nós, na sua vez, põe o genograma no centro do círculo e traça os padrões de conexão e conflito de quatro ou cinco gerações. Até esse momento, estávamos focados na exploração e na descoberta do presente. Agora olhamos para o passado para informar o presente.

Peço a cada um — como fiz com você no capítulo anterior — que se concentre em um problema que ele ou ela esteja enfrentando no momento para ver quem no genograma teve desafios semelhantes e quem pode oferecer orientação e apoio. Peço que os demais fiquem em silêncio e prestem atenção ao que sentem enquanto assistem e ouvem, à medida que ficam mais sensíveis à ressonância entre o genograma que estamos vendo e a estrutura e as dinâmicas das personalidades e dos problemas de nossas próprias famílias.

"Por que", pergunta Dot enquanto abre seu genograma, "preciso me preocupar tanto?" Quase imediatamente, a resposta pula do papel. Seu bisavô perdeu a fortuna da família e se matou. A filha dele, avó de Dot, nunca falou sobre o que aconteceu, mas sempre temeu o que *podia* acontecer. O filho dela, pai de Dot, também estava sempre preocupado, o que só piorou quando sua empresa deu errado. Agora Dot percebia que a preocupação era uma estratégia disfuncional multigeracional compreensível, uma reação debilitante, mas também uma tentativa de controlar o incontrolável. Ela se pergunta se essa preocupação nervosa e ancestral contribuía para o transtorno alimentar que a envergonha, para seu constrangimento crônico e, é claro, para a insônia que a atormenta. Quando volta a falar, Dot parece atordoada e travada. "Tem alguma saída?", pergunta.

"Procure no genograma", sugiro. "Veja se tem alguém ali que possa ajudar." Depois de um instante, Dot começa a bater com o lápis no quadrado que representa seu filho. "Ele não é preocupado", diz Dot. "Ele rompeu o ciclo. Talvez eu possa aprender com ele." Ela continua, sem pausa desta vez: "E também posso fazer a respiração do abdômen relaxado e chacoalhar e dançar. Já estão me ajudando".

O genograma de Farima mostrou a ela como acabar com a confusão sobre seu futuro. A luz do amor que vivia nas sombras da família de seu pai — ela traçou linhas tênues irradiando desses parentes — agora está ali, em seu amor tanto pelo sogro quanto pelo seu próprio pai. E ali, sentada com nosso grupo, ela vê a luz em si mesma, sente o desejo e a força de que precisa para levar a luz para aqueles que enchem a folha de seu genograma: sua família, seus pacientes e toda a comunidade de refugiados que ela atende com generosidade. Farima continua olhando o genograma e vê que seu desejo de ajudar os mais necessitados não é, como ela temia, um erro de cálculo ou uma indulgência. Ela agora se lembra que essa tinha sido a aspiração de sua mãe na infância, a missão para a qual ela convocara Farima.

Della, que estava presa em sua grande cabeça no primeiro encontro do grupo, percebe que sua grande alegria vem não apenas de realizações intelectuais, mas também das linhas duplas que estabelecem "laços amorosos" com muitos parentes e amigos. Ao observar seu genograma, multiplicam-se as possibilidades de realização.

Para mostrar o laço poderoso, Shauna colore o círculo de sua avó paterna e o seu de roxo profundo. "Quando eu tinha seis ou oito anos, ela me disse: 'Querida, eu não vou demorar a morrer', e então me acompanhou em seus dias derradeiros, me fez sentir orgulhosa e amada enquanto eu ficava sentada com ela, brincando." Ao contar isso, Shauna sente-se capaz de reverenciar o papel de cuidadora que sempre teve. E, sem perceber, desvia o olhar, agora mais terno, para o círculo que representa sua mãe, agora aceitando e amando essa mulher cuja rejeição e cuja acusação, anos atrás, a machucaram tanto.

No último encontro — o oitavo aqui, mas o décimo ou o décimo primeiro das séries que nossos pós-graduandos coordenam em suas comunidades — fazemos um segundo conjunto de três desenhos e um ritual de encerramento. Vou compartilhar esse encontro no capítulo final do livro, quando você também vai fazer desenhos. Então vai comparar o primeiro conjunto que fizemos no capítulo 4 e explorar com atenção plena semelhanças e diferenças. Como os participantes do meu grupo, você provavelmente vai perceber que se transformou de várias maneiras. Depois de trabalharmos juntos em nossos desenhos, vamos fazer nosso próprio ritual de encerramento.

Quero terminar este capítulo chamando a atenção para três outros benefícios que este grupo e outros MBSGs conferem aos participantes e que talvez você receba ao ler estre livro.

Sem que alguém nos obrigue, esses grupos nos convidam a questionar e reavaliar nossos preconceitos e prejulgamentos e a maneira como julgamos as outras pessoas e a nós mesmos. Talvez tenhamos começado, no primeiro encontro, invejando a perfeição e as realizações de Dot e nos distanciado dela e do grupo. Quando conhecemos seu guia e seu diálogo, vimos a ansiedade que a compelia a se fechar, a dor que alimentava seu perfeccionismo. Então, quando ela exibiu seu genograma, sentimos a vulnerabilidade de Dot e a afeição de sua conexão com o filho. Talvez, enquanto observávamos tudo isso, tenhamos nos conscientizados de nosso próprio esforço ansioso por manter nossa aparência social, nosso perfeccionismo autossabotador e nossa necessidade de baixar a guarda e nos aproximar daqueles que amamos. A raiva e a desorganização de Clara no início talvez tenham nos incomodado, mas o acolhimento de Matt e a entrega agradecida de Clara foram um exemplo de atenção gentil e nos mostrou que mudanças profundas são possíveis.

Quando participamos de um MBSG, também percebemos que todos nós na verdade estamos, como dizem os Dacota, "relacionados" com os demais, que somos os professores uns dos outros. Cada um de nós fornece aos outros um espelho no qual podemos ver mais facilmente nossos próprios desafios, um espelho que pode nos mostrar maneiras inesperadas de enfrentar esses problemas.

Por fim, alguns de nós se tornam uma parte constante da vida dos demais. No terceiro dia de treinamento, os participantes do meu grupo começaram a almoçar juntos. Na última noite eles saíram para dançar. Nos anos que se passaram desde então, vários deles continuaram conectados, trabalhando juntos e se tornando amigos.

19
A gratidão muda tudo

Gratidão é o reconhecimento pelo que recebemos ou vivemos. Este capítulo convida você a nadar nas correntes da gratidão. Ele vai ensiná-lo como surfar em suas ondas.

Quando somos magoados de maneira terrível ou perdemos o que mais apreciamos, nos sentimos angustiados, temerosos e infelizes. É compreensível que nos perguntemos por que devemos nos sentir gratos. O irmão David Steindl-Rast, um monge beneditino que devotou muitos anos a ajudar as pessoas a viverem com gratidão, costuma virar a pergunta de cabeça para baixo: "Não é a felicidade que nos torna gratos, mas a gratidão que nos faz felizes".[1]

Algumas pessoas parecem mais inclinadas a se sentir gratas. Estudos científicos recentes mostraram que essas pessoas conseguem diminuir mais facilmente seus níveis de dor física, geralmente sentem mais bem-estar, se exercitam mais e passam menos tempo em consultórios médicos.[2] É menos provável que pessoas que tiveram infartos sofram um segundo quando são gratas.[3] O sono, que costuma ser interrompido depois de um trauma e quando estamos estressados, é significativamente mais fácil para aqueles que experimentam e expressam a gratidão; é menos provável que eles se fixem nos pensamentos negativos e apreensivos que dificultam adormecer, pensamentos que também podem despertá-los no meio da noite.[4]

E as pesquisas têm demonstrado que a gratidão pode arrefecer os sintomas do transtorno de estresse pós-traumático e melhorar o humor de pessoas traumatizadas. Na verdade, um estudo israelense sugere que a gratidão (estar feliz com a vida como ela é) é muito eficaz para prevenir que crianças expostas a um trauma desenvolvam TEPT.[5]

Alguns de nós são naturalmente gratos. O restante, porém, pode aprender a sentir mais gratidão. Nós podemos desenvolver nossa capacidade de gratidão e colher esses e outros benefícios.

A GRATIDÃO REQUER uma mudança de atitude. Às vezes ela ocorre no meio do evento traumático ou logo depois dele, na forma de uma explosão de agradecimento por estar vivo, por ter sobrevivido. Certamente vale a pena se lembrar de momentos como esses, saboreá-los, mantê-los como sua pedra de toque. Mas, se temos que atravessar as exigências contraditórias de um trauma — medo, tristeza, raiva, ansiedade, culpa e vergonha — para viver com gratidão, precisamos cultivá-la e cuidar dela.

Vi muitas pessoas fazerem isso. Sempre me sinto maravilhado e inspirado pela gratidão que, com o tempo, muitos sobreviventes do câncer, como Jane, desenvolvem ao avaliar o diagnóstico terrível e o tratamento debilitante. "Não escolheria ter tido câncer", disse-me Jane, "mas foi a experiência mais valiosa da minha vida. Agora sei o que é importante para mim. Pela primeira vez estou realmente viva".

Para Jane e muitos outros, a meditação foi o ponto de partida. Não é de se surpreender. A meditação é em si mesma uma forma de gratidão. Quando praticamos a respiração do abdômen relaxado regularmente, dia após dia, nos tornamos conscientes do que acontece a cada momento, de nossos pensamentos, sentimentos e sensações. Essa consciência aos poucos amadurece e vira apreço, que é simplesmente a gratidão por tudo o que está acontecendo. Tudo o que você precisa fazer é respirar, olhar e ouvir.

Ismail, um professor de ensino médio palestino de quarenta anos, alto, de barba, um pouco encurvado, percebeu a mudança. Na quarta manhã de nossos treinamentos em Gaza, ele parou à porta do cômodo onde nosso pequeno grupo se reunia. "Eu tenho algo para contar antes de entrar", anunciou. "Algo que me envergonha, de que não me orgulho. Por seis meses, desde o fim da última guerra, tenho me sentido muito irritado. Durmo mal e nada parece me agradar. Tem muitos dias em que chego em casa, pego uma vara e bato nos meus filhos. Eu sou professor e sei que não deveria fazer isso, mas as brigas e o barulho que eles fazem me deixam tão bravo que não consigo me controlar.

"Ontem à noite, cheguei em casa e os encontrei lutando, cantando e gritando. Mas dessa vez fiquei parado, como estou agora aqui na porta, e fiz a respiração do abdômen relaxado por cinco ou dez minutos, como aprendemos aqui poucos dias atrás. E eu relaxei.

"E, quando abri os olhos, me deparei com a mesma cena que me deixava bravo dia sim, dia não, mas agora parecia diferente. 'Esses são meus filhos', falei comigo mesmo. 'Eles são adolescentes. É assim que os adolescentes são.' E isso me fez sorrir e eu senti amor por eles."

Depois de um tempo, talvez como Jane, nos descubramos gratos por nossas dores e mágoas. Isso não significa que esses sejam sentimentos agradáveis; mas apenas que, quando aumenta nossa capacidade de deixar os pensamentos e sentimentos desconfortáveis surgirem e irem embora, percebemos que a dor e a mágoa são parte de nós, que podemos aprender com elas e suportá-las. Mas também entendemos que esses sentimentos são apenas uma parte de nós, que somos mais do que nossa angústia. E nos sentimos gratos por saber disso.

Às vezes, depois que faço a respiração do abdômen relaxado por alguns minutos, me percebo rindo sem querer, aproveitando completamente e com gratidão a experiência de respirar. De vez em quando, antes de começar, lembro a mim mesmo de sorrir com gratidão quando expiro. Cinco ou dez minutos depois, quando termino, é como se eu tivesse colocado um par de óculos que me fazem ver tudo mais leve, mais convidativo, mais promissor. Sugiro que você faça isso agora. Tome cinco minutos para usufruir conscientemente do processo de respirar que dá a vida a você, o mantém vivo e o conecta com toda a natureza. Sorria com esse prazer.

*

Você também pode se concentrar conscientemente nas coisas de sua vida pelas quais é grato. Isso não significa negar a dor ou a perda. A questão é apenas incentivar a si mesmo a lembrar a parte gratificante que o trauma não obliterou.

A maneira mais simples de fazer isso é manter um diário da gratidão. Robert Emmons, da Universidade da Califórnia em Davis, provavelmente o principal pesquisador em todo o mundo sobre o tema, publicou muitos estudos sobre os benefícios desses diários.[6] O número de semanas ou meses que as pessoas mantinham os diários variava, mas o resultado era constante: aquelas que tinham diários da gratidão se sentiam melhor física e emocionalmente; elas se exercitavam mais e tinham menos sintomas físicos; sentiam menos ansiedade, raiva e vergonha; dormiam melhor e eram mais otimistas. Além disso, as pessoas que escreviam diariamente relataram que estavam significativamente mais propensas a oferecer apoio emocional a outras pessoas; a gratidão que sentiam as encorajava a agir de maneira a proporcionar outras razões para se sentirem gratas.

Baseado na pesquisa de Emmons e em minha experiência com pessoas traumatizadas, faço uma recomendação simples: **anote, no começo ou no fim de cada dia, três ou quatro coisa pelas quais você é grato.**

Eis as anotações de um dia de Sharon, que sentia uma dor crônica que aumentava exponencialmente depois de uma fratura de fêmur.

> "SOU GRATA:
> Por minha afilhada ter me ligado.
> Por meu vizinho, Dave, ter deixado o jornal na minha porta de manhã.
> Pelo manjericão fresco do meu jardim que posso pôr nos meus tomates."

Os dias de Sharon são cheios de dor e comprometidos pela limitação de sua mobilidade. Seu diário da gratidão a lembra de celebrar o que ela tem. "Não faz a dor desaparecer, mas reafirma que a dor não é o centro da minha existência. Em algumas manhãs é difícil encontrar algo para agradecer. Mesmo assim eu agradeço, e isso me faz sorrir e me prepara para o dia."

Um diário de gratidão é apenas o começo. Cada um dos experimentos que fizemos juntos pode ser uma oportunidade para a gratidão, para aumentar o prazer do corpo e da mente, nossa esperança por nós mesmos e nossos laços com as outras pessoas. Tudo o que precisamos fazer é parar, talvez fazer alguns minutos da respiração do abdômen relaxado e nos conceder alguns momentos de gratidão pelo que fizemos e aprendemos.

Um exemplo de prática é comer com atenção plena, que é o ato de escolher, preparar e saborear lentamente a comida. Depois de cada mordida, prestamos atenção no prazer do gosto e da textura, usufruímos da contribuição de cada mastigada para nossa saúde e nosso bem-estar.

As outras técnicas que aprendemos têm a mesma utilidade e oferecem a mesma oportunidade para sentirmos gratidão: as palavras úteis do guia sábio, as intuições que surgem no diálogo escrito com um sintoma, e o detalhe revelador, antes ignorado, que aparece quando fazemos o desenho de um problema.

ALGUMAS PESSOAS NOS proporcionam a oportunidade de aumentar nossa gratidão: amigos e parentes, pessoas que conhecemos em grupos e aulas, ou mesmo conhecidos casuais ou encontros fortuitos. Tudo o que é necessário é relaxar, prestar atenção e se permitir valorizar o fato de que aquela pessoa está realmente ali com você, conversando com você. Quando ela fala, faz pausas e escuta, está afirmando que você vale a atenção, que você é bom ou ao menos bom o suficiente para conviver.

O que essas pessoas fazem e dizem pode multiplicar sua gratidão. Algumas palavras gentis ou um sorriso do caixa que registra suas compras em uma loja, do cobrador de ônibus, do garçom servindo café ou do atendente fazendo o check-in no aeroporto, tudo isso é delicioso se você parar para saborear. E as palavras e as ações de amigos são ainda mais valiosas, especialmente quando eles se abrem com você ou perguntam com interesse genuíno como você está ou quais são as novidades sobre parentes ou amigos em comum. Se estou relaxado e realmente prestando atenção quando isso ocorre, eu me sinto muito agradecido pelo círculo fortalecedor de conexão, cuidado e afeto, por essa experiência humana fundamental e revitalizante.

*

É FÁCIL, em meio à pressão das demandas diárias, especialmente quando estamos irritados, ansiosos ou sobrecarregados, negligenciarmos a gratidão. É por isso que é importante trazê-la conscientemente à mente. Quando observo com gratidão os ramos torcidos das árvores nuas no inverno diante da minha janela, o marrom da terra ou o formato de um monte, o que vejo parece tão deslumbrante quanto um quadro de Cézanne.

E, se eu sugiro a possibilidade de gratidão a outras pessoas, elas geralmente respondem com reconhecimento e satisfação. Na primeira noite de uma oficina de fim de semana intitulada "Trauma e transformação", mencionei que estava escrevendo sobre a gratidão. Uma mulher cuja filha havia morrido de overdose alguns anos antes disse que ficou feliz por eu tê-la lembrado da gratidão. Isso a fez perceber que estava grata pelo que aprendeu numa oficina anterior comigo, e também pelo fim de semana que teríamos. "Estou muito agradecida", disse ela, "porque sei que, quanto mais eu me aprofundar em minha tristeza, mais fácil vai ser encontrar uma alegria maior."

Então, diversas outras pessoas, traumatizadas pela perda e por doenças, falaram. Elas perceberam que, mesmo com seus problemas, haviam sido "abençoadas" por terem um fim de semana para si mesmas e por terem dinheiro e tempo para que isso fosse possível. Deborah, que se sentia perdida e sem esperanças no vazio deixado pela morte de seu pai, sorriu sonhadora quando recordou a gratidão pelo trajeto quase silencioso de ônibus até nosso retiro, "vendo a neve cair tão pacificamente, cobrindo o chão e as árvores".

HÁ AINDA MAIS uma maneira de inserir a gratidão na sua vida.

Muitos anos atrás, quase no final de sua vida, meu querido professor Bill Alfred estava fazendo ovos mexidos de manhã quando ergueu as sobrancelhas e abriu um amplo sorriso. "Não acha que seria uma boa ideia", perguntou ele, "se de vez em quando, em vez de rezar ou pedir algo para nós mesmos, ou até para os outros, apenas disséssemos para Deus: 'Obrigado por um dia realmente bacana'?"

Eu me lembro bastante dessas palavras. Às vezes eu faço exatamente o que Bill sugeriu: agradeço a Deus (às vezes digo "natureza" ou "universo") pelas árvores, pelos raios de sol que entram pela minha janela, pelos momentos compartilhados com amigos ou pacientes, pelo telefonema de alguém que amo sentindo gratidão pelo que recebi. Quando estou me sentindo "para baixo", como diria Bill, ou frustrado, eu me lembro de suas palavras, vejo seu sorriso e logo percebo o meu próprio sorriso, bendizendo, mesmo em meio à angústia, cada momento e cada dia.

Não costumo rezar regularmente e não sei se você reza, mas gostaria de sugerir para você a prece de Bill: "Obrigado, Deus, por um dia realmente bacana". É simples, despretensiosa e ecumênica. Todo mundo pode dizer essas palavras. Quando você as disser, vai experimentar uma bênção: a gratidão por todas as oportunidades de sua vida — meditar em silêncio, compartilhar comida ou sentimentos, andar na rua, respirar profundamente.

PENSO QUE GRATIDÃO e perdão são como correntes sutis, mas poderosas que podem nos carregar para atravessar e superar os redemoinhos da raiva que certas lembranças despertam e da angústia implacável que podem vir no rastro dos traumas. A gratidão pavimenta um caminho progressivamente mais suave e fácil. O perdão, que vamos explorar no próximo capítulo, é mais complicado e desafiador, mas pode ser ainda mais recompensador. A gratidão nos prepara para o perdão.

20 Perdão

O PERDÃO — DESAPEGAR-SE de emoções negativas relacionadas a quem ou ao que nos tenha feito mal ou relacionadas a nós mesmos pelas mágoas reais ou imaginárias que causamos em nós e nos outros — é um aliado poderoso para a cura do trauma. Mas precisamos saber quando e como estabelecer essa aliança.

Também precisamos entender que o perdão e a justiça não são necessariamente opostos. É muito mais fácil perdoar se sentimos que a justiça foi feita. Alguma medida de justiça — a punição de um assassino ou estuprador, a recuperação de um dinheiro roubado, as desculpas sinceras de um abusador — nos ajuda a superar a sensação de impotência e de vitimização. Em última análise, porém, acolhemos o perdão porque é uma força muito poderosa para nos curar e para voltarmos a nos sentir completos.

Muitas aldeias aborígenes têm rituais regulares ou periódicos de confissão, contrição, restauração e justiça que libertam as pessoas e a comunidade das forças disruptivas e destrutivas do ódio e do ressentimento, assim como as protegem dos perigos individuais e sociais da vingança.

As maiores religiões e tradições espirituais do mundo celebram o perdão e o valorizam como uma bênção para quem perdoa. No Yom Kippur, o principal feriado judaico, os judeus pedem perdão àqueles que prejudicaram e então pedem que Deus os perdoe. Perdoar o próximo foi uma das lições centrais de Jesus e está inextrincavelmente ligado à busca do perdão de Deus: "E, quando estiverdes orando, se tendes alguma coisa contra alguém, perdoai, para que vosso Pai celestial vos perdoe as vossas ofensas" (Marcos 11:25). No Budismo e no Taoísmo, o perdão é tratado de uma maneira explicitamente psicológica. Os textos budistas nos dizem que a raiva, assim como o ressentimento e o ódio em que ela pode se transformar, são venenos que devem ser drenados.

A ciência moderna confirmou essa sabedoria ancestral. Guardar rancor, alimentar o desejo de vingança e sentir ressentimento são atitudes perigosas. Se não perdoamos a mágoa e a raiva, o ressentimento por quem ou pelo que nos traumatizou cobra um preço biológico. Nossos níveis de estresse e dos hormônios do estresse aumentam e reforçam os efeitos destrutivos do trauma.[1] Ficamos mais desconfiados e temerosos, e talvez deixemos que nossos sofrimentos nos definam e passamos a viver como vítimas eternas do trauma.

Perdoar é terapêutico. Expurga o veneno emocional e espiritual do ressentimento e os níveis altos de estresse biológico decorrentes. Quando perdoamos, regiões do cérebro comprometidas pelo trauma, entre elas o córtex pré-frontal, ficam mais ativas. O perdão diminui o medo e a raiva da amígdala, equilibra a hiperexcitação do sistema nervoso simpático com a calma vagal, e melhora nossa capacidade de distanciamento e de compaixão.[2] Diversos estudos científicos mostraram que ao perdoar ficamos mais relaxados. A dor crônica arrefece e a pressão sanguínea diminui. Nosso humor melhora. Nós nos sentimos mais otimistas. Ex-combatentes que são mais inclinados ao perdão têm menos sintomas do transtorno do estresse pós-traumático.[3]

Quando pensamos em perdão, às vezes retorquimos e resistimos, perguntando: "Como perdoar o imperdoável?", "Quem eu me tornaria?", podemos protestar. "Como eu teria respeito por mim mesmo se eu perdoasse *X*?" E o mais duro: "Como posso me perdoar pelo que fiz, por ter fracassado em me proteger de quem ou do que me feriu, ou por provocar, colaborar ou produzir meu próprio trauma ou o de outras pessoas?"

O dano causado pelo trauma em nossos cérebros agrava nossas dúvidas e nossa resistência ao perdão. O trauma não resolvido ativa continuamente os centros de medo e raiva do cérebro emocional e inibe o funcionamento de áreas do córtex frontal que facilitam ter compaixão. Gila, uma psicóloga israelense generosa e gentil que mora não muito longe das áreas de combate periódico com os militantes do Hamas em Gaza, define bem o dilema: "Sei que as pessoas de Gaza sofreram terrivelmente, mas temo tanto pelos meus filhos que não tem espaço no meu coração para me preocupar com os adultos ou mesmo as crianças de Gaza".

NOS PRIMEIROS ESTÁGIOS do nosso trabalho neste livro não mencionei os benefícios do perdão ou sugeri que você pensasse nele. Se tivesse, muitos de vocês se perguntariam por que eu estava levantando o tema. O que o perdão tem a ver com superar a perda de um ente amado ou confrontar um câncer? Aqueles que foram violentados por predadores ficariam compreensivelmente indignados.

Trago esse assunto agora porque demos os passos que tornam possível o perdão: acalmar a mente e o corpo pela meditação; liberar a tensão e nos revigorar pelo movimento; aprender a aceitar e desprender-se do medo e da raiva; equilibrar nossa fisiologia e psicologia com uma nova dieta; mobilizar nossa imaginação e explorar nosso genograma para ver com distanciamento nosso trauma e seus gatilhos; aprender a acolher o apoio de outras pessoas e do mundo natural que vai nos amparar enquanto abandonamos nossa identidade de vítimas.

Sentir gratidão é especialmente importante. Quando começamos a nos sentir gratos por cada momento, por quem e pelo que somos agora, achamos cada vez mais difícil odiar quem ou o que nos causou mágoas ou injustiças. A gratidão nos prepara naturalmente para o perdão.

Alguns de nós aprendem a suportar o ódio e as adversidades sem ressentimento e têm uma capacidade impressionante, como a de Cristo, para perdoar mesmo os crimes mais brutais que sofremos. Muitos dias depois que soldados israelenses dispararam por engano e mataram três de suas filhas e uma sobrinha, o ginecologista muçulmano palestino Izzeldin Abulaish conversou comigo com uma compaixão difícil de entender, mas completamente genuína, pelos soldados que dispararam e até pelos comandantes que ordenaram o ataque. Fiéis negros da igreja em Charleston, na Carolina do Sul, rezaram por Dylan Roof, o supremacista branco que atirou desenfreadamente em nove pessoas, parentes e amigos dos paroquianos.

Essas pessoas estão sempre me ensinando, mas elas botam o sarrafo muito alto. Para muitos de nós, é doloroso superar a dor e a raiva causadas por ofensas muito menores. Mesmo assim, se estivermos dispostos a tentar e arriscar, também somos capazes de experimentar o poder do perdão para revitalizar e afirmar o espírito.

HÁ PROGRAMAS INTENSIVOS e abrangentes de promoção do perdão, a maioria baseada num modelo desenvolvido por Robert Enright, um psicólogo educacional que ensina na Universidade de Wisconsin.[4] O modelo de Enright, que foi usado tanto por indivíduos quanto em situações de aula, inclui uma fase de "desvelamento", na qual você se conscientiza dos efeitos prejudiciais de não perdoar. Na segunda fase, de "decisão", você deve reconhecer os benefícios do perdão e comprometer-se com ele. Na terceira, a fase "de trabalho", você se esforça ao máximo para entender quem o magoou e seus motivos e comportamentos no contexto da vida dessa pessoa; você vai cultivar a empatia e a compaixão pelo ofensor. Na quarta, de "aprofundamento", Enright pede que você procure um significado maior em sua experiência.

Crianças e adultos geralmente chegam ao fim dos meses de duração programa de Enright com níveis mais baixos de ansiedade, depressão e raiva, e níveis mais altos de autoestima e compaixão do que o grupo de controle.[5]

O programa que você e eu construímos não exige nem se concentra no perdão; no entanto, ele evoca e inclui muitos dos elementos mais importantes descritos por Enright. A abordagem dele requer um compromisso explicito com o perdão; na nossa, ele vem como uma consequência natural do processo de cura do trauma. Não insisto, mas o convido a aceitar o perdão, se e quando for certo para você.

O que vem a seguir é uma maneira simples e eficaz de enfrentar os obstáculos e desafios do perdão, e também de explorar as possibilidades de perdoar e colher as recompensas. Às vezes, produz resultados notavelmente rápidos. O mais frequente é que as descobertas surjam devagar, mas constantemente.

Aprendi esse método há muitos anos com um amigo, o antropólogo e zen-budista Roshi Joan Halifax, e o modifiquei levemente. Nós o ensinamos em nossos treinamentos e o praticamos em pequenos grupos de habilidades mente-corpo. E eu volto a ele regularmente.

Meditação do perdão

Essa meditação de quatro partes também pode ser entendida como uma espécie de imaginário guiado. Você pode praticá-la em silêncio ou ouvindo uma melodia suave. Seguem os passos:

Sente-se confortavelmente. Feche os olhos. Inspire pelo nariz e expire pela boca, permitindo que seu abdômen fique solto e relaxado. Respire lenta e profundamente, sentindo-se presente aqui e agora, relaxando na cadeira a cada respiração. Inspire e expire.

Deixe surgir a imagem da pessoa por quem você sente raiva ou ressentimento. Imagine como se ela estivesse sentada em uma cadeira diante de você. Escolha quem você quiser. Não precisa ser quem mais o magoou, mas apenas alguém por quem você tenha ressentimento.

Olhe para a pessoa e diga a ela: "Eu perdoo você. Seja o que for que você fez para me machucar, por querer ou sem querer, eu o perdoo". Abrande o seu sentimento. Imagine que essa pessoa entra em seu coração. Inspire. Mantenha-a ali em seu coração por um momento, inspirando e expirando, esteja presente com ela, relaxando, sentindo o perdão, respirando. Fique assim por mais um ou dois minutos. Agora deixe que a pessoa se vá enquanto diz: "Perdoo você".

VOLTE A PRESTAR ATENÇÃO em si mesmo, inspirando pelo nariz e expirando pela boca, deixando o abdômen solto, respirando lenta e profundamente, sentindo-se presente aqui e agora, relaxando na cadeira a cada respiração, inspirando e expirando.

Agora, imagine alguém que você magoou de alguma maneira. Imagine-o como se estivesse sentado numa cadeira diante de você. Escolha quem você quiser. Não precisa ser quem você mais magoou, mas apenas alguém que você machucou e cujo nome ou imagem venha à sua mente. Olhe para essa pessoa e diga: "Perdoe-me pelo que fiz para machucá-lo, por querer ou sem querer. Por favor, me perdoe".

Abra o coração para essa pessoa e imagine que ela abre o dela para você. Inspire e expire, imaginando que seus corações se fundem. Mantenha essa pessoa em sua mente e em seu coração por alguns momentos, inspirando e expirando, ficando mais leve, relaxado, sentindo o perdão fluir da pessoa para você, sentindo seus corações se fundindo. Respire por mais alguns instantes. Agora deixe que a pessoa se vá, agradecido pelo perdão que recebeu, permitindo-se sentir o perdão fluir dela para você e a conexão entre vocês dois.

Continue sentado, respirando lenta e profundamente, sentindo-se presente aqui e agora, relaxe a cada respiração, inspirando e expirando.

AGORA, DEIXE QUE SURJA em sua mente uma imagem de você mesmo. Imagine-se sentado numa cadeira diante de você. Olhe para você mesmo e diga: "Eu perdoo você pelo que for que você tenha feito para me magoar; por ter me decepcionado, seja como for, eu o perdoo". Perceba seu coração se abrindo para você mesmo, sinta a conexão entre você e a sua imagem, a conexão entre seus corações. Deixe que a sensação de abertura e suavização se espalhe de você para sua imagem e dela de volta para você, unindo vocês dois. Inspire e expire, ficando mais leve, relaxado, perdoando a si mesmo, por mais alguns instantes.

Agora, deixe que o perdão flua de você, de seu coração, para todos aqueles que precisam de perdão neste planeta. Permita que esse sentimento cresça e se expanda, inspirando, expirando, relaxando. Diga para si mesmo e para todos no planeta que precisam de perdão, que na verdade somos todos nós: "Perdoo vocês. Por favor, também se perdoem". Inspire e expire, relaxando por mais alguns instantes. Agora deixe que a imagem suma.

Então, sinta-se presente, sentado na cadeira, as costas no espaldar, os glúteos no assento, os pés no piso, respirando profundamente, relaxando.

Quando estiver pronto, abra os olhos e conduza sua atenção de volta ao cômodo.

Pegue seu diário e escreva sobre sua experiência.

É POSSÍVEL E DESEJÁVEL PERDOAR. Essa meditação é básica e fácil. Com o tempo, você vai ter mais habilidade na meditação, que vai ficar mais fácil, e os benefícios vão se multiplicar. Enquanto isso, você vai descobrir oportunidades de perdoar que podem ser exploradas com as outras técnicas que aprendeu.

Se você começar com muita ambição, os resultados podem ser confusos, mas ainda assim interessantes. Alguns meses depois do fim da guerra em Kosovo, um jornalista afirmou que achava a meditação do perdão "impossível. Não consigo perdoar a pessoa que apareceu para mim, o homem que matou meu irmão. Por outro lado", ele ergue as sobrancelhas com ironia, "decidi, enquanto estava sentado ali, que não queria mais passar o resto da vida em busca da vingança".

A princípio, talvez seja difícil se conectar com a pessoa que feriu você ou que você feriu. Nós erguemos barreiras para nos proteger de golpes repetidos — e da dor de saber o que fizemos. Essa resistência, essas barreiras, podem aparecer nas imagens na forma de tensão corporal tanto nossa como dos outros, ou como olhos que evitam nos encarar, ou que nos encaram com raiva e suspeita. Quando você encontrar essas barreiras, talvez sinta o medo e a culpa que as produziram. Isso não é agradável, mas é um bom sinal. À medida que essas emoções emergem do lugar onde foram enterradas pela negação e pela supressão alimentadas pela dor, elas podem quebrar as barreiras, relaxar sua postura ou a postura daquele que o feriu ou foi ferido por você. Então, talvez as expressões faciais mudem e o perdão emerja.

Não se pode forçar o perdão. Ele costumar ser gradual e exigir paciência, como uma musculatura que deve ser lentamente fortalecida. Em vez de começar por um pai abusivo ou um parceiro traiçoeiro, comece pela imagem de um sujeito que fechou você no trânsito. E, quando você entrar em contato com o calor ao lembrar da raiva que sentiu, respire profundamente, relaxe e sinta a raiva arrefecer. Da próxima vez, ou na seguinte, você pode pensar em alguém que o tenha machucado mais.

Às vezes, porém, principalmente se você tem praticado as outras técnicas que tenho ensinado, pode notar imediatamente a bênção surpreendente do perdão.

Foi o que aconteceu com Linda EagleSpeaker, uma anciã Blackfoot e assistente social que estava em meu grupo em um treinamento. Ela, como muitas crianças indígenas que cresceram nos anos 1950, foi arrancada da casa de seus pais. Confinada em um internato estatal por anos, ela foi humilhada e chamada de "selvagem", espancada por falar sua língua nativa e afastada de sua família. No primeiro encontro, o desenho de seu maior problema revelou o contorno escuro de um prédio com quatro janelas vazias com moldura preta, um lugar onde "monstros" matadores de almas levavam crianças nativas ao desespero.

Durante a meditação do perdão, Linda viu seu desenho do "prédio". Ela resistiu à imagem, sem acreditar que poderia um dia perdoar o que aconteceu ali ou os monstros que fizeram aquilo acontecer. "Então, subitamente, sem querer e de maneira inesperada, percebi que as pessoas que fizeram todas aquelas coisas terríveis comigo na verdade eram humanos e tinham almas, e eu senti que me livrava de uma carga enorme de ódio e medo."

É A MESMA COISA quando você pede para ser perdoado. Não force. Antes de pedir a seu amante ou esposo que o perdoe por uma traição que tenha maculado seu relacionamento e que você talvez nunca tenha confessado, vale a pena pedir perdão por momentos de desatenção ou palavras condescendentes.

NÃO É RARO QUE A PESSOA que você está perdoando ou aquela a quem pede perdão sejam a mesma. Isso não é surpreendente. Muitas vezes nossos relacionamentos mais íntimos — com parceiros, pais, filhos e irmãos — são carregados de mágoas causadas e sofridas e nunca resolvidas.

Por muitos anos, quando uma ex-companheira minha apareceu nos dois papéis, nós dois parecíamos tão tensos e combativos quanto os guerreiros de terracota que havíamos visto muito tempo antes na China. Mesmo meus esforços mais enérgicos para abrir meu coração e convidá-la a fazer o mesmo pareceram artificiais e fúteis.

Há pouco tempo, depois de muitas tentativas, pude ver e sentir a tensão rachando e nossos corpos se abrindo. Então, enquanto eu enumerava lentamente cada uma das mágoas que causei a ela, senti meu equilíbrio interno mudar. Meus respeitosos apelos anteriores por perdão estavam cedendo espaço para o reconhecimento verdadeiro e surpreendentemente humilde de todas as mágoas que causei. E então, quando comecei a perdoá-la por ter me ferido, minha fria contrição deu lugar a imagens calorosas de como ela cuidou de mim e eu dela. Sentimentos antigos e maravilhosos de atração, agradecimento e ternura reviveram, assim como lembranças de aventuras e descobertas compartilhadas. Eu não esperava que essa meditação a transformasse, mas eu me senti um pouco mais relaxado, mais contente e expansivo, como se uma flor brotasse em meu ser.

PARA A MAIORIA DAS PESSOAS, a terceira parte da meditação, em que nos sentamos diante de nós mesmo e nos perdoamos, é a mais difícil. Isso ocorre tanto com quem sofreu abusos horríveis quanto com os que feriram outras pessoas e aqueles que se arrependem do que fizeram para estragar nossas vidas.

Desde criancinha, Maya sabia que sua mãe a tratava de maneira horrível. Mesmo assim, ela se sentia ilogicamente responsável pela mãe e culpada pela degradação que a mãe infligia na própria filha e em si mesma — quando, bêbada, a abandonava e trocava a filha por dinheiro ou drogas.

Como Maya, muitos de nós sentem que o que está claramente além do nosso controle é ainda assim nossa culpa. Outros, como Diana, ouviram pessoas que a culpavam, de maneira raivosa e insistente, pelo que foi feito a elas. Todo assistente social experiente ouviu pais abusivos jogarem esse tipo de acusação sobre suas filhas de cinco ou dez anos: "Ela estava dando em cima de mim".

Aqueles que realmente feriram outras pessoas também ficaram traumatizados por suas ações. Nós também precisamos nos perdoar. Esse tipo de trauma foi descrito como "lesão moral". É o que soldados como Jason sentem depois que perpetraram, testemunharam ou não conseguiram impedir mortes e destruição. Os parceiros de pais que abusaram de seus filhos sentem isso, assim como as pessoas que, ao trair um ente amado, sabem que estão violando seus próprios valores.

Admitir o que fizemos é o primeiro passo para pedir perdão e é a precondição necessária para nos perdoarmos. Quando, ao menos na imaginação, nos sentamos com aqueles que magoamos, sentimos sua dor e assumimos a responsabilidade pelo que fizemos, nossos corações se abrem para essas pessoas e também para nós mesmos. Então, quando pedimos humildemente que nos perdoem, sentimos que merecemos o perdão e que estamos prontos para começar a nos perdoar.

Você pode usar as técnicas e a capacidade de olhar com distanciamento que aprendeu para facilitar, aprimorar e aprofundar o perdão.

Novamente, a respiração do abdômen relaxado é fundamental. Uma mente meditativa é crucial para o perdão. Lembre-se de Ismail, o professor de Gaza. Em vez de reagir mais uma vez com raiva ao comportamento barulhento de seus filhos e bater neles, ele parou, respirou, abriu os olhos e olhou. Ele ficou feliz com o que viu, sentiu gratidão por eles e, sim, também os perdoou.

A respiração caótica, bater em travesseiros e gritar permitiram que Howard liberasse a raiva que tinha da ex-mulher. E o perdão emergiu espontaneamente.

O imaginário guiado arrancou Jason da paisagem repleta de corpos de seus amigos mortos para um lugar de amor por eles, de paz e perdão pela própria incapacidade de salvá-los.

Às vezes, esse é um processo de muitos passos. Quando pergunto a meu guia sábio por que estou apegado a uma ofensa ou alimentando uma mágoa que me causaram, a borboleta, o pássaro ou a criança que aparecem voltam a pergunta para mim: "Isso já aconteceu antes?", "Isso o lembra de quem?", "O que você ganha ficando tão chateado e bravo?". Cada pergunta faz com que eu olhe com mais distanciamento a dor e o ressentimento que estavam fechando minha mente e limitando meu coração. E, à medida que o diálogo se desenrola, realmente parece que tenho alguém ou algum ser, ao mesmo tempo mais gentil, mais forte e sábio que eu, comprometido em me ajudar a encontrar o perdão que sei que é importante para mim.

De vez em quando, o perdão floresce subitamente, de maneiras misteriosas. Após dez anos trabalhando com a respiração do abdômen relaxado, o imaginário guiado e chacoalhar e dançar, Sally, que havia sido abusada incestuosamente pelo pai, foi a um retiro. Na primeira noite ela acordou com uma dor abdominal horrível. "Parecia um trabalho de parto, mas eu me perguntava se podia ser meu TEPT, se estava dissociando. Não parava de chorar. E então, subitamente, percebi: 'Meu pai está aqui. Ele ainda está vivo', embora eu o considerasse morto havia vinte anos. Ele estava vestido de branco e estava chamando todas as pessoas que haviam me machucado em toda a minha vida para se juntarem a ele. E todas essas pessoas se reuniram em um círculo e disseram que sentiam por tudo o que haviam feito. E com essa imagem eu percebi, aqui e agora, que meu pai havia virado meu guia sábio. Eu finalmente senti que o perdoava".

Os genogramas são uma ferramenta especialmente poderosa para perdoar. À medida que você os observa, eles oferecem uma perspectiva ainda mais ampla — ao mesmo tempo reconfortante e fortalecedora — de quem o feriu e quem você feriu, como e por que isso aconteceu e o que você pode fazer a respeito disso.

Quando a irmã mais nova de Sabrina a tratou com desdém em uma festa de família, o genograma a ajudou a entender e a perseverar, em vez de condenar e se retrair. "Eu vi o círculo que tracei no genograma em volta de minha mãe e minha irmã. Ela cresceu convivendo com a ansiedade e a raiva que minha mãe sentia por viver em uma comunidade de negros burgueses com a qual ela nunca se encaixou direito. Ela se ressente por eu me sentir bem, mas ela estava sempre com minha mãe e sua raiva. Ela nunca teve uma oportunidade verdadeira de formar sua própria identidade. É claro que não gosto da maneira como ela me trata, mas sinto compaixão."

Até começar a trabalhar em seu genograma, Maya afirmou: "não havia percebido quão terrível foi a vida de minha mãe. Quando ela era apenas um bebê, seu pai morreu e sua mãe — minha avó — ficou catatônica". Ao apurar com parentes, Maya descobriu o que sua mãe nunca lhe contou: "Ela foi criada por seus irmãos adolescentes, que a estupravam regularmente e 'a atrelaram a um arado e bateram nela como se fosse um jumento'".

Ao longo dos anos, Maya voltou várias vezes a seu genograma. "Precisava olhar sempre para o círculo no genograma que representava a garotinha que era eu. Precisava sentir sua triste crença de que controlava sua vida e era responsável pelo sofrimento da mãe e o próprio. Precisava entender quão profundamente vulnerável e impotente ela era. Então, poderia chorar por ela e pelo tanto que tentou e quão injusto tudo foi. Com isso, eu poderia perdoá-la e me perdoar."

21
Amor, significado e propósito

O TRAUMA NOS mostra quem podemos ser, assim como quem realmente somos. E o trauma torna possível que viremos aquela pessoa.

As pessoas que lutam para sobreviver a um trauma, assim como seus terapeutas, muitas vezes citam o famoso aforisma de Nietzsche: "O que não me mata me torna mais forte". As palavras de Nietzsche podem ser encorajadoras em tempos sombrios, mas também restritivas e mesmo enganadoras. Realmente ficamos mais fortes quando superamos nossos traumas, e o esforço e a vontade que reunimos podem nos dar energia. Ainda assim, a maior dádiva do trauma é o amor.

O amor, como Viktor Frankl aprendeu no campo de concentração, é "o bem último" que nos faz atravessar e superar os terrores do trauma. Ele molda e consagra o significado e o propósito que logo encontraremos. O amor ilumina os desenhos que Azhaar, outrora arrasada e desesperada, fez no fim de seus grupos de habilidades mente-corpo — o bonequinho de palitos com os lábios torcidos para baixo viraram uma garota grande, pisando solidamente na terra, feliz com seus cachos castanhos, amando a natureza, devotada a curar os corações feridos de seus conterrâneos em Gaza.

Jason, que foi um comandante na guerra que arrancou sua alma, volta a se sentir completo quando aceita a missão de ajudar soldados que sofreram lesões cerebrais traumáticas. Diana foi "esmagada" quando jovem, degradada e emocionalmente incapacitada; todo dia que ela se dedica a crianças com necessidades especiais ela se torna a mãe que gostaria de ter tido.

Howard, o empreendedor que se sentia sozinho e pensava em suicídio, livra-se da vergonha e descobre seus talentos; ele encontra alegria e satisfação aconselhando e acompanhando outras pessoas que se sentem tão confusas e isoladas quanto ele um dia se sentiu. Sally, que ficou profundamente deprimida e transtornada depois dos abusos sexuais e físicos que sofreu de seu pai, encontrou prazer em seu próprio corpo e mente e se sente realizada compartilhando o que tem aprendido com outras pessoas que sofrem.

À medida que usamos as ferramentas que compartilhei com você, progredimos da autoconsciência e da autoaceitação para a compaixão e o amor próprios, e daí para o amor pelos que sofrem como nós. Nós nos abrimos, cada vez mais leves, para colegas, parentes e amigos diante dos quais achávamos que precisávamos ser apenas frios e competentes. Há uma nova ressonância entre nós e aqueles que antes evitávamos e ignorávamos, ou mesmo temíamos ou condenávamos. Depois que foi diagnosticada com câncer estágio IV, Jane, uma dona de casa de classe média meticulosa e conservadora, juntou-se a uma nova igreja e saiu em uma missão a El Salvador. Ela vive no barraco de uma família pobre e cuida de órfãos de guerra cujos sofrimentos agora lhe dizem respeito.

Esse é um progresso que vi inúmeras vezes e que você pode identificar em praticamente todas as pessoas que apresentei a você. Isso não significa que eu ou qualquer outra pessoa estamos dizendo que é assim que você *deveria* se sentir ou o que *deve* fazer. As pessoas descobrem elas mesmas seus caminhos e as possibilidades de criar laços e cuidar dos outros que são constitutivas de nossa biologia. Isso acontece tão naturalmente quanto o crescimento das plantas e o florescimento dos botões. É o que Bill, meu antigo professor, chamava de "dever de deleite". É assim que os humanos se tornam completos.

Esse processo pode ser descrito como um "despertar espiritual" que pode ocorrer tanto dentro quanto fora das tradições religiosas estabelecidas. Os curadores xamânicos o conhecem e o estimulam há milênios.

Está incorporado nos ritos de passagem que eles presidem, que são como traumas escolhidos conscientemente e sancionados pela tradição para separar os jovens da infância e alinhá-los com os papéis adultos que exigem responsabilidade e sabedoria, em harmonia com o mundo natural e suas próprias naturezas. Sabendo que esse despertar é possível e natural, os xamãs tratam as feridas causadas por guerras, doenças e perdas como oportunidades para as pessoas curarem a si mesmas, e, depois, recorrendo a suas próprias experiências, curarem outras pessoas.

CADA UMA DAS TÉCNICAS que você aprendeu ajuda a plantar as fundações psicológicas e biológicas para que o amor floresça e inspire um significado e um propósito. A respiração, que em muitas línguas (sânscrito, hebraico, árabe e grego) é sinônimo de espírito, é o ponto de partida e proporciona a conexão duradoura. A respiração do abdômen relaxado arrefece o medo e a raiva baseados na amígdala que são os inimigos do amor, melhora a capacidade do córtex frontal de compaixão e julgamento e nos incentiva a nos ligar com outras pessoas. Lembre-se mais uma vez do professor nervoso em Gaza que batia nos filhos e depois ficou parado na entrada de sua casa fazendo a respiração do abdômen relaxado, abriu os olhos e viu que aquelas crianças indisciplinadas eram na verdade "apenas adolescentes".

O *biofeedback* e a autogenia, assim como todas as outras técnicas calmantes, aprofundam a experiência. As meditações expressivas liberam a tensão e a raiva que guardamos em nosso corpo. Elas nos ajudam a relaxar, a nos sentir mais confortáveis em nós mesmos, menos defensivos e mais abertos a outras pessoas e ao mundo. Darcy, a bombeira, Howard, o empreendedor, e o Homem da Dor de Kosovo sentiram isso. Dançando diariamente, Jane se apaixonou por seu próprio corpo, tomado pelo câncer, e abriu o coração para os órfãos salvadorenhos.

Manter um diário alimenta esse crescimento. Um estudo publicado em 2008 pelo psicólogo Joshua Smyth mostrou que homens e mulheres com transtornos graves de estresses pós-traumático — veteranos da Guerra do Vietnã e sobreviventes de ataques sexuais — que escreviam sobre suas reações emocionais sentiam-se significantemente mais "fortes pessoalmente, com mais gosto pela vida... e com mais esperança de encontrar novas possibilidades na vida".[1]

Desenhos, o imaginário do guia sábio, diálogos, scan corporal e a meditação do perdão são práticas que nos ajudam a descobrir e a explorar possibilidades de cuidado e conexão fora da caixinha dos pensamentos traumáticos. O guia sábio de Jason mostrou a ele por que sua vida foi poupada e qual devia ser sua função. No scan corporal de Nora, seu útero, o emblema de sua feminilidade há muito desacreditada, tornou-se sua coroa e reconectou-a a seu marido. Linda EagleSpeaker, a anciã Blackfoot, que, para o próprio espanto, sentia compaixão por aqueles que a trataram de maneira brutal, compartilha carinhosamente o que aprendeu com garotas que foram traficadas e mulheres sem-teto desabrigadas.

O genograma oferece exemplos, orientação e inspiração. Sempre que Sabrina volta a falar com sua avó incapacitada, morta há muito tempo, ela reconhece ainda mais a própria vulnerabilidade e esforça-se mais em se comunicar e cuidar dos perdidos e solitários. Maya, ao descobrir "anjos de carne e osso" dos quais não se lembrava havia muito tempo, reafirma seu compromisso em se tornar um anjo humano para outras crianças e levar luz e conforto a suas vidas.

Essa compaixão pelos outros e as dádivas que ela inspira a doar são uma fonte continuamente renovada de bem-estar para nós e um sinal de nossa cura. Pesquisas recentes sobre atividades altruísticas confirmam o que sabemos pela experiência.[2] Aqueles que buscam ajudar os demais, voluntariando-se para servir desconhecidos ou ajudando parentes e amigos, sentem-se menos estressados, angustiados e irritados, menos limitados pelos problemas psicológicos e pela biologia limitante do trauma. Eles têm menos sintomas de doenças físicas e se sentem mais realizados. E esses benefícios os encorajam a doar e dividir mais. Esse é um círculo virtuoso de alegria e realização. Pessoas altruístas vivem mais.

É isso que vemos e ouvimos todos os dias em nossos grupos de habilidades mente-corpo. "Foi ótimo sentir o amor e o apoio de todo mundo", dizem as pessoas. "E foi ainda mais extraordinário descobrir que minha história e minhas lutas, e o que tenho aprendido, podem ajudar outras pessoas."

*

A PRINCÍPIO, quando você se motiva a buscar e ajudar outras pessoas e a se abrir com elas, talvez se sinta inseguro, vulnerável ou tolo. Faz sentido. Você está se expondo, deixando à luz do sol uma parte sensível que está crescendo dentro de você. É possível que pais ou colegas tenham nos advertido contra esse tipo de generosidade incomum, um risco do qual desconfiavam ou que ridicularizaram como ingênuo, "brando" ou autodestrutivo. Depois de sofrermos traumas, sermos feridos ou traídos, provavelmente vamos relutar ainda mais em arriscar nossos corações.

É compreensível que você sinta medo e, na verdade, não é um problema você se sentir tolo. Em muitas culturas, os tolos são considerados agentes do despertar e da mudança. Sei que quase tudo de importante que fiz na minha vida adulta — como me apaixonar, cuidar dos filhos, admitir a dor que causei, explorar as novas maneiras de ajudar as pessoas que tenho compartilhado com você — parecia arriscado e tolo a princípio, e muitas vezes as pessoas desdenharam dessas decisões como se fossem absurdas ou mesmo delirantes. Ainda assim, quando respondia com generosidade, mesmo que imperfeitamente, me sentia bem e à vontade. Quando eu resistia ou me questionava, acabava me arrependendo, me sentindo constrangido, e permanecia atormentado pelo que eu não tinha feito.

Sugiro que você considere seus impulsos de generosidade e amor como experimentos. Se subitamente lhe ocorrer telefonar para um parente ou amigo de quem tem estado distante ou com quem tem uma relação estremecida, não espere. Telefone. Se parecer correto, se voluntarie para ajudar um abrigo para pessoas em situação de rua. Veja o que sente durante e depois da experiência. E dê esses passos com leveza, sem esperar nada mais do que a satisfação de saber que fez o que lhe pareceu correto.

Depois, é provável que você fique um pouco mais relaxado e à vontade em seu corpo, talvez feliz pela coragem que foi necessária. Se você se sentir estranho ou rejeitado — se seu irmão estiver duas vezes mais mal-humorado, crítico ou hostil do que você se lembrava —, ainda assim você fez o que lhe pareceu correto. Talvez mais tarde ele se lembre e reaja de maneira diferente.

*

SE ESSE AMADURECIMENTO para o amor, o significado e o propósito lhe parece familiar, não é à toa. Ele é a infraestrutura psicobiológica da regra de ouro, o denominador comum essencial das religiões de todo o mundo.

Cerca de dois mil anos atrás, segundo se conta, um "pagão" desafiou o rabino Hillel a ensiná-lo toda a Torá apoiado em apenas um pé. "Se você conseguir", disse o pagão, "eu viro judeu."

O rabino Hillel respondeu: "Não faça a seu próximo o que for odioso para você; isso é toda a Torá. O restante é comentário. Vá e aprenda isso".

Essa deve ter sido uma situação e tanto: o rabino suspendendo a barra da calça para levantar um pé e falando sem hesitar diante do pagão espantado.

Esse momento, o surgimento de um ensinamento, parece ter ocorrido em todas as grandes religiões. Às vezes ele é enunciado, como fez Hillel, como uma asserção enfática para não fazer o que é doloroso. Outras o foco está no que devemos fazer. Como Jesus, segundo Mateus 7:12: "Portanto, tudo o que vós quereis que os homens vos façam, fazei-lho também vós, porque esta é a lei e os profetas".

A regra de ouro nos lembra quão intimamente estamos conectados uns aos outros. Ela nos diz o que fazer para nos sentirmos realizados e encontrar significado e propósito em atos de amor. Quando seguimos a luz dessa regra de ouro, nos afastamos contínua e pacificamente do aperto esmagador do trauma.

É essa ideia de transformar o trauma que torna as grandes almas, como o Dalai Lama e o arcebispo Desmond Tutu, modelos tão fascinantes e inspiradores. Na presença deles, sentimos que o medo e a raiva se dissipam no calor da compaixão. Mas esse é um processo pelo qual, como eles, podemos passar. Viver esse milagre diariamente — ser fiel ao amor que cresce em nós e ao significado e ao propósito que estamos buscando — é um processo contínuo, que requer lembretes. A seguir dou algumas ideias que achei úteis e algumas ferramentas específicas para ajudá-lo a permanecer fiel ao amor, ao significado e ao propósito.

- Mantenha a mente aberta e disposta a experimentos. Foi isso que permitiu que você fizesse as técnicas (algumas estranhas) deste livro. E, antes de tudo, que permitiu que você abrisse este livro.

- Permaneça no momento presente. Preste atenção no que o atrai agora. Não dispense uma pessoa porque não era seu "tipo" ou atividade porque "nunca fez isso". Isso foi antes. Essa é a sua história. Lembre-se de que está sempre mudando. Isto é agora.
- A vida é um mistério a ser explorado e vivido. Avalie a pessoa ou a oportunidade. Desde que não haja um perigo óbvio e irrevogável — caso você pense em andar entre dois homens que trocam tiros ou em deixar um casamento feliz de vinte anos por causa de uma atração passageira —, veja o que vai acontecer. Nunca se sabe. Um entrevistador certa vez perguntou ao grande trompetista Miles Davis o que ele fazia quando tocava as "notas erradas". "Não existe isso de 'nota errada'", respondeu Miles. "É a nota seguinte que você toca que diz se a nota era certa ou errada."
- Use as técnicas para mobilizar sua imaginação e sua intuição — desenhos, imaginário do guia sábio, diálogo com um sintoma, o scan corporal etc. — para avaliar o relacionamento ou a atividade que está experimentando. Permaneça sintonizado. Escute as respostas que receber.
- Relaxe e aproveite o que estiver fazendo. Não force. Encontrar e realizar seu significado e seu propósito requer trabalho, mas não se trata de ser um bom garoto ou uma boa garota e empilhar virtudes. Essa é a receita do moralismo, que azeda a generosidade. Talvez você possa, como certa vez disse meu amigo Marc Raskin, "seguir a música do seu coração".
- Tenha paciência consigo mesmo e com os outros. Vão surgir oportunidades de exercer amor e buscar significado e propósito. Acredito que o antigo ditado oriental é verdadeiro: quando eu estiver pronto para aprender ou mudar — quando tiver cumprido minhas obrigações e estiver receptivo o bastante —, o professor certo e a oportunidade certa de realização vão aparecer. Às vezes é algo simples e comum: uma mulher em situação de rua precisa de dinheiro e de uma conversa e estou no clima para isso. Outras, como ocorreu com Clara, que foi violentada por um religioso e desacreditada pelo superior desse clérigo, a conexão surpreendente — com outro clérigo que acredita nela e a valoriza — produz uma mudança miraculosa em sua vida.

- Transforme o riso em seu amigo. Ele vai aliviar sua tensão e melhorar seu humor, ajudar a ver suas preocupações obsessivas com distanciamento e se livrar da necessidade de controle que tolhe a generosidade e faz a liberdade malograr. Alguns minutos por dia podem fazer uma grande diferença.
- Quando sentir que é a hora, compartilhe o que aprendeu, o que tornou sua vida melhor. Você pode sugerir a respiração do abdômen relaxado para algum parente que está angustiado por causa de um procedimento médico ou para colegas de trabalho antes de uma reunião. Explique que pode ajudar a diminuir a dor de seu familiar ou ajudar todos no trabalho a escutar melhor, a relaxar mais, a pensar com mais clareza. Mas não imponha. É apenas um experimento. Vai ser ótimo se seu esposo ou seus colegas quiserem adotar a prática, mas não leve para o lado pessoal caso recusarem.
- Tente ao máximo ser humilde. Você talvez esteja fazendo um trabalho notável transformando seu trauma, e isso é incrível. Aproveite. Mas, se você começar a se congratular e insistir que outras pessoas façam o mesmo que você, vai perder o ritmo e tropeçar no passo seguinte de sua jornada.
- Converse com seus amigos, mas não em busca de aprovação. Não se trata, como observou Sally, de uma necessidade de ser consertado, seja por conselhos ou por uma opinião favorável. Procure a sabedoria que o ajude a se enxergar com mais clareza. Aceite a compaixão que aquece o círculo do amor.
- Seja generoso. Não se refreie quando estiver doando e crescendo. E, como me lembrou Shyam, não se trata apenas de doar mais. O que é necessário é o que é chamado de "magnanimidade": doar espontaneamente sem pensar, sem motivo ou expectativa, de modo que a mão direita não saiba o que a esquerda está fazendo.
- Leia e releia as histórias deste livro. Deixe-se levar pelo exemplo e pela inspiração dessas pessoas muito reais. Procure também as pesquisas sobre crescimento pós-traumático. Elas confirmam o que você leu aqui. De maneira repetida, o terrível trauma de viúvos e viúvas e de pessoas com necessidades especiais estudados pelos pesquisadores acabou servindo de acesso a grandes dádivas: aumento

da força interior, abertura para novas possibilidades de vida, relacionamentos mais próximos e mais profundos com amigos e parentes, compromissos transformadores com outras pessoas que sofreram perdas e lesões semelhantes, e uma fé religiosa mais forte. Lembre-se de Azhaar abrindo seu coração dilacerado para o amor, comprometem-se em curar outros corações feridos.

No final de nossos treinamentos, nosso corpo docente canta para as pessoas que foram aprender conosco. Depois da primeira fase do treinamento — em que aprendem a usar as mesmas habilidades que você tem praticado —, costumam cantar "Give yourself to love" [Entregue-se ao Amor], de Kate Wolf.[3] Kate era amiga de meu colega de quarto e querido amigo Rick deLone. Kate morreu bem jovem de câncer. Rick, que morreu pouco depois, também de câncer, costumava tocar essa música no violão.

Meus colegas professores e eu cantamos essa canção porque o amor é, afinal, o objetivo de nosso trabalho, a maior oportunidade que estamos oferecendo e a maior lição que estamos aprendendo e ensinando.

Eu choro sempre que ouço essa canção, pensando em Rick, na saudade que sinto dele, e também em todas as minhas perdas e minha solidão. E então, sem procurar por isso, percebo-me limpando as lágrimas e relaxando enquanto me lembro e sinto o amor por Rick, e o riso e a dança emergem. Você deveria ouvir Kate cantando a canção. Mas já pode ler os versos:

Queridos amigos, aqui reunidos, tenho algo para falar:
O que nos trouxe aqui hoje é uma bênção para todos.
O amor fez um círculo onde estamos todos juntos,
Desconhecidos formam uma família e a solidão não tem lugar.
Você deve se entregar ao amor se está atrás disso;
Abram seus corações às lágrimas e ao riso
E entregue-se ao amor, entregue-se ao amor.

Atravessei essas montanhas na chuva e aprendi a amar o vento;
Me levantava antes da alvorada para ver começar o dia.
Sempre soube que encontraria você, mas não de que maneira;

Como o sol num dia nublado, vejo você na minha frente.
Então se entregue ao amor se está atrás disso;
Abram seus corações às lágrimas e ao riso
E entregue-se ao amor, entregue-se ao amor.

O amor nasce no fogo; ele tem que ser semeado.
O amor não pode dar tudo, mas dá o que é preciso.
Ele surge quando você está pronto, quando está com medo;
Ele vai ser seu maior professor, o seu melhor amigo.
Então se entregue ao amor se está atrás disso;
Abram seus corações às lágrimas e ao riso
*E entregue-se ao amor, entregue-se ao amor.**

Muitas vezes, depois do treinamento avançado — no qual nossos pós-graduandos aprendem a ensinar o que lhes foi passado — cantamos a tradicional "This little light of mine" [Essa minha pequena luz]. A mensagem é clara: eles, como nós, como todos, vão levar ao mundo a luz do amor, a virtude curativa das técnicas que aprendemos, o brilho de nossa esperança. Vamos compartilhar o que temos de melhor — tudo o que temos — com outras pessoas.

É o que desejo para mim, o que desejo para você e para todos, enquanto continuamos a praticar tudo o que temos aprendido. Aproveite cada oportunidade que tiver de se entregar ao amor. Deixe sua luz brilhar.

* *Kind friends all gathered 'round, there's something I would say/ That what brings us together here has blessed us all today/ Love has made a circle that holds us all inside/ Where strangers are as family, loneliness can't hide/ You must give yourself to love if love is what you're after/ Open up your hearts to the tears and laughter/ And give yourself to love, give yourself to love/ I've walked these mountains in the rain and learned to love the Wind/ I've been up before the sunrise to watch the day begin/ I've always knew I'd find you, though I never did know how/ Like sunshine on a cloudy day stand before me now/ So give yourself to love if love is what you're after/ Open up your hearts to the tears and laughter/ And give yourself to love, give yourself to love/ Love is born in fire; it's planted like a seed/ Love can't give you everything, but it gives you what you need/ And love comes when you're ready, love comes when you're afraid/ It'll be your greatest teacher, the best friend you have made/ So give yourself to love if love is what you're after/ Open up your hearts to the tears and laughter/ And give yourself to love, give yourself to love.*

22
Próximos passos

Este último capítulo é um resumo dos lugares e caminhos que percorremos e vai apontar para o futuro, para onde e como queremos estar física, emocional, social e espiritualmente. Também vai nos ajudar a ver como chegar aonde queremos. Como em nosso encontro conclusivo do grupo de habilidades mente-corpo, vamos começar por um segundo conjunto de desenhos e terminar com um breve ritual de afirmação — um rito de passagem, uma despedida àquilo de que não precisamos mais e uma preparação para nosso futuro.

Antes de fazermos os desenhos, faça uma verificação consigo mesmo. Você notou alguma mudança desde que abriu este livro pela primeira vez? Mudou o que está em sua mente e seu coração? Há menos pensamentos inundando sua cabeça ou os que ocorrem são mais felizes? Talvez seus ombros estejam menos tensos e você tenha percebido que está respirando mais devagar e profundamente. Ou quem sabe as histórias que você leu ou alguma mudança que percebeu em você lhe deram conforto, segurança e inspiração. Talvez você tenha notado que há ainda coisas que precisa mudar. Olhe-se no espelho. Quem e o que você vê? Pode ser que seus olhos tenham um pouco mais de brilho e você se perceba sorrindo.

Fique um tempo fruindo tudo o que aprendeu, como você mudou, o que ainda precisa enfrentar e como você está neste exato momento. Anote o que você percebeu e aprendeu.

*

AGORA É O MOMENTO do segundo conjunto de desenhos.

Eles vão dar mais informações sobre quem você é e como você está agora, depois das semanas ou meses que você passou trabalhando seu programa de autoconsciência e autocuidado. Isso vai ajudá-lo a descobrir e dar os próximos passos em sua jornada para atravessar e superar o trauma.

Quando você comparar esses desenhos com os que fez no começo deste livro, quando lia o capítulo 4, "Aceitando a esperança", verá algumas semelhanças e provavelmente muitas diferenças. Elas devem mostrar quão longe você chegou e como e quanto você mudou. E serão fonte de esperança e orientação e, talvez, de energia para você seguir em frente.

Quero agora convidar você a se juntar a todas as pessoas que conheceu em *Transformação* e todos que estão lendo este livro, e a mim mesmo, para produzir um segundo conjunto de desenhos. Antes de começar, certifique-se que o primeiro conjunto está perto de você. Não olhe para os desenhos anteriores. Não quero que você pense no "antes", mas se concentre apenas no "agora". Depois vou pedir que você compare os novos desenhos com os que você produziu no começo de nossa jornada, no momento em que você reivindicou a esperança.

EIS AS INSTRUÇÕES.

Mais uma vez, serão três desenhos e você vai precisar de três folhas de papel branco — podem ser A4 — e lápis de cor ou canetinhas. Desenhe depressa, usando cerca de cinco minutos para cada um. Lembre-se, "os primeiros pensamentos são os melhores". Não controle. Deixe o desenho sair, a sabedoria interior com a qual você ficou mais familiarizado guiará sua mão. Assim, os desenhos serão livres, autênticos, surpreendentes e reveladores. Depois, você verá que eles podem ter um papel criativo e orientador em sua vida.

Certo, vamos começar.

Inicie fazendo dois ou três minutos da respiração lenta e profunda do abdômen relaxado com os olhos fechados. Relaxe. Repita "abdômen" quando inspirar e "relaxado" quando expirar, notando seus pensamentos, sentimentos e sensações emergirem e sumirem, e gentilmente reconduza a atenção para as palavras "abdômen" e "relaxado".

Agora abra os olhos e faça o primeiro desenho. Mais uma vez, desenhe "você mesmo". Não pense no que você desenhou antes. Aquele era o "antes", esse é o "agora". Apenas permita que venha. Faça. Depois que tiver feito o primeiro desenho, ponha-o de lado.

O segundo desenho é "quem ou como você queria ser". Mais uma vez, respire profundamente algumas vezes antes de começar. Não precisa pensar nisso. Deixe que sua intuição escolha as cores; permita que sua sabedoria interior guie sua mão. Deixe tudo isso se desenrolar no papel. Mais uma vez, desenhe por uns cinco minutos.

Deixe esse desenho de lado, feche os olhos e respire lenta e profundamente por mais alguns minutos.

Agora o terceiro desenho. Desenhe "como você vai sair do segundo desenho para o terceiro desenho, de onde está para onde você quer chegar ou quem você quer ser". Mais uma vez, deixe que sua imaginação e intuição guiem você. Não hesite. Acredite no que aparecer no papel. Depois de cinco minutos, deixe de lado esse desenho.

QUANDO VOCÊ TIVER TERMINADO, disponha esses três desenhos e os desenhos antigos em uma mesa em duas fileiras. Os desenhos que você fez no capítulo 4 deste livro devem ficar numa fileira abaixo dos que você acabou de fazer.

Antes de observar os dois conjuntos de desenhos, volte para a cena de abertura do primeiro capítulo, em que Azhaar compartilha seus desenhos de morte e renascimento numa ruína fria e chuvosa de Gaza. Escute e sinta novamente o que ela diz.

Então, respire lenta e profundamente. Faça uns cinco minutos da respiração do abdômen relaxado. Quando tiver terminado, abra os olhos.

Olhe para os dois conjuntos com seus desenhos. Qual é sua impressão geral? Observe o tamanho das figuras, o conteúdo e as cores que você escolheu. O que você sente quando olha para cada conjunto?

Agora observe cada desenho, um a um, devagar, bem de perto.

Comece comparando o primeiro desenho de cada grupo, aqueles de você em cada momento. O que é parecido? O que é diferente? O que você sente quando olha para cada um? Como você está? Perceba os detalhes.

Azhaar era um bonequinho de palitos no canto de seu primeiro desenho, com a boca curvada para baixo de tristeza. No primeiro desenho do segundo conjunto, ela é uma garota substancial, numa postura orgulhosa que ocupa um lado da folha. Os cachos emolduram seu rosto. Seus traços são definidos e visíveis, desenhados cuidadosamente. Os olhos estão abertos e a boca sorri. Há um coração no meio da folha e uma seta que sai do peito dela e o atravessa. Dentro do coração está escrito: "Eu amo a natureza". Essas palavras indicam que ela está conectada e feliz. A árvore em direção à qual a seta aponta é exuberante, verde e cheia de vida.

As diferenças entre os seus primeiros desenhos de cada conjunto talvez sejam menos dramáticas, mas é provável que apareçam. No grupo de habilidades mente-corpo, a cabeça enorme de Della passou a ser proporcional a seu corpo gracioso e bem-feito. Farima achava que estava "legal" no primeiro desenho, mas estava sozinha. Agora ela se desenhou "inteira: meu marido, meus filhos, eu cozinhando, minha religião, meus pacientes, todos em um círculo à minha volta". Shauna, quando ainda não havia confessado a dor e a vergonha por ter sido estuprada, era um boneco de palitos no primeiro conjunto. Agora, diz ela, "é incrível. Tenho um corpo e uma luz no meu coração".

Às vezes todos nós acabamos sorrindo com as diferenças. Asa aponta para sua garganta, que agora brilha com as cores que jorram de sua boca, e ele nos conta, com uma voz ressoante que nunca havíamos escutado, que há energia onde antes havia pavor, e que agora encontrou confiança para falar. Matt, um homem baixo e careca nas primeiras imagens, agora aparece grande, cheio de energia e de cabelo longo.

Anote tudo o que vir e sentir enquanto observa por mais um tempo. É provável que lembranças do ponto em que estava quando fez o primeiro desenho despertem e que você perceba quão longe viajou e onde está agora.

Então, observe o segundo desenho do primeiro conjunto, que representava "você com seu maior problema". Lembre-se do que sentiu quando o desenhou. Perceba por um tempo esses sentimentos, a dor, o medo, a frustração, o arrependimento, a insegurança, a impotência, o desespero. Como você se sente agora que os observa novamente?

Você deve se lembrar que Azhaar estava devastada pela morte e pela destruição. Seu pai, seus tios e sua tia jaziam sangrando e mortos no chão; as pedras de sua casa bombardeada caíam; os aviões israelenses que lhe trouxeram tantas perdas voavam acima. O desenho de Della era tomado pelos símbolos das demandas e pelos signos do estresse — um relógio, um cifrão e as mãos estendidas de clientes necessitados — e ela estava tensa. Shauna se sentia enlutada, cercada de figuras de palito derrubadas pela violência.

Agora olhe para o segundo desenho do novo conjunto: "quem ou como você queria ser".

Compare-o com o terceiro desenho do primeiro grupo: "você com seu problema resolvido". Veja se há semelhanças e diferenças entre a solução da época e a aspiração de agora; lembre-se dos sentimentos que teve quando fez o terceiro desenho do primeiro grupo e perceba o que experimenta agora ao observar o segundo do novo conjunto. Eles vão revelar muitas das mudanças pelas quais você passou.

Para Azhaar, as diferenças foram dramáticas. Antes de entrar no grupo de habilidades mente-corpo que a transformou, sua "solução" era morrer para unir-se a seu pai no túmulo. No segundo desenho do segundo conjunto, ela havia virado uma cardiologista que salva vidas. A forma retangular do túmulo havia se metamorfoseado em uma maca de exames.

No terceiro desenho do primeiro conjunto, Shauna "ligou os pontos". Ela formou um círculo hesitante com os bonecos de palito. Agora, neste desenho do que ela quer ser, ela é uma "borboleta surgindo de um casulo e aproximando as pessoas". Farima havia resolvido o problema de sua falta temporária de moradia no terceiro desenho do primeiro conjunto, em que ela aparecia contente em sua cozinha. Agora ela aspirava por algo maior e mais gratificante: ser "minha melhor versão, viver uma vida meditativa, aproveitando cada aspecto do processo de voltar para casa". A solução anterior de Della e sua aspiração atual são similares em conteúdo, mas os sentimentos e as imagens são bem diferentes. No anterior, havia pessoas formando um círculo. Agora, vemos "um brilho irradiando de meu coração e me contornando, e não apenas a mim, mas a todos do círculo".

Agora observe o terceiro desenho do segundo conjunto. Ele é uma novidade. É uma forma de você prescrever algo para si mesmo para chegar onde deseja. Pode ser algo simples, lógico e objetivo. Azhaar estava sentada em sua carteira, estudando para se tornar a cardiologista que ela nos mostrou em seu segundo desenho. No seu terceiro desenho, talvez você esteja de volta à faculdade para estudar a fim de seguir uma nova carreira, mais satisfatória, e substituir a atual, que não serve mais para você; ou esteja se alongando em um tapete em uma aula de ioga para lidar com o estresse e se conectar com outras pessoas. Seu desenho pode ser mais simbólico: você está caminhando numa trilha na montanha, como um lembrete de que você precisa sair um pouco do trabalho, recompor-se e se conectar com a natureza; ou está sorrindo com os braços acolhendo parentes que estiveram distantes ou ausentes nos desenhos anteriores. Pode refletir puramente uma aspiração. Shauna se representou conversando com diversos grupos no seu bairro, convidando-os para participar de um programa comunitário de compreensão e cura.

Agora escreva em seu diário a história de cada conjunto de desenhos. Ao fazer isso, você vai conscientizar-se das diferenças entre as histórias. Escreva também o que descobrir. Azhaar talvez tenha escrito que, antes de começar o grupo de habilidades mente-corpo, ela se sentia oprimida, insignificante, desesperada pelo falecimento de seu amado pai, desejando apenas morrer para estar com ele. Depois de usar as mesmas técnicas e ferramentas que você tem praticado, ela percebeu que podia ir na direção da vida, apreciar o mundo à sua volta e se imaginar se preparando para um futuro em que pudesse cuidar de outras pessoas com destreza e amor. Talvez ela tenha se visto oferecendo a outras pessoas uma versão profissional do cuidado amoroso que seu pai lhe devotara.

Se você tem feito esses experimentos com um(a) parceiro(a), conte as histórias para ele(a). Enquanto ele(a) escuta, preste atenção no que você está vendo e sentindo ao falar. Então peça que ele(a) também lhe mostre seus desenhos.

Seja apenas uma testemunha, um parceiro silencioso e compreensivo, e note, mais uma vez, o que acontece com você enquanto estiver ali. Esteja você fazendo os desenhos sozinho ou com um(a) parceiro(a), anote o que você viu e ouviu e os sentimentos e pensamentos que emergiram.

*

No finalzinho de um treinamento ou de uma série de encontros de nossos grupos de habilidades mente-corpo, depois que compartilhamos nossos desenhos, fazemos nosso ritual de encerramento.

Rituais são cerimônias que marcam transições. São organizados para produzir uma experiência distinta dos eventos cotidianos de nossa vida.

Os rituais são tão antigos quanto as sociedades humanas e são parte de todas as culturas. Todos nós, no século XXI, ainda participamos de rituais. Há os religiosos, como a missa católica, as cinco orações diárias do Islã e a observância do Sabá entre os judeus. E há os seculares, como aniversários anuais, que são marcados por presentes e um bolo com a quantidade adequada de velas, trazido cerimoniosamente à mesa e acompanhando de uma canção.

Os rituais fortalecem os laços entre nós e melhoram a resposta de cuidado e agregação. Eles fazem com que nos sintamos mais seguros, proporcionando uma estruturação segura para nossas vidas e reduzindo a ansiedade. Os rituais são particularmente importantes em tempos de mudança e incerteza. Eles proporcionam uma passagem ordenada e segura entre a infância e a adolescência e uma transição para a idade adulta. Eles organizam, consagram e tornam solene o compromisso do casamento e podem nos ajudar a lidar com a dissolução traumática do divórcio. São usados para comemorar realizações e marcar a aposentadoria.

Os rituais aliviam o golpe terrível da conclusão da morte; nos ajudam a expressar nosso luto e a convidar outras pessoas a dividi-lo conosco. Eles podem proporcionar uma sensação de continuidade e conexão que transcende a morte.

O círculo de nossos grupos de habilidades mente-corpo se estrutura como um ritual. Quando fazemos a respiração do abdômen relaxado no começo e no fim de nossos encontros, estamos participando de um ritual. A verificação após a meditação de abertura é um ritual, assim como a estrutura geral do encontro, em que cada pessoa fala na sua vez. Quando nos sentamos juntos para fazer o imaginário guiado ou os desenhos, também estamos participando de um ritual. Os rituais aprofundam e celebram a experiência de usar todas as ferramentas e as técnicas para entender e ajudar a nós mesmos.

Quando você faz, de maneira respeitosa e com atenção plena, cada um dos seus experimentos de autocuidado, você também está participando de um ritual. Ler e absorver as histórias instrutivas deste livro também pode ser feito com o respeito e a gravidade de um ritual.

Todos esses rituais podem ser cerimônias de cura e nos ajudar a crescer enquanto atravessamos e superamos um trauma.

O RITUAL QUE EU E VOCÊ vamos fazer agora marca o fim do tempo que passamos juntos. É um reconhecimento de tudo o que este livro ofereceu a você e daquilo que você acolheu e assimilou. Como os desenhos que você acabou de fazer, ele expõe e celebra o que você aprendeu e como você mudou. E também reafirma a conexão entre nós e nos lança ao próximo estágio de nossa jornada vital.

Já usei esse ritual muitas vezes. Como muitas coisas que são importantes para transformar nossas vidas, ele é simples. Ele convida você a identificar aquilo de que não precisa mais e se libertar dessas coisas, e a levar consigo o que serve para você e o ajuda a seguir adiante. Para esse ritual, são necessários dois pedaços de papel A4 ou um pouco menores, brancos ou coloridos, elegantes ou simples, do jeito que você preferir. Deixe o papel pronto e tire alguns minutos para se preparar, respirando lenta e profundamente, relaxando. Preste atenção em seus pensamentos, sentimentos e sensações. Deixe eles surgirem e se esvaírem.

Agora abra os olhos e anote em uma das folhas tudo o que este livro ajudou você a aprender e explorar e que você quer deixar no passado: sua ansiedade e agitação, sua vergonha pelo trauma que viveu, seu medo dos gatilhos, sua tendência a interromper ou discutir em vez de ouvir seu interlocutor, sua autocrítica insistente, seu desejo de vingança. Ponha no papel tudo o que surgir. Faça no seu ritmo. Permita-se sentir o que estiver escrevendo e sinta a vontade de se desfazer daquilo que está escrevendo.

Quando tiver terminado, ponha o papel de lado. Respire profundamente por mais alguns minutos, mais uma vez atento aos pensamentos, sentimentos e sensações que surgirem.

Agora, na segunda folha, anote tudo o que você quer levar com você da leitura e do trabalho com *Transformação* e da sua vida enquanto durou esse processo: lampejos de esperança e momentos de consciência, e a excitação da descoberta que os acompanha; memórias de relaxamento do corpo e a alegria inesperada de chacoalhar e dançar; a ternura surpreendente que talvez tenha sentido por alguém que antes você temia ou de quem não gostava; a gratidão pela gentileza ou por prazeres que antes ignorava ou desvalorizava; a descoberta de uma conexão familiar que foi fonte de compreensão, conforto e coragem; imagens de pessoas que você conheceu nestas páginas e histórias de suas lutas e triunfos que talvez sirvam de inspiração. Enquanto anota cada experiência e realização, sinta que tudo isso faz parte de você, que você os reclama como seus. Saboreie a experiência.

Leia o que escreveu na primeira folha, em que está tudo o que você quer deixar para trás. Mais uma vez, tome consciência daquilo que você quer abandonar e de como isso faz você se sentir. Em nossos grupos de habilidades mente-corpo, era comum aparecerem "medo", "ambivalência", "falta de conexão com meu corpo", "pessoas que me machucaram", "torpor", "insegurança", "solidão" e "escuridão".

Ponha esse papel de lado e planeje queimá-lo. Não agora, mas talvez daqui a um ou dois dias, ou uma semana, quando tiver um tempo de calma e puder dar a esse ritual o respeito que merece.

Por favor, queime o papel em um lugar que pareça adequado e seguro, perto de uma corrente d'água ou de uma montanha, no seu quintal ou em um cômodo de sua casa. Não se apresse demais em escolher o lugar. Ele vai se tornar, como os lugares que os povos indígenas sempre escolheram para rituais e cerimônias, especial para você, dedicado às mudanças e à transformação que você está vivendo e vai continuar a viver.

Depois que você tiver queimado esse papel, descarte as cinzas leves como plumas na água ou no ar. Ou, se quiser, enterre-as, para que a morte daquilo de que não precisa mais possa ser o alimento de onde cresce o que é novo em você e na terra.

Guarde a segunda folha, a que contém tudo o que você quer levar. Leia o que escreveu sempre que quiser. Muitas pessoas põem esse papel em um lugar onde possam sempre vê-lo: em um quadro de avisos no escritório, perto do computador, na geladeira ou na parede de uma tenda num campo de refugiados. Essas são as pedras de toque de sua transformação. Elas vão ajudá-lo a saber o que fazer e onde buscar o que precisa quando seu corpo estiver tenso ou um gatilho ativar sua mente, quando você se sentir inseguro, sozinho ou sobrecarregado.

Você pode olhar para esse papel e, como eu, pensar: "Ah, sim, me lembro de chacoalhar e dançar. É assim que vou me livrar dessa sensação". Ou: "Preciso do meu guia sábio para me mostrar como superar esse desapontamento". Ou: "Está na hora de me reconectar com meu velho amigo, que vai me ouvir e amar apesar de toda a minha tristeza".

AGORA, OU DAQUI a alguns dias, separe um tempo para escrever mais algumas coisas que você espera que o mantenham no caminho que vai levá-lo de onde está para onde deseja ir, que vai ajudá-lo a permanecer fiel ao que aprendeu e a quem você é. Isso inclui as atitudes, as aspirações, as ferramentas e as técnicas que pretende usar e seu plano para as próximas semanas ou meses.

Você vai descobrir quais são suas ferramentas preferidas para relaxar e acalmar seu corpo e sua mente — talvez a respiração do abdômen relaxado, o treinamento autógeno e o *biofeedback* ou a caminhada com atenção plena — e o tipo de movimentação e exercício regulares que você vai fazer. Como você vai transformar a comida em seu remédio e em sua alegria. Quais técnicas expressivas você pode escolher para romper a raiva, liberar a tensão e se entregar ao riso e ao amor. Como e quando vai se aproximar das pessoas por quem se importa e celebrar sua ligação com a natureza.

Você pode se comprometer em permanecer aberto quando enfrentar desafios e em relaxar quando encarar um gatilho, em aceitar as mudanças que inevitavelmente aparecerão diante de você. Você pode querer pendurar o último grupo de desenhos ou ambos na sua parede para olhar outras vezes para o que sua intuição e sua imaginação lhe disseram sobre quem você quer ser ou onde quer estar e como vai chegar até lá. E espero que você queira se lembrar — e se lembre sempre — de se entregar ao amor, que torna tudo possível.

A minha lista inclui menos comida e vinho, saboreados mais lentamente e com mais prazer; mais exercícios; tai chi diariamente; mais tempo observando com mais atenção as árvores diante da minha janela, os galhos com folhas, pássaros e esquilos; chacoalhar e dançar antes mesmo de ser tomado pela irritação ou pela apreensão; consultas regulares com meu guia sábio; atenção renovada ao meu diário; procurar amigos e parentes assim que eles surgirem na minha mente ou tão logo puder; mais paciência e uma escuta mais carinhosa e aberta enquanto meu filho Gabe cresce, enquanto aguardo para encontrar aqueles de quem sinto muita falta e enquanto trabalho com meus colegas; uma disposição total para me entregar ao amor que surge em mim; e sempre, sempre, especialmente quando estou com dores físicas ou emocionais, respirar com o abdômen relaxado, atento, sentindo tudo, relaxando.

TALVEZ VOCÊ QUEIRA dizer ou escrever algumas palavras para este livro, que você carregou e leu. Palavras de gratidão são uma maravilha e, é claro, eu as aprecio. Mas não cabem a mim. Cabe a você reconhecer o que todos nestas páginas compartilharam, o que você sentiu e aprendeu enquanto lia e tudo o que a leitura despertou em você.

Sei que sou grato por ter escrito este livro, por ter enfrentado o desafio de pôr em palavras o que tenho aprendido; pela compreensão renovada e mais profunda que vem sempre que pratico as técnicas que estou ensinando ou as explico; pela inspiração que as pessoas que aparecem neste livro continuam a me dar; e pela satisfação e alegria de escrever para e por você.

À medida que você reconhecer o que aprendeu e o quão longe chegou, vai apreciar quem você é agora e como está. Você também saberá que ainda precisa ser curado e como vai usar suas novas ferramentas para a cura ser ainda mais profunda. Sua transformação está em progresso. Ela significa que você está se tornando quem deve ser. Ela é a energia e a glória de sua vida.

Apêndice: Encontrando outra ajuda

Escrevi *Transformação* para dar a esperança e a confiança de que você pode curar a si mesmo dos traumas que a vida traz e para ensinar as ferramentas que precisa para essa tarefa.

Também sei que há épocas em que todos nós — não importa quão sábios, inteligentes ou devotados a um programa de autocuidado sejamos — precisamos de ajuda de outras pessoas.

No capítulo 7, escrevi sobre a importância crucial do apoio social, de parentes e amigos que estão "a postos" em tempos desafiadores, nos aceitando, nos ouvindo e nos amando. No capítulo 18, "O círculo da cura", você se juntou a um de nosso grupos de habilidades mente-corpo (MBSG, na sigla em inglês), um espaço seguro, solidário e respeitoso para aprender a usar as ferramentas de autocuidado e compartilhar suas descobertas com outras pessoas que estão fazendo o mesmo. Se você procurar em nosso site (*cmbm.org*), vai encontrar informações caso queira participar desses círculos de cura presencialmente ou online (em inglês). Você também vai ver que muitos dos nossos 130 professores e duzentos instrutores certificados, assim como mais de mil pós-graduados pelo programa (quase todos profissionais da saúde diplomados), estão disponíveis para usar as ferramentas de *Transformação* com você, individualmente, em sessões familiares ou nos MBSGS.

Neste apêndice quero apresentar outras possibilidades de apoio terapêutico. Vou começar por algumas orientações gerais para escolher profissionais que possam trabalhar com você para aprimorar sua jornada e aprofundar sua experiência. Depois vou apresentar alguns resumos de tratamentos com base em evidências que você talvez queira incluir em seu programa de cura do trauma.

A ABORDAGEM QUE USEI em *Transformação* é abrangente. Também serve para estabelecer fundamentos. Ela convida você a seguir em seu próprio ritmo. Outras terapias podem oferecer atenção intensa dirigida por terapeutas, por períodos específicos, a aspectos particulares da cura do trauma. Algumas usam perspectivas e técnicas que compartilhei neste livro. Todas podem aprimorar e aprofundar o que você tem aprendido e feito, e as mudanças pelas quais tem passado.

Lembre-se de que a abordagem sobre a qual vem lendo e que tem empregado não serve apenas para aliviar e entender os sintomas, por mais que isso seja importante. Você tem percorrido o caminho da transformação para se tornar quem você deve ser.

Lembre-se também, quando ler as descrições das terapias, que seu programa de autoconsciência e autocuidado, de entregar-se ao amor e de descobrir seu significado e seu propósito, vai continuar a servir de amparo e cura enquanto você trabalha com outras abordagens.

Não se restrinja a este *ou* aquele. Pode ser este *e* aquele.

Antes das orientações para escolher um terapeuta e da descrição dessas outras terapias, quero brevemente discutir o valor e o lugar da consulta médica.

Se tudo o que você tem feito, inclusive seguir fielmente o programa de *Transformação*, não está proporcionando todos os benefícios que espero que esteja, especialmente se você está experimentando sintomas físicos e emocionais, você deveria consultar um(a) médico(a), de preferência alguém que pratique medicina "integrativa" ou "funcional". Ele(a) pode pedir testes laboratoriais para explorar — e posteriormente prescrever mudanças nutricionais — variações genéticas, infecções, distúrbios bioquímicos, anormalidades digestivas e outros transtornos ou desequilíbrios físicos que podem não ter sido resolvidos pela dieta de cura do trauma. Ele(a) pode, se necessário, explorar a possível utilidade de medicamentos e alternativas fitoterápicas, e/ou recomendar um nutricionista.

QUERO AGORA COMPARTILHAR com você algumas palavras que vão ajudá-lo a escolher entre as pessoas que oferecem essas abordagens terapêuticas. Não esqueça que quem o terapeuta ou médico é, e como você se sente em relação a ele ou ela, é tão importante quanto a modalidade de terapia.

Em outro livro meu — *Unstuck: your guide to the seven-stage journey out of depression* [Debloqueado: seu guia para uma jornada de sete estágio para se livrar da depressão] — discuti longamente todos os elementos que entram na escolha do terapeuta certo para você.[1] Aqui quero resumir alguns dos pontos mais importantes e acrescentar mais alguns.

Sessenta anos atrás, Carl Rogers, pioneiro da psicologia norte-americana, descreveu a relação ideal entre médico e paciente ou entre terapeuta e cliente (Rogers empregar "cliente" em vez de "paciente" refletia seu desafio ao modelo médico que ele acreditava inapropriado e desempoderador). A frase que ele usava para descrever essa relação era "consideração incondicional e positiva".[2] Consideração não significa apenas respeito, mas também "olhar com atenção". A frase é ao mesmo tempo íntima, biológica, filosófica e interpessoal. Ao longo dos anos, foi amplamente elogiada e acolhida por clínicos de todos os tipos.

Espero que você sinta consideração incondicional e positiva neste livro. É o que quero oferecer a todos que venham me ver. E acredito que é o que todos vocês devem procurar e esperar de todo(a) terapeuta que for consultar, seja qual for a perspectiva ou técnica que ele(a) estiver usando.

Estar com você dessa forma e a conexão que isso estabelece ajuda a reparar os danos psicológicos produzidos pelas perdas e outras formas de trauma recente ou antigo.

O que se segue são questões que você deve levar em conta e passos a dar ao procurar um(a) terapeuta que o trate com consideração incondicional e positiva:

- Peça referências a alguém que você conheça bem e que se importe com você — um médico, amigo ou parente que você respeite.

Quando essa pessoa lhe indicar alguém, pergunte por que ela acha que essa pessoa (e a modalidade que ela emprega) funcionaria para você.

- Confira as qualificações do terapeuta. Você possivelmente vai querer alguém formado em medicina ou psicologia e especialista em psicoterapia. Isso garante certo nível de educação profissional, além de reconhecimento do Estado.
- Há especialistas certificados em técnicas específicas, mas não formados em universidades, que também podem ajudar bastante. As terapias de traumas mais populares e eficazes são oferecidas por profissionais formados que também são especialistas certificados em uma modalidade. Às vezes, porém, certificação sem formação pode garantir a excelência. É o caso dos professores de escolas de ensino médio rurais em Kosovo que coordenaram grupos de habilidades mente-corpo extraordinariamente eficazes para milhares de alunos e suas famílias, e o caso do coordenador do grupo de Azhaar em Gaza, além de outros que temos treinado e certificado nos Estados Unidos: orientadores de saúde no sistema do departamento de assuntos de veteranos, professores, pais, clérigos e agentes de primeiros socorros em comunidades devastadas por tiroteios em escolas ou por catástrofes causadas pela mudança climática.
- Marque e esteja disposto a pagar pela entrevista com a pessoa com quem está considerando trabalhar. Durante a entrevista, pergunte a si mesmo se essa é uma pessoa com quem você pode se mostrar sincero e vulnerável. Ela parece ter a coragem suficiente para se sentar confortavelmente com você enquanto você se lamenta, expondo dor e raiva, e ter sabedoria e generosidade para perceber e valorizar sua força e ajudá-lo a se agarrar a ela? Foi o que Bob Coles fez comigo e para mim. Assim como Shyam.
- Faça todas as perguntas que lhe parecerem importantes sobre as qualificações e os métodos do(a) terapeuta. Por que ele(a) usa essa abordagem? Quais as evidências de sua eficácia? De que maneira outros pacientes/clientes melhoraram? Ele(a) próprio(a) experimentou os benefícios dessa abordagem? Quanto ele(a) espera que a terapia dure? Quais a opinião dele(a) a respeito de problemas e

questões pessoais potencialmente controversas que você tem enfrentado, como divórcio, aborto, assédio sexual, discriminação racial ou de gênero; necessidade de medicação; ou a importância de grupos de apoio.

- Pode ser uma boa ideia anotar as perguntas antes do encontro. Outras surgirão durante a conversa. Depois, escreva as impressões que você teve sobre o(a) terapeuta, assim como as respostas que ele(a) deu. Essas respostas e a maneira como foram respondidas vão ajudá-lo a se decidir. Você quer e precisa confiar nessa pessoa. Talvez você se sinta inclinado especificamente a uma das abordagens terapêuticas que vou descrever, mas isso não significa que a pessoa que você encontrou vai funcionar para você. Não se apresse. Encontre alguém que pareça adequado para você.
- Peça para falar com alguém que tenha trabalhado com esse(a) terapeuta. As experiências desse cliente/paciente e a maneira como ele(a) fala sobre isso muitas vezes ajuda a discernir se esses são o(a) terapeuta e a abordagem certos para você.
- Use as técnicas imaginativas que você aprendeu — como o guia sábio ou o diálogo com um sintoma, problema ou situação — para acessar suas impressões e ajudar a se decidir sobre um(a) potencial terapeuta. Talvez valha a pena conversar novamente com a pessoa que o(a) indicou ou outro amigo em quem você confie.

Agora vamos falar das terapias. Como você verá, elas compartilham — com exceção da medicação — certos pontos em comum: um foco maior ou menor em eventos traumáticos; um método para torná-lo menos sensível às lembranças e aos resíduos dos eventos; e a evocação de atitudes, percepções e experiências que funcionem como antídotos às consequências destrutivas do trauma. No entanto, cada terapia tem sua personalidade e seu apelo particulares, assim como características que podem torná-la inapropriada ou pouco atraente para você.

Mais alguns comentários para quando você ler as breves descrições:

Talvez você queira conferir as pesquisas sobre a abordagem em que esteja interessado. Eu fiz isso antes de recomendá-las, mas vale a pena você mesmo conferir. Eu cito algumas dessas referências nas notas que estão no fim do livro. Você pode ler esses artigos ou procurar outros, inclusive os lançados depois que este livro foi publicado. Você não precisa ter pós-graduação para entender o essencial das pesquisas. Pode não entender as estatísticas, mas o resumo, a introdução, os resultados, a discussão e a conclusão costumam ser bastante compreensíveis. A quantidade de pesquisas vai deixá-lo mais confiante quanto à abordagem. Os tipos de pessoas para os quais ela foi eficaz — por exemplo, ex-combatentes, sobreviventes de abuso sexual, doentes crônicos ou viúvos e viúvas — podem ajudá-lo a decidir o que é adequado para você.

Se você decidir usar uma dessas abordagens, dê a ela um julgamento justo e faça ao menos três ou quatro sessões. Lembre-se de levar ao(à) terapeuta as dúvidas sobre a abordagem quando surgirem. A resposta deve ser objetiva e satisfazer sua dúvida.

Se, depois de um tempo, uma abordagem que foi benéfica perder a eficácia ou o apelo, volte a conversar com o(a) terapeuta. Talvez precise recalibrar a maneira como a está usando, ou você precise interrompê-la. Mais uma vez, use as técnicas intuitivas que aprendeu em *Transformação* para ajudá-lo a avaliar seu progresso e tomar uma decisão. Você está em constante mudança. O que funcionou uma vez pode ser pouco atrativo ou ineficaz depois.

E lembre-se sempre de que é você que está no comando. Você está na terapia para se ajudar, não para agradar ao(à) terapeuta.

EIS AGORA ALGUMAS dessas terapias:

A **Terapia Cognitivo-Comportamental** (TCC) é atualmente a terapia mais amplamente ensinada e usada para tratar depressão e ansiedade, assim como transtorno de estresse pós-traumático e uma série de outras condições.[3] Desenvolvida pelo psiquiatra Aaron Beck, da Universidade da Pensilvânia, nos anos 1960, a TCC ensina você a encarar e modificar crenças negativas sobre si mesmo.[4] Compõe-se basicamente de um conjunto de técnicas para ajudá-lo a ver que o copo d'água que representa sua vida está meio cheio e não meio vazio.

Beck e outros praticantes da TCC compreendem as conexões íntimas entre crenças cognitivas, emoções, funcionamento fisiológico e comportamento. Focam em enfrentar e mudar crenças e comportamentos; eles acreditam que essas mudanças afetam todos os aspectos de nossas vidas.

A TCC costuma começar com uma fase de estabilização, que inclui uma discussão do trauma e de seus efeitos; aprendizado de técnicas de relaxamento; uma visão global de técnicas para resolver problemas; desenvolvimento do foco em acontecimentos do presente; e a substituição de pensamentos negativos injustificados por outros mais realistas e positivos. Assim, por exemplo, você aprende que sua crença de que "faz tudo errado" não é correta. Na verdade, como todo mundo, você faz algumas coisas certas e outras erradas.

A terapia continua pelo acesso à narrativa traumática. Essa etapa é projetada para revelar as partes mais incômodas de seus traumas. Isso também ajuda você a superar a negação que intensifica os efeitos do trauma.

A terceira fase, integração, foca nas maneiras de usar os pensamentos e comportamentos para lidar com seus gatilhos, as situações da vida real que despertam experiências traumáticas.

Há um corpo significativo de pesquisas sobre a eficácia da TCC no alívio de sintomas do trauma, especialmente entre ex-combatentes e mulheres que sofreram abuso sexual, mas também entre os traumatizados por perdas.[5]

A TCC costuma consistir em doze a dezesseis sessões de uma hora, individuais ou em grupo. Se você gosta de resolução de problemas, a TCC pode ser bastante atraente e intensa. Muitas pessoas obtêm grandes benefícios integrando perspectivas e técnicas da TCC à abordagem mais abrangente que você aprendeu neste livro. Outros, como vários ex-combatentes que conheci, acham a TCC superficial e lenta.

A **Terapia Cognitivo-Comportamental Focada no Trauma** (TCC-FT) combina elementos da TCC com aspectos da terapia de família e com a educação sobre trauma e TEPT infantis, além de técnicas para regular as emoções.[6]

Os terapeutas tiveram sucesso usando a TCC-FT com crianças, adolescentes e jovens adultos que foram traumatizados por suas famílias, pelos seus pais ou outros cuidadores.

A **Terapia Comportamental Dialética** (TCD) foi desenvolvida pela psicóloga Marsha Linehan nos anos 1980 para tratar de pessoas confusas, autodestrutivas, às vezes com tendências suicidas, como Dianna, que foi diagnosticada com transtorno de personalidade limítrofe.[7] Mais recentemente, a TCD tem isso usada para tratar outras condições, como depressão e transtornos alimentares, nos quais o trauma pode ter tido papel importante, assim como o TEPT. A TCD combina TCC com uma ênfase na consciência meditativa como um caminho para reconhecer, enfrentar e aceitar as emoções. É um processo intensivo e costuma exigir comprometimento dedicado de meses ou anos.

A **Terapia de Processamento Cognitivo** (TPC) combina TCC com relatos escritos detalhados de experiências traumáticas e um foco significativo em confiança, autoestima e intimidade.[8] Tem sido usada com eficácia para lidar com gatilhos e melhorar a capacidade de resposta de militares, profissionais de primeiros socorros e outros que preveem o perigo em seu dia a dia.

A **Terapia de Aceitação e Compromisso** enfatiza a abertura para a experiência de sentimentos incômodos, mas sem que eles sobrecarreguem a pessoa ou que ela responda automaticamente a eles. É uma versão mais meditativa da TCC.[9]

A **Exposição Prolongada** (EP) foi desenvolvida por Edna Foa, psicóloga que dirige o Centro para Tratamento e Estudo da Ansiedade da Universidade da Pensilvânia. Foi pensada para ajudar pessoas traumatizadas a ver que seus medos atuais não são intrinsecamente perigosos. A EP usa um processo de descondicionamento durante o qual a exposição aos medos — combinada com relaxamento e orientação terapêutica — reduz a vulnerabilidade a eles.[10]

A EP começa explicando a terapia e ensinando uma técnica de respiração para reduzir o estresse. Depois, ela se concentra em evocar, por meio de conversa e usando todos os sentidos, emoções intensas e memórias do trauma. Essas sessões costumam ser gravadas para que você possa ouvi-las entre os encontros com seu(sua) terapeuta. À medida que você revive seu trauma, seu(sua) terapeuta o ajuda a permanecer conectado ao presente. Com o tempo, você aprende a experimentar e entender a diferença entre o que aconteceu no passado e o que se passa neste instante.

Essas sessões podem ser extremamente angustiantes, por isso a relação com seu(sua) terapeuta e sua confiança nele(a) são cruciais. Além disso, você leva para casa a tarefa de confrontar situações que normalmente disparariam gatilhos — por exemplo, um beco escuro que lembra aquele em que você foi atacado, ou um filme de guerra se você sofreu um trauma em combate.

A EP costuma funcionar em sessões semanais individuais de 60 a 120 minutos por um período de cerca de três meses. As pesquisas com pessoas que participaram da EP mostram uma redução significativa de sintomas do trauma naqueles que completaram o processo terapêutico. No entanto, muitas pessoas se incomodam com a natureza de confrontação da abordagem e a taxa de desistência é alta.

A **Terapia de Exposição Narrativa** (**NET, na sigla em inglês**) combina princípios da TCC com terapia do testemunho, uma técnica originalmente desenvolvida para permitir que prisioneiros políticos e refugiados contassem a história do que aconteceu com eles.[11]

O(a) terapeuta NET orienta você a criar uma narrativa cronológica centrada nas experiências traumáticas, mas que também as ponha no contexto mais amplo de sua vida. O(a) terapeuta pede que você descreva emoções, pensamentos, sentimentos e respostas fisiológicas a eventos traumáticos e ao mesmo tempo o ajuda a permanecer ligado ao presente e a ele(a).

No final dessa terapia, que costuma durar quatro a dez sessões individuais ou em grupo, você vai ter criado uma autobiografia que afirma sua identidade, na qual os eventos traumáticos são admitidos, mas acabam sendo vistos como uma parte, não como a totalidade de sua vida.

São promissores os estudos publicados sobre a NET com grupos de refugiados, mas a pesquisa ainda não é nem remotamente tão robusta quanto as já publicadas para TCC ou EP.

A **Redução do Estresse Baseada na Atenção Plena** (**MBSR, na sigla em inglês**) foi desenvolvida por Jon Kabat-Zinn na Faculdade de Medicina da Universidade de Massachusetts no fim dos anos 1970. São oito semanas de sessões semanais em grupo de duas a duas horas e meia e um dia inteiro num retiro de meditação silenciosa, normalmente perto da sexta semana, e é baseada na consciência de cada momento da meditação budista Vipassana (atenção plena). A MBSR combina prática extensiva de meditação sentada com caminhadas e alimentação com atenção plena. Também utiliza as posturas da hatha yoga e scan corporal.[12]

Diversos estudos (muitos dos quais mencionados em *Transformação*) indicam que práticas de atenção plena aprimoram o funcionamento cerebral e promovem o crescimento de novas células cerebrais, além de diminuírem o estresse e a dor, melhorarem a imunidade e estimularem a compaixão, a gentileza e o afeto.

A MBSR encoraja as pessoas que sofreram traumas a se concentrar nas experiências do presente, momento a momento, no lugar dos sintomas do trauma, e a aceitar em vez de evitar os pensamentos dolorosos.

Nos últimos anos, a MBSR e um híbrido de MBSR com terapia cognitiva chamado Terapia Cognitiva Baseada em Atenção Plena (MBCT, na sigla em inglês) têm sido usados para tratar o transtorno de estresse pós-traumático. Os estudos sobre o uso da MBSR e da MBCT para curar TEPT têm apontado resultados promissores.

A abordagem da MBSR para lidar com o trauma é bastante congruente com a que você pratica em *Transformação*, e os dois métodos compartilham diversas técnicas.

A **Meditação Transcendental** (MT) foi criada por Maharishi Mahesh Yogi (o guru dos Beatles) e introduzida na Índia nos anos 1950 como uma forma de meditação com um mantra (som) silencioso. Estima-se que ela foi ensinada a quatro milhões de pessoas em todo o mundo. Os praticantes sentam-se sozinhos por vinte minutos duas vezes por dia, respirando normalmente e concentrados em repetir o mantra que lhes foi atribuído pelo instrutor certificado de MT.

Mais de quarenta anos de pesquisas têm demonstrado repetidamente que a prática regular de MT pode diminuir a ansiedade e aliviar sintomas de doenças cardiovasculares e outras condições crônicas.[13] Mais recentemente, pesquisadores estudaram o efeito da MT no TEPT. Em um estudo controlado randomizado, demonstrou-se que doze sessões em grupo semanais, somada à prática diária, reduziram significativamente sintomas do trauma.[14]

Muitas pessoas combinaram com sucesso sua prática de MT com a abordagem que você tem aprendido em *Transformação*.

A **Dessensibilização e Reprocessamento por meio dos Movimentos Oculares** (EMDR, **na sigla em inglês**) foi "descoberta" pela psicóloga californiana Francine Shapiro em 1987, quando Shapiro, que estava sendo assolada por pensamentos perturbadores, foi dar uma longa caminhada numa floresta. Depois de olhar por um tempo o cenário à sua volta, ela notou que os pensamentos incômodos haviam se dissipado. Ocorreu a ela que os movimentos de seus olhos, enquanto ela esquadrinhava a cena à sua volta, de alguma maneira haviam dissolvido a ansiedade que acompanhava esses pensamentos. A terapia que ela desenvolveu foca em memórias que devem ser dessensibilizadas e para isso usa os movimentos oculares.[15]

Depois das fases iniciais em que conversa sobre sua história e discute técnicas de mobilização do imaginário, seu(sua) terapeuta EMDR pedirá que você identifique uma imagem visual relacionada a uma memória traumática, uma crença negativa sobre si mesmo que a acompanha — por exemplo, "Estou desamparado" — e uma crença positiva que contradiga a negativa ("Eu sou capaz").

O(a) terapeuta então começa a mover os dedos para a frente e para trás diante de seus olhos e o instrui a segui-los de um lado para o outro enquanto relembra a imagem perturbadora e a crença que a acompanha. À medida que a carga emocional ligada a esses pensamentos se dissipa, você começa a "instalar" as crenças positivas. Uma sessão de EMDR é considerada bem-sucedida e completa quando você consegue trazer à sua mente a memória original sem se sentir ansioso ou tenso.

A EMDR parece aumentar a atividade do sistema nervoso parassimpático enquanto diminui a hiperatividade do sistema límbico e melhora o funcionamento do córtex pré-frontal. Tem sido usada com sucesso com fobias, alguns medos e experiências traumáticas mais complexas. No entanto, o papel essencial dos movimentos oculares tem sido questionado por outros estudos, que obtiveram resultados similares quando a pessoa mantinha os olhos fixos, em vez de os movimentarem.[16]

A **Terapia Interpessoal** (TIP) é uma psicoterapia estruturada em doze semanas desenvolvida nos anos 1980 pelos psiquiatras Gerald Klerman e Myrna Weissman. Originalmente usada para depressão, a TIP tem, mais recentemente, sido bem-sucedida para tratar pessoas que sofreram traumas.[17]

Em vez de focar em eventos traumáticos, a TIP lida com as origens interpessoais do trauma — perdas ou conflitos — e seus impactos. Concentra-se em relembrar e recriar circunstâncias recentes e emocionalmente carregadas e usar a aliança com seu(sua) terapeuta e suas sugestões para ajudá-lo a lidar com essas situações problemáticas.

Você é incentivado a lamentar suas perdas, explorar relacionamentos atuais e a desenvolver opções bem-sucedidas para lidar com esses relacionamentos. Em fases posteriores, o(a) terapeuta foca em ajudar você a se tornar mais independente e a antecipar e desenvolver estratégias para enfrentar problemas futuros.

As taxas de desistência da TIP são geralmente baixas, mas estudos indicam que ela não é tão eficiente para o trauma severo quanto a EP e a TCC.

A **Experiência Somática** (SE**, na sigla em inglês**) foi desenvolvida pelo psicólogo Peter Levine e, como sugere o nome, é uma terapia orientada para o corpo. Levine observou que animais que foram atacados ou ameaçados tremiam ou se sacudiam depois do evento. Ele levantou a hipótese de que os sintomas humanos do estresse pós-traumático — como a ansiedade, a agitação da resposta de luta ou fuga e a rigidez e o isolamento do congelamento podiam ser aliviados ao evocar uma descarga física semelhante.[18]

A SE começa com o(a) terapeuta gentilmente encorajando você a falar sobre o trauma e a prestar atenção nas respostas físicas resultantes. À medida que a terapia segue, você aprende a "oscilar", a ir e voltar entre pensar nos eventos traumáticos e descarregar as emoções associadas a eles por meio da movimentação física, retornando então a um estado calmo, relaxado e "presente". Essa alternância entre experimentar física e emocionalmente o desamparo e a segurança é projetada para dissipar os efeitos do trauma passado, restabelecer o equilíbrio fisiológico e permitir que você fique confortável com as memórias que restarem do trauma.

Levine e outros praticantes da SE enfatizam que suas reações emocionais e físicas são respostas normais ao trauma. À medida que você chega a um equilíbrio, seu(sua) terapeuta o ajuda a experimentar sentimentos profundos de segurança, força, conforto e otimismo.

As pesquisas sobre SE ainda estão em estágios preliminares, mas são promissoras. A abordagem é especialmente atraente para quem deseja lidar com o trauma de maneira física, em vez de cognitiva. Há, é claro, semelhanças entre ela e a EP e a maneira como você aprendeu a usar meditações expressivas.

As terapias de "batida", como a **Técnica de Liberação Emocional (EFT, na sigla em inglês)**[19] e a **Terapia do Campo do Pensamento (TFT, na sigla em inglês)**,[20] pedem que você se concentre em pensamentos ou memórias perturbadores enquanto bate em pontos de acupuntura. Enquanto você bate cinco a sete vezes em quinze pontos de acupuntura em seu rosto, seu peito e suas mãos, você fala um sintoma em voz alta e o aceita e aceita a si mesmo. Por exemplo, cada vez que você bate você diz: "Embora eu sinta essa ansiedade, eu aceito profunda e completamente a mim mesmo". Os praticantes acreditam que esses pontos de acupuntura diminuem a atividade da amígdala e criam um estado de relaxamento que promove a dessensibilização, alivia sintomas e estimula atitudes e emoções positivas.

A TFT foi originalmente desenvolvida pelo psicólogo Roger Callahan. A EFT é uma forma simplificada criada por Gary Craig. Ambas as formas de terapia de batidas partem da hipótese de que "a causa de todas as emoções negativas é uma perturbação no sistema energético do corpo".

Essas técnicas de autocuidado costumam ser ensinadas por terapeutas certificados, mas sem formação universitária, e são muito controversas. No entanto, pesquisas recentes sobre a TFT e a EFT, entre elas estudos comandados por Audun Irgens e Dawson Church, apontam benefícios para ex-combatentes e outras pessoas traumatizadas.[21]

Medicação. Antidepressivos, como os inibidores seletivos da recaptação de serotonina (ISRS) Prozac e Paxil, tem apresentado eficácia em aliviar sintomas depressivos associados com o TEPT.[22] Há pouca evidência, porém, de que eles ajudem de alguma forma com a ampla maioria dos sintomas relacionados ao trauma: agitação e medo, flashbacks e pesadelos, problemas de sono e concentração, torpor emocional e isolamento. E essas drogas têm efeitos colaterais significativos, como dor de cabeça, ganho de peso, transtornos gastrointestinais e suicídio.[23] Considere-os um último recurso, não uma alternativa de tratamento.

Se a medicação parecer atrativa, então vale a pena consultar seu médico ou seu nutricionista sobre o uso da S-Adenosil-L-Metionina (SAM-e) ou do hipérico (ou erva-de-são-joão) como alternativas com menos efeitos colaterais.

A SAM-e exerce um papel vital em vários processos metabólicos, inclusive na metilação (a adição de CH3 ou de grupos metila), que faz parte da síntese de dopamina, serotonina e norepinefrina, o neurotransmissor que os antidepressivos buscam aumentar.[24] Embora os estudos não sejam definitivos, há evidências consideráveis de que a SAM-e é tão eficaz no tratamento de depressão quanto os medicamentos antidepressivos. A SAM-e tem uma fração pequena dos efeitos colaterais negativos, mas ocasionalmente pode causar agitação e, raramente, pode disparar excitação maníaca em pessoas com transtorno bipolar. Você pode começar com 500 a 1.000mg de SAM-e pela manhã e no começo da tarde.

A erva-de-são-joão, conhecida também pelo nome latino, hipérico (*Hypericum*), é uma planta que tem sido usada por curadores europeus há centenas de anos. Pesquisas modernas mostram que, como a SAM-e, ela aprimora a atividade da dopamina, da serotonina e da norepinefrina, com resultados clínicos similares no alívio da depressão e menos efeitos colaterais. Você pode começar com 300mg duas vezes por dia e aumentar para 600mg duas vezes por dia. Escolha uma marca que siga o padrão de 0,3% do princípio ativo mais importante, a hipericina.

Não foram feitos testes clínicos da SAM-e e da erva-de-são-joão para o estresse traumático, mas os resultados provavelmente serão semelhantes aos dos antidepressivos. No entanto, não tome SAM-e ou erva-de-são-joão ao mesmo tempo que antidepressivos; as interações podem ser prejudiciais.

NOTAS

INTRODUÇÃO

1. V. J. Felitti, R. F. Anda, D. Nordenberg, D. F. Williamson, A. M. Spitz, V. Edwards, M. Koss e J. S. Marks, "Relationship of childhood abuse and household dysfunction to many of the leading causes of death in adults: The Adverse Childhood Experiences (ACE) Study". *American Journal of Preventive Medicine* 14, n. 4, pp. 245-58, maio 1998.
2. F. Stoddard e G. Saxe, "Ten-year research review of physical injuries". *Journal of the American Academy of Child & Adolescent Psychiatry* 40, n. 10, pp. 1128-45, out. 2001.
3. S. Isobel, M. Goodyear e K. Foster, "Psychological trauma in the context of familial relationships: A concept analysis". *Trauma, Violence, & Abuse,* pp. 1-11, ago. 2017. Doi: 10.1177/1524838017726424.
4. J. A. Parto, M. K. Evans e A. B. Zonderman, "Symptoms of posttraumatic stress disorder among urban residents", *Journal of Nervous and Mental Disease* 199, n. 7, pp. 436-39, jul. 2011.
5. R. T. Carter, "Racism and psychological and emotional injury: Recognizing and assessing race-based traumatic stress", *Counseling Psychologist* 35, n. 1, p. 105, jan. 2007.
6. J. Kucharska, "Cumulative trauma, gender discrimination and mental health in women: mediating role of self-esteem". *Journal of Mental Health* 27, n. 5, pp. 416-23, out. 2018.
7. K. M. Keyes, C. Pratt, S. Galea, K. A. McLaughlin, K. C. Koenen e M. K. Shear, "The burden of loss: Unexpected death of a loved one and psychiatric disorders across the life course in a national study". *American Journal of Psychiatry* 171, n. 8, pp. 864-71, 2014.
8. J. Brand, "The far-reaching impact of job loss and unemployment", *Annual Review of Sociology* 41, pp 359-75, ago. 2015.

9. L. K. Lapp, C. Agbokou e F. Ferreri, "PTSD in the elderly: The interaction between trauma and aging", *International Psychogeriatrics* 23, n. 6, pp. 858-68, ago. 2011.
10. V. Frankl, *Man's Search for Meaning*. Boston: Beacon Press, 2006. [Ed. bras.: *Em busca de sentido: um psicólogo no campo de concentração*. Trad. Walter O. Schlupp e Carlos C. Aveline. 35 ed. São Paulo: Editora Sinodal: Vozes, 2017.]
11. H. Praag, "The position of biological psychiatry among the psychiatric disciplines". *Comprehensive Psychiatry* 12, n. 1, p. 1-7, jan. 1971. Doi: 10.1016/0010–440X(71)90050–2.
12. J. T. Hartford, "How to minimize side effects of psychotropic drugs". *Geriatrics* 34, n. 6, pp. 83-93, jun 1979.
13. R. K. Wallace, "Physiological effects of transcendental meditation". *Science* 167, n. 3926, pp. 1751-54, 1970; H. Benson, J. F. Beary e M. P. Carol, "The relaxation response". *Psychiatry* 37, n. 1, pp. 37-46, fev. 1974.
14. Committee on Psychiatry and Religion, *"The psychic function of religion in mental illness and health"*. Dallas: Group for the Advancement of Psychiatry, 1968.
15. J. S. Gordon, D. T. Jaffe e D. E. Bresler, *Mind, body and health: Toward an integral medicine*. Nova York: Human Sciences Press, 1984; A. C. Hastings, J. Fadiman e J. S. Gordon, *Health for the whole person: the complete guide to holistic medicine*. Boulder, CO: Westview Press, 1980.
16. J. S. Gordon, J. K. Staples, A. Blyta e M. Bytyqi, "Treatment of posttraumatic stress disorder in postwar Kosovo high school students using mind-body skills groups: A pilot study". *Journal of Traumatic Stress* 17, n. 2, pp. 143-47, abr. 2004.
17. J. Gordon, J. Staples, A. Blyta, M. Bytyqi e A. Wilson, "Treatment of posttraumatic stress disorder in postwar Kosovar adolescents using mind-body skills groups", *Journal of Clinical Psychiatry* 69, n. 9, pp. 1469-76, dez. 2008.
18. J. K. Staples e J. S. Gordon, "Effectiveness of a mind-body skills training program for healthcare professionals". *Alternative Therapies in Health and Medicine* 11, n. 4, pp. 36-41, jul-ago. 2005; P. A. Saunders, R. E. Tractenberg, R. Chaterji, H. Amri, N. Harazduk, J. S. Gordon, M. Lumpkin e A. Haramati, "Promoting self-awareness and reflection through an experiential mind-body skills course for first year medical students". *Medical Teacher* 29, n. 8, pp. 778-84, out. 2007; J. S. Gordon, "Mind-body skills groups for medical students: Reducing stress, enhancing commitment, and promoting patient-centered care". *BMC Medical Education* 14, n. 1, p. 198, 2014; C. Finkelstein, A. Brownstein, C. Scott e Y. L. Lan, "Anxiety and stress reduction in medical education: An intervention". *Medical Education* 41, n. 3, pp. 258-64, mar. 2007; J. M. Greeson, M. J. Toohey e M. J. Pearce, "An adapted, four-week mind-body skills group for medical students: Reducing stress, increasing mindfulness, and enhancing self-care". *Explore: The Journal of Science and Healing* 11, n. 3, pp. 186-92, maio-jun. 2015; J. K. Staples, A. Atti, J. Ahmed e J. S. Gordon, "Mind-body skills groups for posttraumatic stress disorder and depression symptoms in Palestinian children and adolescents in Gaza". *International Journal of Stress Management* 18, n. 3, p. 246-62,

2011; J. S. Gordon, J. K. Staples, D. Y. He e J. A. A. Atti, "Mind-body skills groups for posttraumatic stress disorder in Palestinian adults in Gaza". *Traumatology* 22, n. 3, p. 155-64, 2016.

CAPÍTULO 1 • UM CONVITE

1. Center for Mind-Body Medicine, "The center's work featured on CBS 60 Minutes". *Center Blog*, 31 de maio de 2015. Disponível em: <https://cmbm.org/blog/gaza/60-minutes/>.

CAPÍTULO 2 • A BIOLOGIA DO TRAUMA

1. S. W. Porges, "Orienting in a defensive world: Mammalian modifications of our evolutionary heritage; A Polyvagal Theory", *Psychophysiology* 32, n. 4, pp. 301-18, jul. 1995.
2. W. Cannon, *Bodily changes in pain, hunger, fear and rage: an account of recent researches into the function of emotional excitement*. Nova York: Appleton, 1922. Disponível em: <http://hdl.handle.net/2027/hvd.32044031655350>.
3. H. Selye, *The stress of life*. Nova York: McGraw-Hill, 1978.
4. K. Kozlowska, P. Walker, L. McLean e P. Carrive, "Fear and the defense cascade: Clinical implications and management". *Harvard Review of Psychiatry* 23, n. 4, pp. 263-87, jul.-ago. 2015.
5. Duke University, "Emotional memories function in self-reinforcing loop". *Science Daily*, 24 mar. 2005. Disponível em: <www.sciencedaily.com/releases/2005/03/050323130625.htm>.
6. K. Szabo e M. G. Hennerici (org.), *The hippocampus in clinical neuroscience*. Basel: Karger Medical and Scientific Publishers, 2014.
7. A. Lim, "Stress, cortisol, and the immune system: What makes us get sick?". *Science Creative Quarterly*, dez. 2007.
8. A. W. Evers, E. W. Verhoeven, H. van Middendorp, F. C. Sweep, F. W. Kraaimaat, A. R. Donders, A. E. Eijsbouts, *et al.*, "Does stress affect the joints? Daily stressors, stress vulnerability, immune and HPA axis activity, and short-term disease and symptom fluctuations in rheumatoid arthritis". *Annals of the Rheumatic Diseases* 73, n. 9, pp. 1683-88, dez. 2014.
9. J. L. Wilson, "Clinical perspective on stress, cortisol and adrenal fatigue," *Advances in Integrative Medicine* 1, n. 2, pp. 93-96, maio 2014. doi: 10.1016/j.aimed.2014.05.002.
10. J. E. Sherin and C. B. Nemeroff, "Post-traumatic stress disorder: The neurobiological impact of psychological trauma". *Dialogues in Clinical Neuroscience* 13, n. 3, pp. 263-78, set. 2011.
11. E. J. Dansie, P. Heppner, H. Furberg, J. Goldberg, D. Buchwald e N. Afari, "The comorbidity of self-reported chronic fatigue syndrome, post-traumatic stress disorder, and traumatic symptoms". *Psychosomatics* 53, n. 3, p. 250-57, maio 2012.

12. J. Douglas Bremner, "Traumatic stress: Effects on the brain". *Dialogues in Clinical Neuroscience* 8, n. 4, pp. 445-61, dez. 2006.
13. R. A. Lanius, P. A. Frewen, M. Tursich, R. Jetly e M. C. McKinnon, "Restoring large--scale brain networks in PTSD and related disorders: A proposal for neuroscientifically-informed treatment interventions". *European Journal of Psychotraumatology* 6, n. 1, 2015.
14. K. S. Gilbert, S. M. Kark, P. Gehrman e Y. Bogdanova, "Sleep disturbances, TBI and PTSD: Implications for treatment and recovery". *Clinical Psychology Review* 40, pp. 195-212, ago. 2015).
15. L. Margolies, "Understanding the effects of trauma: Post-traumatic stress disorder (PTSD)". *Psych Central*, out. 2018. Disponível em: <https://psychcentral.com/lib/understanding-the-effects-of-trauma-post-traumatic-stress-disorder-ptsd/>.
16. S. M. Rojas, S. Bujarski, K. A. Babson, C. E. Dutton e M. T. Feldner, "Understanding PTSD comorbidity and suicidal behavior: Associations among histories of alcohol dependence, major depressive disorder, and suicidal ideation and attempts", *Journal of Anxiety Disorders* 28, n. 3, pp. 318-25, abr. 2014. Doi: 10.1016/j.janxdis.2014.02.004.
17. U.S. Department of Veterans Affairs, "VA releases veteran suicide statistics by state". *News release* 8, 2013. Disponível em: <https://www.va.gov/opa/pressrel/pressrelease.cfm?id=2951>.
18. V. J. Felitti e R. F. Anda, "The relationship of adverse childhood experiences to adult medical disease, psychiatric disorders, and sexual behavior: Implications for healthcare". In.: R. A. Lanius, E. Vermetten e C. Pain (org.), *The impact of early life trauma on health and disease: the hidden epidemic*. Cambridge: Cambridge Univ. Press, 2010, pp. 77-87.
19. V. J. Felitti, R. F. Anda, D. Nordenberg, D. F. Williamson, A. M. Spitz, V. Edwards, M. Koss e J. S. Marks, "Relationship of childhood abuse and household dysfunction to many of the leading causes of death in adults: The Adverse Childhood Experiences (ACE) Study". *American Journal of Preventive Medicine* 14, n. 4, pp. 245-58, maio 1998.
20. Felitti e Anda, "The relationship of adverse childhood experiences", op. cit, 2010.
21. C. Rampp, E. B. Binder e N. Proven al, "Epigenetics in posttraumatic stress disorder". *Progress in molecular biology and translational science* 128, pp. 29-50, 2014.
22. A. O'Donovan, E. Epel, J. Lin, O. Wolkowitz, B. Cohen, S. Maguen, T. Metzler, M. Lenoci, E. Blackburn e T. C. Neylan, "Childhood trauma associated with short leukocyte telomere length in posttraumatic stress disorder". *Biological Psychiatry* 70, n. 5, pp. 465-71, set. 2011.
23. D. A. Drossman, "Abuse, trauma, and GI illness: Is there a link?". *American Journal of Gastroenterology* 106, n. 1, pp. 14-25, jan. 2011. Doi:10.1038/ajg.2010.453.
24. J. V. Esplugues, M. D. Barrachina, B. Beltran, S. Calatayud, B. J. R. Whittle e S. Moncada, "Inhibition of gastric acid secretion by stress: A protective reflex mediated by cerebral nitric oxide". *Proceedings of the National Academy of Sciences* 93, n. 25, pp. 14839-44, dez. 1996.

25. M. Sanaka, T. Yamamoto e Y. Kuyama, "Effects of proton pump inhibitors on gastric emptying: A systematic review". *Digestive Diseases and Sciences* 55, n. 9, pp. 2431-40, set. 2010.
26. M. P. Plummer, A. R. Blaser e A. M. Deane, "Stress ulceration: Prevalence, pathology and association with adverse outcomes". *Critical Care* 18, n. 2, 213 mar. 2014.
27. G. Davidson, S. Kritas e R. Butler, "Stressed mucosa". In.: R. J. Cooke, Y. Vandenplas e U. Wahn (org.) *Nutrition Support for Infants and Children at Risk*. Basel: Karger Medical and Scientific Publishers, 2007, pp. 133-46.
28. Davidson, Kritas e Butler, 2007.
29. M. Hadjivassiliou, D. S. Sanders, R. A. Grünewald, N. Woodroofe, S. Boscolo e D. Aeschlimann, "Gluten sensitivity: From gut to brain". *Lancet Neurology* 9, n. 3, pp. 318-30, mar. 2010.
30. J. A. Foster, L. Rinaman e C. F. Cryan, "Stress & the gut-brain axis: Regulation by the microbiome". *Neurobiology of Stress* 7, pp. 124-36, mar. 2017.
31. Foster, Rinaman e Cryan, 2017.
32. A. C. Bested, A. C. Logan e E. M. Selhub, "Intestinal microbiota, probiotics and mental health: From Metchnikoff to modern advances; Part II — Contemporary contextual research". *Gut Pathogens* 5, n. 1, 3, mar. 2013.
33. M. F. Dallman, N. Pecoraro, S. F. Akana, S. E. La Fleur, F. Gomez, H. Houshyar, M. E. Bell, S. Bhatnagar, K. D. Laugero e S. Manalo, "Chronic stress and obesity: A new view of 'comfort food'". *Proceedings of the National Academy of Sciences* 100, n. 20, pp. 11696-701, set. 2003.
34. B. Spring, J. Chiodo e D. J. Bowen, "Carbohydrates, tryptophan, and behavior: A methodological review". *Psychological Bulletin* 102, n. 2, pp. 234-56, set. 1987.
35. Z. A. Cordner e K. L. Tamashiro, "Effects of high-fat diet exposure on learning & memory", *Physiology & Behavior* 152, parte B, pp. 363-71, dez. 2015. Doi: 10.1016/j.physbeh.2015.06.008.
36. C. Colantuoni, P. Rada, J. McCarthy, C. Patten, N. M. Avena, A. Chadeayne e Bartley G. Hoebel, "Evidence that intermittent, excessive sugar intake causes endogenous opioid dependence". *Obesity Research* 10, n. 6, pp. 478-88, jun. 2002.
37. Colantuoni *et al.*, 2002.
38. J. R. Pfeiffer, L. Mutesa e M. Uddin, "Traumatic stress epigenetics", *Current Behavioral Neuroscience Reports* 5, n. 1, pp.): 81-93, mar. 2018. Doi: 10.1007/s40473–018–0143-z.
39. A. Manzel, D. N. Muller, D. A. Hafler, S. E. Erdman, R. A. Linker e M. Kleinewietfeld, "Role of 'Western diet' in inflammatory autoimmune diseases". *Current Allergy and Asthma Reports* 14, n. 1, 404, jan. 2014. Doi:10.1007/s11882–013–0404–6.
40. V. Drapeau, F. Therrien, D. Richard e A. Tremblay, "Is visceral obesity a physiological adaptation to stress?", *Panminerva Medica* 45, n. 3, pp. 189-95, setembro de 2003.
41. A. Shuster, M. Patlas, J. H. Pinthus e M. Mourtzakis, "The clinical importance of visceral adiposity: A critical review of methods for visceral adipose tissue analysis", *British Journal of Radiology* 85, n. 1009, pp. 1-10, jan. 2012.

42. C. Finelli, L. Sommella, S. Gioia, N. La Sala e G. Tarantino, "Should visceral fat be reduced to increase longevity?". *Ageing Research Reviews* 12, n. 4, pp. 996-1004, set. 2013. Doi: 10.1016/j.arr.2013.05.007.

CAPÍTULO 3 • ABDÔMEN RELAXADO: ACALMANDO MENTE, CORPO E ESPÍRITO

1. J. E. Sherin and C. B. Nemeroff, "Post-traumatic stress disorder: The neurobiological impact of psychological trauma". *Dialogues in Clinical Neuroscience* 13, n. 3, pp. 263-78, set. 2011.
2. A. A. Taren, P. J. Gianaros, C. M. Greco, E. K. Lindsay, A. Fairgrieve, K. W. Brown, R. K. Rosen, *et al.*, "Mindfulness meditation training alters stress-related amygdala resting state functional connectivity: A randomized controlled trial". *Social Cognitive and Affective Neuroscience* 10, n. 12, pp. 1758-68, dez. 2015.
3. S. Breit, A. Kupferberg, G. Rogler e G. Hasler, "Vagus nerve as modulator of the brain-gut axis in psychiatric and inflammatory disorders", *Frontiers in Psychiatry* 9, p. 44, mar. 2018.
4. E. Luders, P. M. Thompson e F. Kurth, "Larger hippocampal dimensions in meditation practitioners: Differential effects in women and men". *Frontiers in Psychology* 6, 186, mar. 2015. Doi: 10.3389/fpsyg.2015.00186.
5. S. W. Lazar, C. E. Kerr, R. H. Wasserman, J. R. Gray, D. N. Greve, M. T. Treadway, M. McGarvey, *et al.*, "Meditation experience is associated with increased cortical thickness". *Neuroreport* 16, n. 17, pp. 1893-97, nov. 2005; B. K. Hölzel, J. Carmody, M. Vangel, C. Congleton, S. M. Yerramsetti, T. Gard e Sara. W. Lazar, "Mindfulness practice leads to increases in regional brain gray matter density". *Psychiatry Research* 191, n. 1, pp. 36-43, jan. 2011). Doi: 10.1016/j.pscychresns.2010.08.006.
6. C. M. Goldstein, R. Josephson, S. Xie e J. W. Hughes, "Current perspectives on the use of meditation to reduce blood pressure". *International Journal of Hypertension* 2012, p. 578397.
7. I. Buric, M. Farias, J. Jong, C. Mee e I. A. Brazil, "What is the molecular signature of mind-body interventions? A systematic review of gene expression changes induced by meditation and related practices". *Frontiers in Immunology* 8, p. 670, jun. 2017.
8. E. Epel, J. Daubenmier, J. T. Moskowitz, S. Folkman e E. Blackburn, "Can meditation slow rate of cellular aging? Cognitive stress, mindfulness, and telomeres". *Annals of the New York Academy of Sciences* 1172, n. 1, pp. 34-43, ago. 2009.
9. Epel *et al.*, 2009.
10. Hölzel *et al.*, 2011.
11. A. B. Fennell, E. M. Benau e R. A. Atchley, "A single session of meditation reduces of [*sic*] physiological indices of anger in both experienced and novice meditators". *Consciousness and Cognition* 40, pp. 54-66, fev. 2016.
12. S. S. Saraswati, *Asana Pranayama Mudra Bandha*. 4 ed. Munger, Bihar, India: Yoga Publications Trust, 2008.

13. C. Naranjo e R. E. Ornstein, *On the psychology of meditation*. Nova York: Penguin Books, 1976.
14. Stephen Levine, *Unattended Sorrow: Recovering from Loss and Reviving the Heart*. Emmaus, PA: Rodale, 2005.
15. T. R. A. Kral, B. S. Schuyler, J. A. Mumford, M. A. Rosenkranz, A. Lutz e R. J. Davidson, "Impact of short- and long-term mindfulness meditation training on amygdala reactivity to emotional stimuli". *NeuroImage* 181, pp. 301-13, nov. 2018.
16. V. Perciavalle, M. Blandini, P. Fecarotta, A. Buscemi, D. Di Corrado, L. Bertolo, F. Fichera e M. Coco, "The role of deep breathing on stress". *Neurological Sciences* 38, n. 3, pp. 451-58, mar. 2017; M. A. Russo, D. M. Santarelli e D. O'Rourke, "The physiological effects of slow breathing in the healthy human". *Breathe* 13, n. 4, pp. 298-309, dez. 2017.

CAPÍTULO 4 • ACEITANDO A ESPERANÇA

1. D. D. Price, D. G. Finniss e F. Benedetti, "A comprehensive review of the placebo effect: Recent advances and current thought". *Annual Review of Psychology* 59, pp. 565-90, 2008. H. Benson e M. D. Epstein, "The placebo effect: A neglected asset in the care of patients". In.: A. C. Hastings, J. E. Gordon e J. Fadiman (org.), *Health for the whole person: the complete guide to holistic medicine*. Boulder, CO: Westview Press, 1975, pp. 179-85; A. H. Roberts, D. G. Kewman, L. Mercier e M. Hovell, "The power of nonspecific effects in healing: Implications for psychosocial and biological treatments". *Clinical Psychology Review* 13, n. 5 pp. 375-91, dez. 1993.
2. Harvard Men's Health Watch, "The power of the placebo effect: Treating yourself with your mind is possible, but there is more to it than positive thinking". *Harvard Health Publishing*, maio 2017. Disponível em: <https://www.health.harvard.edu/mental-health/the-power-of-the-placebo-effect>.
3. F. Benedetti, E. Carlino e A. Pollo, "How placebos change the patient's brain". *Neuropsychopharmacology* 36, n. 1, 339-54, jan. 2011. Doi: 10.1038/npp.2010.81.
4. J. E. Brody, "Nourishing hope when illness seems hopeless". *New York Times*, 6 set. 2005. Disponível em: <https://www.nytimes.com/2005/09/06/health/psychology/nourishing-hope-when-illness-seems-hopeless.html>.
5. C. R. Snyder, H. S. Shorey, J. Cheavens, K. M. Pulvers, V. H. Adams III e C. Wiklund, "Hope and academic success in college". *Journal of Educational Psychology* 94, n. 4, pp. 820-26, dez. 2002. Doi: 10.1037/0022–0663.94.4.820.
6. C. Zuber e A. Conzelmann, "The impact of the achievement motive on athletic performance in adolescent football players". *European Journal of Sport Science* 14, n. 5, pp. 475-83, 2014. Doi: 10.1080/17461391.2013.837513.
7. S. J. Lopez, "Want more productive workers — give them hope". CNBC, 8 mar. 2013. Disponível em: <https://www.cnbc.com/id/100537689>.

CAPITULO 5 • CHACOALHAR E DANÇAR

1. M. Eliade, *Shamanism: archaic techniques of ecstasy*. Princeton, NJ: Princeton Univ. Press, 2004. [Ed. bras.: *O xamanismo e as técnicas arcaicas do êxtase*. Trad. Beatriz Perrone-Moisés e Ivone Castilho Benedetti. Martins Fontes, 1998.]
2. P. A. Levine, *Waking the tiger: healing trauma*. Berkeley: North Atlantic Books, 1997. [Ed. bras.: *O despertar do tigre: curando o trauma*. Trad. Sonia Augusto. Summus, 1999.]
3. I. Prigogine e R. Lefever, "Theory of dissipative structures". In.: H. Haken (org.) *Synergetics: cooperative phenomena in multi-component systems*. Wiesbaden: Vieweg+Teubner Verlag, 1973, pp. 124-35.

CAPÍTULO 6 • TODAS AS EMOÇÕES SÃO INOCENTES

1. U.S. Department of Health & Human Services, Administration for Children and Families, Children's Bureau, *Child Maltreatment* 2016, 1 fev. 2018. Disponível em: <https://www.acf.hhs.gov/cb/resource/child-maltreatment-2016>.
2. R. H. Rosenman, R. J. Brand, R. I. Sholtz e M. Friedman, "Multivariate prediction of coronary heart disease during 8.5 year follow-up in the Western Collaborative Group Study". *American Journal of Cardiology* 37, n. 6, pp. 903-10, maio 1976. Doi: 10.1016/0002–9149(76)90117-x.
3. R. B. Williams, *The trusting heart: great news about type a behavior*. Nova York: Times Books, 1989.
4. U.S. Department of Veterans Affairs, PTSD: National Center for PTSD, "Anger and trauma". Disponível em: <https://www.ptsd.va.gov/understand/related/anger.asp>.
5. S. Freud, "Mourning and melancholia". In.: *The Standard Edition of the Complete Psychological Works of Sigmund Freud, Volume XIV (1914-1916): On the History of the Psycho-Analytic Movement, Papers on Metapsychology and Other Works*. Londres: The Hogarth Press and The Institute of Psycho-Analysis, 1957, pp. 237-58. [Ed. bras.: "Luto e melancolia", in *Obras completas, Volume 12 (1914-1916): Introdução ao narcisismo, Ensaios de metapsicologia e outros textos*. Trad. Paulo César de Souza. Cia. das Letras, 2010, 170-94.]
6. National Institute of Mental Health, "Depression". Disponível em: <https://www.nimh.nih.gov/health/topics/depression/index.shtml>.
7. E. Luders, P. M. Thompson e F. Kurth, "Larger hippocampal dimensions in meditation practitioners: Differential effects in women and men". *Frontiers in Psychology* 6, p. 186, mar. 2015.
8. J. Vives, "Catharsis: Psychoanalysis and the theatre". *International Journal of Psychoanalysis* 92, n. 4, pp. 1009-27, ago. 2011.
9. B. K. H lzel, J. Carmody, K. C. Evans, E. A. Hoge, J. A. Dusek, L. Morgan, R. K. Pitman e S. W. Lazar, "Stress reduction correlates with structural changes in the amygdala". *Social Cognitive and Affective Neuroscience* 5, n. 1, pp. 11-17, mar. 2010.

10. UCSF Memory and Aging Center, "Speech & Language". Disponível em: <https://memory.ucsf.edu/speech-language>.
11. J. W. Pennebaker and J. D. Seagal, "Forming a story: The health benefits of narrative". *Journal of Clinical Psychology* 55, n. 10, pp. 1243-54, out. 1999.

CAPÍTULO 7 • APENAS SE CONECTE

1. G. Cook, "Why we are wired to connect". *Scientific American*, 27 out. 2013. Disponível em: <https://www.scientificamerican.com/article/why-we-are-wiredto-connect/>.
2. R. A. Spitz, "Hospitalism: An inquiry into the genesis of psychiatric conditions in early childhood". *Psychoanalytic Study of the Child* 1, n. 1, pp. 53-74, 1945.
3. R. A. Bryant, "Social attachments and traumatic stress". *European Journal of Psychotraumatology* 7, n.1, p. 29065, 2016.
4. M. Reblin e B. N. Uchino, "Social and emotional support and its implication for health". *Current Opinion in Psychiatry* 21, n. 2, pp. 201-5, mar. 2008. Doi: 10.1097/YCO.0b013e3282f3ad89.
5. J. Holt-Lunstad, T. B. Smith e J. B. Layton, "Social relationships and mortality risk: A meta-analytic review". *PLoS Medicine* 7, n. 7, jul. 2010, e1000316. Doi: 10.1371/journal.pmed.1000316.
6. L. Margolies, "Understanding the effects of trauma: Post-traumatic stress disorder (PTSD)". *Psych Central*, out. 2018. Disponível em: <https://psychcentral.com/lib/understanding-the-effects-of-trauma-post-traumatic-stress-disorder-ptsd/>.
7. J. McAloon, "Complex trauma: How abuse and neglect can have life-long effects". *The Conversation*, 27 out. 2014. Disponível em: <http://theconversation.com/complex-trauma-how-abuse-and-neglect-can-have-life-long-effects-32329>.
8. S. B. Baek, "Psychopathology of social isolation". *Journal of Exercise Rehabilitation* 10, n. 3, pp. 143-47, jun. 2014. Doi: 10.12965/jer.140132.
9. Bryant, "Social attachments and traumatic stress", 2016.
10. R. Kearney, "Narrating pain: The power of catharsis". *Paragraph* 30, n. 1, pp. 51-66, mar. 2007. Doi: 10.3366/prg.2007.0013.
11. S. E. Taylor, "Social Support: A Review". In.: H. S. Friedman (org.) *The Oxford Handbook of Health Psychology*. Oxford: Oxford Univ. Press, 2011, pp. 189-214.

CAPÍTULO 8 • ACESSANDO SEU GUIA INTERIOR

1. B. Brogaard e D. E. Gatzia, "Unconscious imagination and the mental imagery debate". *Frontiers in Psychology* 8, 799, 2017. Doi: 10.3389/fpsyg.2017.00799.
2. E. Virshup e B. Virshup, "Visual imagery: The language of the right brain". In.: J. E. Shorr, G. E. Sobel, P. Robin e J. A. Connella (org.), *Imagery*. Boston: Springer, 1980, pp. 107-12.

3. J. N. Lundstrom, S. Boesveldt e J. Albrecht, "Central processing of the chemical senses: An overview". *Chemical Neuroscience* 2, n. 1, 5-16, jan. 2011.
4. J. H. Gruzelier, "A review of the impact of hypnosis, relaxation, guided imagery and individual differences on aspects of immunity and health". *Stress* 5, n. 2, pp. 147-63, ju. 2002. Doi: 10.1080/10253890290027877; J. L. Apóstolo e K. Kolcaba, "The effects of guided imagery on comfort, depression, anxiety, and stress of psychiatric inpatients with depressive disorders". *Archives of Psychiatric Nursing* 23, n. 6, pp. 403-11, dez. 2009. Doi: 10.1016/j.apnu.2008.12.003.
5. C. H. McKinney, M. H. Antoni, M. Kumar, F. C. Tims e P. M. McCabe, "Effects of guided imagery and music (GIM) therapy on mood and cortisol in healthy adults". *Health Psychology* 16, n. 4, pp. 390-400, jul. 1997. Doi: 10.1037/0278–6133.16.4.390.
6. D. J. A. Edwards, "Cognitive therapy and the restructuring of early memories through guided imagery". *Journal of Cognitive Psychotherapy* 4, n. 1, pp. 33-50, nov. 1990.
7. P. Norris, S. Fahrion e L. Oikawa, "Autogenic biofeedback training in psychophysiological therapy and stress management". In.: P. M. Lehrer, R. L. Woolfolk e W. E. Sime (org.) *Principles and practice of stress managemen. 3. ed.* Nova York: Guilford Press, 2007, pp. 175-206; M. L. Esty, "The development of mind-body self-regulation groups", *Biofeedback* 33, n. 4, pp. 161-62, inverno, 2005.
8. J. H. Schultz e W. Luthe, *Autogenic Training: A Psychophysiologic Approach to Psychotherapy*. Nova York: Grune & Stratton, 1959.
9. Y. Watanabe, G. Cornélissen, F. Halberg, Y. Saito, K. Fukuda, K. Otsuka e T. Kikuchi, "Chronobiometric assessment of autogenic training effects upon blood pressure and heart rate". *Perceptual and motor skills* 83, n. 3, parte 2, pp. 1395-1410, dez. 1996, Doi: 10.2466/pms.1996.83.3f.1395; "The benefits of autogenic relaxation", Disponível em: <https://www.anxiety.org/autogenic-relaxation>; G. Marafante, L. Bidin, P. Seghini e L. Cavanna, "Mood and distress in cancer patients after Autogenic Training (AT): A pilot study in an Italian oncologic unit". *Annals of Oncology* 27, supl. 4, pp. 93-94, set. 2016; F. J. Keefe, R. S. Surwit e R. N. Pilon, "Biofeedback, autogenic training, and progressive relaxation in the treatment of Raynaud's disease: A comparative study". *Journal of Applied Behavior Analysis* 13, n. 1, pp. 3-11, primavera de 1980. Doi: 10.1901/jaba.1980.13-3.
10. N. E. Miller e L. Dicara, "Instrumental learning of heart rate changes in curarized rats: Shaping, and specificity to discriminative stimulus". *Journal of Comparative and Physiological Psychology* 63, n. 1, pp. 12-19, fev. 1967; N. E. Miller, "Biofeedback and visceral learning", *Annual Review of Psychology* 29, pp. 373-404, 1978.
11. E. Green and A. Green, *Beyond Biofeedback*. Boca Raton, FL: Knoll, 1983.
12. <https://www.amazon.com/Stress-Squares-SHEET-972-sheet/dp/B002IGFZ7W>.
13. J. L. Strauss, P. S. Calhoun e C. E. Marx, "Guided imagery as a therapeutic tool in post-traumatic stress disorder. In.: P. J. Shiromani, T. M. Keane e J. E. LeDoux (org.). *Post-traumatic stress disorder: basic science and clinical practice*. Nova York: Humana Press, 2009, pp. 363-73.

14. S. Mehrtens, "Senex play and puer play: A Jungian interpretation of the varieties of recreation". *Jungian Center for the Spiritual Sciences*. Disponível em: <http://jungian-center.org/wp/senex-play-and-puer-play-a-jungian-interpretation-ofthe-varieties--of-recreation/>.
15. R. C. Stapleton, *The Gift of Inner Healing*. Londres: Hodder and Stoughton, 1979. [Ed. bras.: *O dom da cura interior*. Trad. Euclides Carneiro da Silva. Paulinas, 1976.]
16. "Psychic and mystical experiences of the Aborigines", Australian Institute of Parapsychological Research. Disponível em: <https://www.aiprinc.org/aboriginal/>.
17. J. A. Graham, "Reimagining the self: The sage, the wise old one, and the elder". Jung Society of Atlanta. Disponível em: <www.jungatlanta.com/articles/summer13--the-sage.pdf>.
18. J. Achterberg, *Imagery in Healing: Shamanism and Modern Medicine*. Boston: Shambhala, 2002.

CAPÍTULO 9 • FAZENDO AMIZADE COM SEU CORPO

1. J. Douglas Bremner, "Traumatic stress: Effects on the brain". *Dialogues in Clinical Neuroscience* 8, n. 4, pp. 445-61, dez. 2006.; U.S. Department of Veterans Affairs, "Chronic pain and PTSD: A guide for patients". Disponível em: <https://www.ptsd.va.gov/understand/related/chronic_pain.asp>.
2. A. Möller, H. P. Söndergaard e L. Helström, "Tonic immobility during sexual assault — a common reaction predicting post-traumatic stress disorder and severe depression". *Acta Obstetricia et Gynecologica Scandinavica* 96, n. 8, pp. 932-38, ago. 2017. Doi: 10.1111/aogs.13174.
3. E. F. Loftus, "The reality of repressed memories". *American Psychologist* 48, n. 5, pp. 518-37, 1993. Doi: 10.1037/0003–066X.48.5.518.
4. R. Yehuda, "Biology of posttraumatic stress disorder". *Journal of Clinical Psychiatry* 62, supl. 17, pp. 41-46, 2001.
5. J. E. Sherin and C. B. Nemeroff, "Post-traumatic stress disorder: The neurobiological impact of psychological trauma". *Dialogues in Clinical Neuroscience* 13, n. 3, pp. 263-78, set. 2011.
6. G. Davidson, S. Kritas e R. Butler, "Stressed mucosa". In.: R. J. Cooke, Y. Vandenplas e U. Wahn (org.) *Nutrition Support for Infants and Children at Risk*. Basel: Karger Medical and Scientific Publishers, 2007, pp. 133-46.
7. M. Solas, B. Aisa, R. M. Tordera, M. C. Mugueta e M. J. Ramírez, "Stress contributes to the development of central insulin resistance during aging: Implications for Alzheimer's disease". *Biochimica et Biophysica Acta (BBA) — Molecular Basis of Disease* 1832, n. 12, pp. 2332-39, 2013.
8. K. M. Sauro e W. J. Becker, "The stress and migraine interaction". *Headache: The Journal of Head and Face Pain* 49, n. 9, pp. 1378-86, out. 2009. Doi: 10.1111/j.1526-4610.2009.01486.x.

9. UCSF Urology, "PTSD Increases Risk for Sexual and Urinary Problems". *UCSF Department of Urology*, 14 de maio de 2014. Disponível em: <https://urology.ucsf.edu/news/all/201405/ptsd-increases-risk-sexual-and-urinary-problems#.W20ICN-JKg2w>.
10. Robert L. Marrone, *Body of knowledge: an introduction to body/mind psychology*. Albany: SUNY Press, 1990.
11. Cynthia Kosso e Anne Scott (org.), *the nature and function of water, baths, bathing, and hygiene from antiquity through the renaissance*, vol. 11. Leiden: E. J. Brill, 2009. Doi: 10.1163/ej.9789004173576.i-538.
12. S. M. J. Hemmings, S. Malan-Müller, L. L. van den Heuvel, B. A. Demmitt, M. A. Stanislawski, D. G. Smith, A. D. Bohr, *et al.*, "The microbiome in posttraumatic stress disorder and trauma-exposed controls: An exploratory study". *Psychosomatic Medicine* 79, n. 8, pp. 936-46, out. 2017.
13. M. Kawahara e M. Kato-Negishi, "Link between aluminum and the pathogenesis of Alzheimer's disease: The integration of the aluminum and amyloid cascade hypotheses". *International Journal of Alzheimer's Disease* 2011 (março de 2011). Disponível em: <https://www.hindawi.com/journals/ijad/2011/276393/abs/>.
14. M. Murata e J. H. Kang, "Bisphenol A (BPA) and cell signaling pathways". *Biotechnology Advances* 36, n. 1, pp. 311-27, jan.-fev. 2018. Doi: 10.1016/j.biotechadv.2017.12.002.
15. T. Phillips, "Genetically modified organisms (GMOs): Transgenic crops and recombinant DNA technology". *Scitable*. Disponível em: <https://www.nature.com/scitable/topicpage/genetically-modified-organisms-gmos-transgenic-cropsand-732>.
16. G. Chaufan, I. Coalova e M. del Carmen Ríos de Molina, "Glyphosate commercial formulation causes cytotoxicity, oxidative effects, and apoptosis on human cells: Differences with its active ingredient". *International Journal of Toxicology* 33, n. 1, pp. 29-38, jan.-fev. 2014.
17. G. A. Kleter, A. A. Peijnenburg e H. J. Aarts, "Health considerations regarding horizontal transfer of microbial transgenes present in genetically modified crops". *Journal of Biomedicine and Biomedical Technology* 2005, n. 4, pp. 326-52, 2005.
18. Y. Elkaim, "The truth about how much water you should really drink". *U.S. News and World Report*, 13 de setembro de 2013. Disponível em: <https://health.usnews.com/health-news/blogs/eat-run/2013/09/13/the-truth-about-how-much-water-youshould-really-drink>.
19. J. Gibbons e S. Laha, "Water purification systems: A comparative analysis based on the occurrence of disinfection by-products". *Environmental Pollution* 106, n. 3, pp. 425-28, set. de 1999.
20. S. Nair, M. Sagar, J. Sollers III, N. Consedine e E. Broadbent, "Do slumped and upright postures affect stress responses? A randomized trial". *Health Psychology* 34, n. 6, 632-41, jun. de 2015.
21. T. Field, "Massage therapy research review", *Complementary Therapies in Clinical Practice* 24, pp. 19-31, ago. 2016). Doi: 10.1016/j.ctcp.2014.07.002.

22. S. Pillay, "How simply moving benefits your mental health", *Harvard Health Publishing*, 28 de março de 2016. Disponível em: <www.health.harvard.edu/blog/how-simplymoving-benefits-your-mental-health-201603289350>.
23. S. Heijnen, B. Hommel, A. Kibele e L. S. Colzato, "Neuromodulation of aerobic exercise — a review". *Frontiers in Psychology* 6, 1890, jan. 2016. Doi: 10.3389/fpsyg.2015.01890.
24. M. T. Schmolesky, D. L. Webb e R. A. Hansen, "The effects of aerobic exercise intensity and duration on levels of brain-derived neurotrophic factor in healthy men". *Journal of Sports Science & Medicine* 12, n. 3, pp. 502-11, set. 2013.
25. P. J. Smith, J. A. Blumenthal, B. M. Hoffman, H. Cooper, T. A. Strauman, K. Welsh-Bohmer, J. N. Browndyke e A. Sherwood, "Aerobic exercise and neurocognitive performance: A meta-analytic review of randomized controlled trials". *Psychosomatic Medicine* 72, n. 3, 239, 2010. Doi: 10.1097/PSY.0b013e3181d14633; S. Rosenbaum, C. Sherrington e A. Tiedemann, "Exercise augmentation compared with usual care for post-traumatic stress disorder: A randomized controlled trial". *Acta Psychiatrica Scandinavica* 131, n. 5, pp. 350-59, maio de 2015. Doi: 10.1111/acps.12371.
26. G. Shivakumar, E. H. Anderson, A. M. Surís e C. S. North, "Exercise for PTSD in women veterans: A proof-of-concept study". *Military Medicine* 182, n. 11, pp. e1809-14, nov. 2017. Doi: 10.7205/milmed-d-16–00440.
27. J. West, B. Liang e J. Spinazzola, "Trauma sensitive yoga as a complementary treatment for posttraumatic stress disorder: A qualitative descriptive analysis". *International Journal of Stress Management* 24, n. 2, pp. 173-95, maio 2017. Doi: 10.1037/str0000040.
28. H. Cramer, D. Anheyer, F. J. Saha e G. Dobos, "Yoga for posttraumatic stress disorder — a systematic review and meta-analysis". *BMC Psychiatry* 18, n. 1, p. 72, mar. 2018. Doi: 10.1186/s12888–018–1650-x; B. A. van der Kolk, L. Stone, J. West, A. Rhodes, D. Emerson, M. Suvak e J. Spinazzola, "Yoga as an adjunctive treatment for posttraumatic stress disorder: A randomized controlled trial". *Journal of Clinical Psychiatry* 75, n. 6, e559-65, jun. 2014.
29. B. L. Niles, D. L. Mori, C. P. Polizzi, A. Pless Kaiser, A. M. Ledoux e C. Wang, "Feasibility, qualitative findings and satisfaction of a brief Tai Chi mind-body programme for veterans with post-traumatic stress symptoms". *BMJ Open* 6, n. 11, e012464, nov. 2016. Doi: 10.1136/bmjopen-2016–012464.
30. S. K. Agarwal, "Cardiovascular benefits of exercise". *International Journal of General Medicine* 5, pp. 541-45, 2012. Doi: 10.2147/IJGM.S30113; K. A. Ashcraft, R. M. Peace, A. S. Betof, M. W. Dewhirst e L. W. Jones, "Efficacy and mechanisms of aerobic exercise on cancer initiation, progression, and metastasis: A critical systematic review of in vivo preclinical data". *Cancer Research* 76, n. 14, pp. 4032-50, jul. 2016. Doi: 10.1158/0008–5472.CAN-16–0887; K. R. Ambrose e Y. M. Golightly, "Physical exercise as non-pharmacological treatment of chronic pain: Why and when". *Best*

Practice & Research Clinical Rheumatology 29, n. 1, 120-30, fev. 2015. Doi: 10.1016/j.berh.2015.04.022.

31. M. Teut, E. J. Roesner, M. Ortiz, F. Reese, S. Binting, S. Roll, H. F. Fischer, A. Michalsen, S. N. Willich e B. Brinkhaus, "Mindful walking in psychologically distressed individuals: A randomized controlled trial". *Evidence-Based Complementary and Alternative Medicine* 2013, n. 3171, jul. 2013). Doi: 10.1155/2013/489856.
32. L. Kravitz, "The age antidote". *IDEA Today* 14, pp. 28-35, 1996.
33. J. Y. Breland, R. Donalson, J. V. Dinh e S. Maguen, "Trauma exposure and disordered eating: A qualitative study". *Women & Health* 58, n. 2, pp. 160-74, fev. 2018.

CAPÍTULO 10 • A DIETA DE CURA DO TRAUMA

1. M. A. Ricker e W. C. Haas, "Anti-inflammatory diet in clinical practice: A review". *Nutrition in Clinical Practice* 32, n. 3, pp. 318-325, jun. 2017). Doi: 10.1177/0884533617700353.
2. Y. H. C. Yau e M. N. Potenza, "Stress and eating behaviors". *Minerva Endocrinologica* 38, n. 3, pp. 255-67, set. 2013.
3. A. O'Neil, S. E. Quirk, S. Housden, S. L. Brennan, L. J. Williams, J. A. Pasco, M. Berk e F. N. Jacka, "Relationship between diet and mental health in children and adolescents: A systematic review". *American Journal of Public Health* 104, n. 10, e31-42, out. 2014. Doi: 10.2105/AJPH.2014.302110.
4. J. K. Kiecolt-Glaser, "Stress, food, and inflammation: Psychoneuroimmunology and nutrition at the cutting edge". *Psychosomatic Medicine* 72, n. 4, pp. 365-69, maio 2010. Doi: 10.1097/PSY.0b013e3181dbf489.
5. S. L. Parylak, G. F. Koob e E. P. Zorrilla, "The dark side of food addiction", *Physiology & Behavior* 104, n. 1, pp. 149-56, jul. 2011. Doi: 10.1016/j.physbeh.2011.04.063.
6. E. M. Steele, B. M. Popkin, B. Swinburn e C. A. Monteiro, "The share of ultra-processed foods and the overall nutritional quality of diets in the US: Evidence from a nationally representative cross-sectional study". *Population Health Metrics* 15, n. 1, p. 6, fev. 2017. Doi: 10.1186/s12963–017–0119–3.
7. J. L. Slavin, "Whole grains, refined grains and fortified refined grains: What's the difference?". *Asia Pacific Journal of Clinical Nutrition* 9, supl. 1, S23-27, set. 2000.
8. J. P. Karl e E. Saltzman, "The role of whole grains in body weight regulation". *Advances in Nutrition* 3, n. 5, pp. 697-707, set. 2012. Doi: 10.3945/an.112.002782.
9. Kiecolt-Glaser, "Stress, food, and inflammation", 2010.
10. V. Lobo, A. Patil, A. Phatak e N. Chandra, "Free radicals, antioxidants and functional foods: Impact on human health". *Pharmacognosy Reviews* 4, n. 8, pp. 118-26, jul. 2010. Doi: 10.4103/0973–7847.70902; H. D. Holscher, "Dietary fiber and prebiotics and the gastrointestinal microbiota". *Gut Microbes* 8, n. 2, pp. 172-84, mar. 2017. Doi: 10.1080/19490976.2017.1290756.

11. G. Radulian, E. Rusu, A. Dragomir e M. Posea, "Metabolic effects of low glycaemic index diets". *Nutrition Journal* 8, p. 5, jan. 2009). Doi: 10.1186/1475–2891–8–5.
12. M. M. Murphy, L. M. Barraj, J. H. Spungen, D. R. Herman e R. K. Randolph, "Global assessment of select phytonutrient intakes by level of fruit and vegetable consumption". *British Journal of Nutrition* 112, n. 6, pp. 1004-18, set. 2014. Doi: 10.1017/S0007114514001937.
13. A. G. Guggenheim, K. M. Wright e H. L. Zwickey, "Immune modulation from five major mushrooms: Application to integrative oncology". *Integrative Medicine: A Clinician's Journal* 13, n. 1, p. 32, fev. 2014.
14. D. C. Willcox, G. Scapagnini e B. J. Willcox, "Healthy aging diets other than the Mediterranean: A focus on the Okinawan diet". *Mechanisms of Ageing and Development* 136-137, pp. 148-62, mar.-abr.2014.
15. Y. Ai e J. Jane, "Macronutrients in corn and human nutrition". *Comprehensive Reviews in Food Science and Food Safety* 15, n. 3, pp. 581-98, fev. 2016. Doi: 10.1111/1541–4337.12192; W. J. Dahl, L. M. Foster e R. T. Tyler, "Review of the health benefits of peas (Pisum sativum L.)". *British Journal of Nutrition* 108, supl. 1, S3-10, ago. 2012. Doi: 10.1017/s0007114512000852.
16. J. C. King e J. L. Slavin, "White potatoes, human health, and dietary guidance". *Advances in Nutrition* 4, n. 3, pp. 393S-401S, maio 2013. Doi: 10.3945/an.112.003525.
17. SELFNutritionData, "Foods highest in total omega-6 fatty acids. Disponível em: <https://nutritiondata.self.com/foods-011141000000000000000-1w.html>.
18. R. J. Foot, N. U. Haase, K. Grob, e P. Gondé, "Acrylamide in fried and roasted potato products: A review on progress in mitigation". *Food Additives and Contaminants* 24, supl. 1, pp. 37-46, 2007. Doi: 10.1080/02652030701439543.
19. A. Rodriguez-Casado, "The health potential of fruits and vegetables phytochemicals: Notable examples". *Critical Reviews in Food Science and Nutrition* 56, n. 7, pp. 1097-1107, maio 2016.
20. S. Lee, K. I. Keirsey, R. Kirkland, Z. I. Grunewald, J. G. Fischer e C. B. de La Serre, "Blueberry supplementation influences the gut microbiota, inflammation, and insulin resistance in high-fat-diet–fed rats". *Journal of Nutrition* 148, n. 2, pp. 209-19, fev. 2018. Doi: 10.1093/jn/nxx027.
21. M. A. Daulatzai, "Non-celiac gluten sensitivity triggers gut dysbiosis, neuroinflammation, gut-brain axis dysfunction, and vulnerability for dementia". *CNS & Neurological Disorders Drug Targets* 14, n. 1, pp. 110-31, 2015.
22. N. Gujral, H. J. Freeman e A. B. R. Thomson, "Celiac disease: Prevalence, diagnosis, pathogenesis and treatment". *World Journal of Gastroenterology* 18, n. 42, pp. 6036-59, nov. 2012. Doi: 10.3748/wjg.v18.i42.6036.
23. S. O. Igbinedion, J. Ansari, A. Vasikaran, F. N. Gavins, P. Jordan, M. Boktor e J. S. Alexander, "Non-celiac gluten sensitivity: All wheat attack is not celiac". *World Journal of Gastroenterology* 23, n. 40, pp. 7201-10, out. 2017.

24. J. R. Biesiekierski e J. Iven, "Non-coeliac gluten sensitivity: Piecing the puzzle together", *United European Gastroenterology Journal* 3, n. 2, pp. 160-65, abril 2015. Doi: 10.1177/2050640615578388.
25. G. Davidson, S. Kritas e R. Butler, "Stressed mucosa". In.: R. J. Cooke, Y. Vandenplas e U. Wahn (org.) *Nutrition Support for Infants and Children at Risk*. Basel: Karger Medical and Scientific Publishers, 2007, pp. 133-46.
26. A. Mie, H. R. Andersen, S. Gunnarsson, J. Kahl, E. Kesse-Guyot, E. Rembiałkowska, G. Quaglio e P. Grandjean, "Human health implications of organic food and organic agriculture: A comprehensive review". *Environmental Health* 16, n. 1, p. 111. out. 2017.
27. J. Rothlein, D. Rohlman, M. Lasarev, J. Phillips, J. Muniz e L. McCauley, "Organophosphate pesticide exposure and neurobehavioral performance in agricultural and non-agricultural Hispanic workers". *Environmental Health Perspectives* 114, n. 5, pp. 691-96, maio 2006. Doi: 10.1289/ehp.8182.
28. Environmental Working Group, "Dirty dozen: EWG's 2018 shopper's guide to pesticides in produce". Disponível em: <www.ewg.org/foodnews/dirty-dozen.php>.
29. T. P. Trinidad, A. C. Mallillin, A. S. Loyola, R. S. Sagum e R. R. Encabo, "The potential health benefits of legumes as a good source of dietary fibre". *British Journal of Nutrition* 103, n. 4, pp. 569-74, fev. 2010.
30. E. Ros, "Health benefits of nut consumption". *Nutrients* 2, n. 7, pp. 652-82, jul. 2010. Doi: 10.3390/nu2070652.
31. D. Swanson, R. Block e S. A. Mousa, "Omega-3 fatty acids EPA and DHA: Health benefits throughout life". *Advances in Nutrition* 3, n. 1, pp. 1-7, jan. 2012. Doi: 10.3945/an.111.000893.
32. K. Matsumura, H. Noguchi, D. Nishi, K. Hamazaki, T. Hamazaki e Y. J. Matsuoka, "Effects of omega-3 polyunsaturated fatty acids on psychophysiological symptoms of post-traumatic stress disorder in accident survivors: A randomized, double-blind, placebo-controlled trial". *Journal of Affective Disorders* 224, pp. 27-31, dez. 2017. Doi: 10.1016/j.jad.2016.05.054.
33. A. Abelsohn, L. D. Vanderlinden, F. Scott, J. A. Archbold e T. L. Brown, "Healthy fish consumption and reduced mercury exposure: Counseling women in their reproductive years". *Canadian Family Physician* 57, n. 1, pp. 26-30, jan. 2011.
34. Ann L. Yaktine e Malden C. Nesheim (org.), *Seafood Choices: Balancing Benefits and Risks*. Washington: National Academies Press, 2007.
35. Bruce A. Griffin, "Eggs: Good or bad?". *Proceedings of the Nutrition Society* 75, n. 3, pp. 259-64, ago. 2016.
36. K. Milton, "Huntergatherer diets — a different perspective". *American Journal of Clinical Nutrition* 71, n. 3, pp. 665-67, mar. 2000. Doi: 10.1093/ajcn/71.3.665.
37. A. P. Simopoulos, "An increase in the omega-6/omega-3 fatty acid ratio increases the risk for obesity". *Nutrients* 8, n. 3, p. 128, mar. 2016. Doi: 10.3390/nu8030128.

38. T. A. O'Sullivan, K. Hafekost, F. Mitrou e D. Lawrence, "Food sources of saturated fat and the association with mortality: A meta-analysis". *American Journal of Public Health* 103, n. 9, e31-42, set. 2013.
39. T. F. Landers, B. Cohen, T. E. Wittum e E. L. Larson, "A review of antibiotic use in food animals: Perspective, policy, and potential". *Public Health Reports* 127, n. 1, pp. 4-22, jan.-fev.2012.
40. A. J. Yun, P. Y. Lee e J. D. Doux, "Are we eating more than we think? Illegitimate signaling and xenohormesis as participants in the pathogenesis of obesity". *Medical Hypotheses* 67, n. 1, pp. 36-40, 2006.
41. R. Casas, E. Sacanella e R. Estruch, "The immune protective effect of the Mediterranean diet against chronic low-grade inflammatory diseases". *Endocrine, Metabolic & Immune Disorders Drug Targets* 14, n. 4, 245-54, 2014. Doi: 10.2174/187153031466 6140922153350.
42. M. Gorzynik-Debicka, P. Przychodzen, F. Cappello, A. Kuban-Jankowska, A. Marino Gammazza, N. Knap, M. Wozniak e M. Gorska-Ponikowska, "Potential health benefits of olive oil and plant polyphenols". *International Journal of Molecular Sciences* 19, n. 3, p. 686, fev. 2018. Doi: 10.3390/ijms19030686.
43. S. Intahphuak, P. Khonsung e A. Panthong, "Anti-inflammatory, analgesic, and antipyretic activities of virgin coconut oil". *Pharmaceutical Biology* 48, n. 2, pp. 151-57, fev. 2010. Doi: 10.3109/13880200903062614.
44. E. Hsu e S. Parthasarathy, "Anti-inflammatory and antioxidant effects of sesame oil on atherosclerosis: A descriptive literature review". *Cureus* 9, n. 7, e1438, jul. 2017. Doi: 10.7759/cureus.1438.
45. J. K. Innes e P. C. Calder, "Omega-6 fatty acids and inflammation". *Prostaglandins, Leukotrienes and Essential Fatty Acids* 132, pp. 41-48, maio 2018.
46. F. A. Kummerow, "The negative effects of hydrogenated trans fats and what to do about them". *Atherosclerosis* 205, n. 2, pp. 458-65, ago. 2009. Doi: 10.1016/j.atherosclerosis.2009.03.009.
47. S. Bhatnagar e R. Aggarwal, "Lactose intolerance". *BMJ* 334, n. 7608, pp. 1331-32, jun. 2007.
48. R. K. Singh, H. W. Chang, D. Yan, K. M. Lee, D. Ucmak, K. Wong, M. Abrouk, *et al.*, "Influence of diet on the gut microbiome and implications for human health". *Journal of Translational Medicine* 15, n. 1, p. 73, abr. 2017. Doi: 10.1186/s12967–017–1175-y.
49. M. Clapp, N. Aurora, L. Herrera, M. Bhatia, E. Wilen e S. Wakefield, "Gut microbiota's effect on mental health: The gut-brain axis". *Clinics and Practice* 7, n. 4, set.2017. Doi: 10.4081/cp.2017.987.
50. M. Kechagia, D. Basoulis, S. Konstantopoulou, D. Dimitriadi, K. Gyftopoulou, N. Skarmoutsou e E. M. Fakiri, "Health benefits of probiotics: A review". *ISRN Nutrition* 2013, jan. 2013. Doi: 10.5402/2013/481651.
51. U.S. National Library of Medicine, "Soluble vs. insoluble fiber", *Medline Plus*. Disponível em: <www.medlineplus.gov/ency/article/002136.htm>.

52. J. Slavin, "Fiber and prebiotics: Mechanisms and health benefits". *Nutrients* 5, n. 4, pp. 1417-35, abr. 2013. Doi: 10.3390/nu5041417.
53. S. B. Eaton, S. B. Eaton III, M. J. Konner e M. Shostak, "An evolutionary perspective enhances understanding of human nutritional requirements". *Journal of Nutrition* 126, n. 6, pp. 1732-40, jun. 1996. Doi: 10.1093/jn/126.6.1732.
54. D. A. Timm e J. L. Slavin, "Dietary fiber and the relationship to chronic diseases". *American Journal of Lifestyle Medicine* 2, n. 3, pp. 233-40, mar. 2008. Doi: 10.1177/1559827608314149.
55. Holscher, "Dietary fiber and prebiotics", 2017.
56. H. Wang, I. S. Lee, C. Braun e P. Enck, "Effect of probiotics on central nervous system functions in animals and humans: A systematic review". *Journal of Neurogastroenterology and Motility* 22, n. 4, pp. 589-605, out. 2016. Doi: 10.5056/jnm16018.
57. M. L. Marco, D. Heeney, S. Binda, C. J. Cifelli, P. D. Cotter, B. Foligné, M. Gänzle, *et al.*, "Health benefits of fermented foods: Microbiota and beyond". *Current Opinion in Biotechnology* 44, 94-102, abr. 2017. Doi: 10.1016/j.copbio.2016.11.010.
58. S. Skrovankova, D. Sumczynski, J. Mlcek, T. Jurikova e J. Sochor, "Bioactive compounds and antioxidant activity in different types of berries". *International Journal of Molecular Sciences* 16, n. 10, pp. 24673-706, out. 2015. Doi: 10.3390/ijms161024673.
59. Yau e Potenza, "Stress and eating behaviors", 2013.
60. M. Lenoir, F. Serre, L. Cantin e S. H. Ahmed, "Intense sweetness surpasses cocaine reward". *PLoS One* 2, n. 8, e698, 2007. Doi: 10.1371/journal.pone.0000698.
61. K. L. Stanhope, "Sugar consumption, metabolic disease and obesity: The state of the controversy". *Critical Reviews in Clinical Laboratory Sciences* 53, n. 1, pp. 52-67, 2016.
62. L. H. Glimcher e A. H. Lee, "From sugar to fat: How the transcription factor XBP1 regulates hepatic lipogenesis". *Annals of the New York Academy of Sciences* 1173, supl. 1, E2-9, set. 2009.
63. J. Rippe e T. Angelopoulos, "Relationship between added sugars consumption and chronic disease risk factors: Current understanding". *Nutrients* 8, n. 11, p. 697, nov. 2016. Doi: 10.3390/nu8110697.
64. J. L. Slavin e B. Lloyd, "Health benefits of fruits and vegetables". *Advances in Nutrition* 3, n. 4, pp. 506-16, jul. 2012.
65. E. Martínez, B. Popkin, B. Swinburn e C. Monteiro, "The share of ultra-processed foods and the overall nutritional quality of diets in the US: Evidence from a nationally representative cross-sectional study". *Population Health Metrics* 15, n. 1, 6, fev. 2017. Doi: 10.1186/s12963–017–0119–3.
66. J. M. Rippe e T. J. Angelopoulos, "Sucrose, highfructose corn syrup, and fructose, their metabolism and potential health effects: What do we really know?". *Advances in Nutrition* 4, n. 2, pp. 236-45, mar. 2013.
67. Q. Yang, "Gain weight by 'going diet'? Artificial sweeteners and the neurobiology of sugar cravings", *Yale Journal of Biology and Medicine* 83, n. 2, pp. 101-8, jun.2010.

68. K. M. Phillips, M. H. Carlsen e R. Blomhoff, "Total antioxidant content of alternatives to refined sugar". *Journal of the American Dietetic Association* 109, n. 1, pp. 64-71, jan. 2009. Doi: 10.1016/j.jada.2008.10.014.
69. A. A. Momtazi-Borojeni, S. A. Esmaeili, E. Abdollahi e A. Sahebkar, "A review on the pharmacology and toxicology of steviol glycosides extracted from Stevia rebaudiana". *Current Pharmaceutical Design* 23, n. 11, pp. 1616-22, 2017. Doi: 10.2174/138161 2822666161021142835.
70. K. Singh, "Nutrient and stress management". *Journal of Nutrition and Food Sciences* 6, n. 4, 2016. Doi: 10.4172/2155–9600.1000528.
71. D. O. Kennedy, "B vitamins and the brain: Mechanisms, dose and efficacy — a review", *Nutrients* 8, n. 2, 68, jan. 2016. Doi: 10.3390/nu8020068.
72. J. J. Rucklidge, R. Andridge, B. Gorman, N. Blampied, H. Gordon e A. Boggis, "Shaken but unstirred? Effects of micronutrientes on stress and trauma after an earthquake: RCT evidence comparing formulas and doses". *Human Psychopharmacology: Clinical and Experimental* 27, n. 5, pp. 440-54, set. 2012. Doi: 10.1002/hup.2246.
73. K. Y. Forrest and W. L. Stuhldreher, "Prevalence and correlates of vitamin D deficiency in US adults". *Nutrition Research* 31, n. 1, pp. 48-54, jan. 2011. Doi: 10.1016/j.nutres.2010.12.001.
74. E. R. Bertone-Johnson, "Vitamin D and the occurrence of depression: Causal association or circumstantial evidence?". *Nutrition Reviews* 67, n. 8, pp. 481-92, ago. 2009. Doi: 10.1111/j.1753–4887.2009.00220.x.
75. S. T. Haines e S. K. Park, "Vitamin D supplementation: What's known, what to do, and what's needed". *Pharmacotherapy: The Journal of Human Pharmacology and Drug Therapy* 32, n. 4, pp. 354-82, abr. 2012. Doi: 10.1002/phar.1037.
76. C. Pifl, A. Wolf, P. Rebernik, H. Reither e M. L. Berger, "Zinc regulates the dopamine transporter in a membrane potential and chloride dependent manner". *Neuropharmacology* 56, n. 2, pp. 531-40, fev. 2009. Doi: 10.1016/j.neuropharm.2008.10.009.
77. E. Ranjbar, M. S. Kasaei, M. Mohammad-Shirazi, J. Nasrollahzadeh, B. Rashidkhani, J. Shams, S. A. Mostafavi e M. R. Mohammadi, "Effects of zinc supplementation in patients with major depression: A randomized clinical trial". *Iranian Journal of Psychiatry* 8, n. 2, pp. 73-79, jun. 2013.
78. V. V. Voĭtsekhovskis, I. G. Voĭtsekhovska, A. Shkesters, G. Antsane, A. Silova, T. Ivashchenko, I. Michans e N. Vaĭvads, "Advances of selenium supplementation in posttraumatic stress disorder risk group patients" [em russo]. *Biomeditsinskaia Khimiia* 60, n. 1, pp. 125-32, jan.-fev. 2014. Doi: 10.18097/ pbmc20146001125.
79. J. E. Kim, S. I. Choi, H. R. Lee, I. S. Hwang, Y. J. Lee, B. S. An, S. H. Lee, H. J. Kim, B. C. Kang e D. Y. Hwang, "Selenium significantly inhibits adipocyte hypertrophy and abdominal fat accumulation in OLETF rats via induction of fatty acid β-oxidation". *Biological Trace Element Research* 150, n. 1-3, pp. 360-70, dez. 2012. Doi: 10.1007/s12011–012–9519–1.

80. Stephen C. Heinrichs, "Dietary ω-3 fatty acid supplementation for optimizing neuronal structure and function", *Molecular Nutrition & Food Research* 54, n. 4, pp. 447-56, abr. 2010. Doi: 10.1002/mnfr.200900201.
81. G. Grosso, F. Galvano, S. Marventano, M. Malaguarnera, C. Bucolo, F. Drago e F. Caraci, "Omega-3 fatty acids and depression: Scientific evidence and biological mechanisms". *Oxidative Medicine and Cellular Longevity* 2014 (2014). Doi: 10.1155/2014/313570.
82. P. Bozzatello, E. Brignolo, E. De Grandi e S. Bellino, "Supplementation with omega-3 fatty acids in psychiatric disorders: A review of literature data". *Journal of Clinical Medicine* 5, n. 8, 67, jul. 2016. Doi: 10.3390/jcm5080067.
83. M. S. Monsey, D. M. Gerhard, L. M. Boyle, M. A. Briones, M. Seligsohn e G. E. Schafe, "A diet enriched with curcumin impairs newly acquired and reactivated fear memories". *Neuropsychopharmacology* 40, n. 5, pp. 1278-88, mar. 2015. Doi: 10.1038/npp.2014.315.
84. G. Shoba, D. Joy, T. Joseph, M. Majeed, R. Rajendran e P. S. S. R. Srinivas, "Influence of piperine on the pharmacokinetics of curcumin in animals and human volunteers". *Planta Medica* 64, n. 4, pp. 353-56, maio 1998. Doi: 10.1055/s-2006–957450.
85. J. Hellhammer, E. Fries, C. Buss, V. Engert, A. Tuch, D. Rutenberg e D. Hellhammer, "Effects of soy lecithin phosphatidic acid and phosphatidylserine complex (PAS) on the endocrine and psychological responses to mental stress". *Stress* 7, n. 2, pp. 119-26, jun. 2004.
86. V. Cassone, W. Warren, D. Brooks e J. Lu, "Melatonin, the pineal gland, and circadian rhythms". *Journal of Biological Rhythms* 8, supl., S73-81, fev. 1993. Disponível em: <http://handle.dtic.mil/100.2/ADA268200>.
87. S. E. Lakhan e K. F. Vieira, "Nutritional and herbal supplements for anxiety and anxiety-related disorders: systematic review". *Nutrition Journal* 9, 42, out. 2010. Doi: 10.1186/1475–2891–9–42.
88. J. J. Mao, S. X. Xie, J. Zee, I. Soeller, Q. S. Li, K. Rockwell e J. D. Amsterdam, "Rhodiola rosea versus sertraline for major depressive disorder: A randomized placebo-controlled trial". *Phytomedicine* 22, n. 3, pp. 394-99, mar. 2015. Doi: 10.1016/j.phymed.2015.01.010.
89. S. M. Chacko, P. T. Thambi, R. Kuttan e I. Nishigaki, "Beneficial effects of green tea: A literature review", *Chinese Medicine* 5, 13, abr. 2010.
90. A. C. Nobre, A. Rao e G. N. Owen, "L-theanine, a natural constituent in tea, and its effect on mental state". *Asia Pacific Journal of Clinical Nutrition* 17, supl. 1, pp. 167-68, 2008.
91. P. Broderick e A. B. Benjamín, "Caffeine and psychiatric symptoms: A review". *Journal of the Oklahoma State Medical Association* 97, n. 12, pp. 538-42, dez. 2004. M. Ding, S. N. Bhupathiraju, A. Satija, R. M. van Dam e F. B. Hu, "Long-term coffee consumption and risk of cardiovascular disease: A systematic review and a dose-response meta-analysis of prospective cohort studies". *Circulation* 129, n. 6, pp. 643-59, fev. 2013.

92. K. Nieber, "The impact of coffee on health". *Planta Medica* 83, n. 16, pp. 1256-63, nov. 2017.
93. P. Palatini, G. Ceolotto, F. Ragazzo, F. Dorigatti, F. Saladini, I. Papparella, L. Mos, G. Zanata e M. Santonastaso, "CYP1A2 genotype modifies the association between coffee intake and the risk of hypertension". *Journal of Hypertension* 27, n. 8, pp. 1594-1601, ago. 2009.
94. J. A. Bisby, C. R. Brewin, J. R. Leitz e H. Valerie Curran, "Acute effects of alcohol on the development of intrusive memories", *Psychopharmacology* 204, n. 4, pp. 655-66, jul. 2009.
95. Y. Tu, S. Kroener, K. Abernathy, C. Lapish, J. Seamans, L. J. Chandler e J. J. Woodward, "Ethanol inhibits persistent activity in pré-frontal cortical neurons". *Journal of Neuroscience* 27, n. 17, pp. 4765-75, abr. 2007. Doi: 10.1523/JNEUROSCI.5378–06.2007.
96. P. Hartmann, C. T. Seebauer e B. Schnabl, "Alcoholic liver disease: The gut microbiome and liver cross talk". *Alcoholism: Clinical and Experimental Research* 39, n. 5, pp. 763-75, maio 2015. Doi: 10.1111/acer.12704.
97. G. Traversy e J. P. Chaput, "Alcohol consumption and obesity: An update", *Current Obesity Reports* 4, n. 1, pp. 122-30, mar. 2015. Doi: 10.1007/s13679–014–0129–4.
98. X. Liu, Z. Qin, X. Zhu, Q. Yao e Z. Liu, "Systematic review of acupuncture for the treatment of alcohol withdrawal syndrome". *Acupuncture in Medicine* 36, n. 5, pp. 275-83, out. 2018. Doi: 10.1136/acupmed-2016–011283.
99. M. T. Feldner, K. A. Babson e M. J. Zvolensky, "Smoking, traumatic event exposure, and post-traumatic stress: A critical review of the empirical literature". *Clinical Psychology Review* 27, n. 1, pp. 14-45, jan. 2007. Doi: 10.1016/j.cpr.2006.08.004.
100. T. M. Powledge, "Nicotine as therapy". *PLoS Biology* 2, n. 11, e404, nov. 2004.
101. A. Mishr, P. Chaturvedi, S. Datta, S. Sinukumar, P. Joshi e A. Garg, "Harmful effects of nicotine". *Indian Journal of Medical and Paediatric Oncology* 36, n. 1, pp. 24-31, jan.-mar. 2015). Doi: 10.4103/0971–5851.151771.
102. D. He, J. I. Medbø, and A. T. Høstmark, "Effect of acupuncture on smoking cessation or reduction: An 8-month and 5-year follow-up study". *Preventive Medicine* 33, n. 5, pp. 364-72, nov. 2001. Doi: 10.1006/pmed.2001.0901.
103. A. Serrano, "As vets demand cannabis for PTSD, science races to unlock its secrets". *Scientific American*, 4 jan. 2018. Disponível em: <www.scientificamerican.com/article/as-vets-demand-cannabis-forptsd-science-races-to-unlock-its-secrets/>.
104. National Academies of Sciences, Engineering, and Medicine, *The health effects of cannabis and cannabinoids: the current state of evidence and recommendations for research*. Washington: National Academies Press, 2017.
105. K. Iffland e F. Grotenhermen, "An update on safety and side effects of cannabidiol: A review of clinical data and relevant animal studies". *Cannabis and Cannabinoid Research* 2, n. 1, pp. 139-54, jun.2017. Doi: 10.1089/can.2016.0034.
106. National Academies of Sciences, Engineering, and Medicine, *Health effects of cannabi*, 2017.

107. J. Jacobus e S. F. Tapert, "Effects of cannabis on the adolescent brain". *Current Pharmaceutical Design* 20, n. 13, pp. 2186-93, 2014.
108. P. Bressan e P. Kramer, "Bread and other edible agents of mental disease". *Frontiers in Human Neuroscience* 10, 130, mar. 2016). Doi: 10.3389/fnhum.2016.00130.
109. E. Selhub, "Nutritional psychiatry: Your brain on food". *Harvard Health Publishing*, 16 nov. 2015. Disponível em: <www.health.harvard.edu/blog/nutritional-psychiatry--your-brain-on-food-201511168626>.

CAPITULO 11 • O SABER DO CORPO

1. R. A. Baer, *Mindfulness-based treatment approaches: clinician's guide to evidence base and applications*. San Diego, CA: Academic Press, 2014, pp. 269-92.
2. S. J. Dreeben, M. H. Mamberg e P. Salmon, "The MBSR body scan in clinical practice". *Mindfulness* 4, n. 4, pp. 394-401, dez. 2013. Doi 10.1007/s12671–013–0212-z.
3. L. C. Van der Maas, A. Köke, M. Pont, R. J. Bosscher, J. W. R. Twisk, T. W. Janssen e M. L. Peters, "Improving the multidisciplinary treatment of chronic pain by stimulating body awareness". *Clinical Journal of Pain* 31, n. 7, pp. 660-69, jul. 2015.
4. F. H. Netter e S. Colacino, *Atlas of the human anatomy*. Summit, NJ: Ciba-Geigy Corporation, 1989. [Ed. Bras.: *Atlas de anatomia humana*. 7. ed. Trad. Eduardo Cotecchia Ribeiro. GEN, 2021.]
5. W. Kapit e L. M. Elson, *The anatomy coloring book*. Nova York: Harper & Row, 1977. [Ed. Bras.: *Anatomia:* um livro para colorir. São Paulo, Roca: GEN, 2014.]
6. "Human Body Images", sciencekids.co.nz. Disponível em: <http://www.sciencekids.co.nz/pictures/humanbody.html; "The Human Organ Systems", lumenlearning.com, <https://courses.lumenlearning.com/ap1x94x1/chapter/thehuman--organ-systems/>; "Human Body Diagram", bodytomy.com. Disponível em: <https://bodytomy.com/human-body-diagram>.

CAPITULO 12 • DOMANDO OS GATILHOS DO TRAUMA

1. N. Gaiman, *Trigger Warning: Short Fictions and Disturbances*. Nova York: William Morrow, 2015. [Ed. Bras.: *Alerta de risco: contos e perturbações*. Trad. Augusto Calil. Intrínseca, 2016.]
2. K. Kozlowska, P. Walker, L. McLean e P. Carrive, "Fear and the defense cascade: Clinical implications and management". *Harvard Review of Psychiatry* 23, n. 4, pp. 263-87, jul.-ago. 2015.
3. R. M. Nesse, S. Bhatnagar e B. Ellis, "Evolutionary origins and functions of the stress response system". In. G. Fink (org.) *Stress: concepts, cognition, emotion and behavior*. San Diego, CA: Academic Press, 2016, pp. 95-101. Doi: 10.1016/b978–0–12–800951–2.00011-x.

4. J. E. Sherin and C. B. Nemeroff, "Post-traumatic stress disorder: The neurobiological impact of psychological trauma". *Dialogues in Clinical Neuroscience* 13, n. 3, pp. 263-78, set. 2011.
5. B. Van der Kolk, "Posttraumatic stress disorder and the nature of trauma", *Dialogues in Clinical Neuroscience* 2, n. 1, pp. 7-22, mar. 2000.
6. J. Moye e S. J. Rouse, "Posttraumatic stress in older adults: When medical diagnoses or treatments cause traumatic stress", *Clinics in Geriatric Medicine* 30, n. 3, pp. 577-89. ago. 2014.
7. M. A. Russo, D. M. Santarelli e D. O'Rourke, "The physiological effects of slow breathing in the healthy human". *Breathe* 13, n. 4, pp. 298-309, dez. 2017.
8. E. Luders, P. M. Thompson e F. Kurth, "Larger hippocampal dimensions in meditation practitioners: Differential effects in women and men". *Frontiers in Psychology* 6, 186, mar. 2015. Doi: 10.3389/fpsyg.2015.00186.
9. S. Sun, Z. Yao, J. Wei e R. Yu, "Calm and smart? A selective review of meditation effects on decision making". *Frontiers in Psychology* 6, p. 1056, jul. 2015.

CAPITULO 13 • FAÇA AMOR, NÃO FAÇA GUERRA

1. R. Yehuda, A. Lehrner e T. Y. Rosenbaum, "PTSD and sexual dysfunction in men and women". *Journal of Sexual Medicine* 12, n. 5, pp. 1107-19, maio 2015. Doi: 10.1111/jsm.12856.
2. C. Malmo e T. S. Laidlaw, "Symptoms of trauma and traumatic memory retrieval in adult survivors of childhood sexual abuse". *Journal of Trauma & Dissociation* 11, n. 1, pp. 22-43, 2010. Doi: 10.1080/15299730903318467.
3. K. Priebe, N. Kleindienst, J. Zimmer, S. Koudela, U. Ebner-Priemer e M. Bohus, "Frequency of intrusions and flashbacks in patients with posttraumatic stress disorder related to childhood sexual abuse: An electronic diary study". *Psychological Assessment* 25, n. 4, pp. 1370-76, dez. 2013. Doi: 10.1037/a0033816.
4. P. Arnaboldi, C. Lucchiari, L. Santoro, C. Sangalli, A. Luini e G. Pravettoni, "PTSD symptoms as a consequence of breast cancer diagnosis: Clinical implications". *SpringerPlus* 3, p. 392, jul. 2014. Doi: 10.1186/2193-1801-3-392.
5. S. Zisook, Y. Chentsova-Dutton e S. R. Shuchter, "PTSD following bereavement". *Annals of Clinical Psychiatry* 10, n. 4, pp. 157-63, dez. 1998.
6. R. B. Flannery Jr., "Social support and psychological trauma: A methodological review". *Journal of traumatic Stress* 3, n. 4, pp. 593-611, out. 1990.

CAPÍTULO 14 • CURAS NATURAIS

1. R. S. Ulrich, "View through a window may influence recovery from surgery". *Science* 224, n. 4647, pp. 420-21, abr. 1984.

2. R. Parsons, L. G. Tassinary, R. S. Ulrich, M. R. Hebl e M. Grossman-Alexander, "The view from the road: Implications for stress recovery and immunization". *Journal of Environmental Psychology* 18, n. 2, pp. 113-40, jun. 1998.
3. E. C. South, B. C. Hohl, M. C. Kondo, J. M. MacDonald e C. C. Branas, "Effect of greening vacant land on mental health of community-dwelling adults: A cluster randomized trial". *JAMA Network Open* 1, n. 3, 2018, e180298, Doi: 10.1001/jamanetworkopen.2018.0298.
4. G. N. Bratman, J. P. Hamilton, K. S. Hahn, G. C. Daily e J. J. Gross, "Nature experience reduces rumination and subgenual prefrontal cortex activation". *Proceedings of the National Academy of Sciences* 112, n. 28, pp. 8567-72, jul. 2015. Doi: 10.1073/pnas.1510459112.
5. Nature Nurture, "What we do". NatureNurture.org.uk. Disponível em: <https://naturenurture.org.uk/what-we-do/>.
6. D. M. Matthews e S. M. Jenks, "Ingestion of Mycobacterium vaccae decreases anxiety-related behavior and improves learning in mice". *Behavioural Processes* 96, pp. 27-35, jun. 2013. Doi: 10.1016/j.beproc.2013.02.0077.
7. B. J. Park, Y. Tsunetsugu, T. Kasetani, T. Kagawa e Y. Miyazaki, "The physiological effects of Shinrin-yoku (taking in the forest atmosphere or forest bathing): Evidence from field experiments in 24 forests across Japan". *Environmental Health and Preventive Medicine* 15, n. 1, pp. 18-26, jan. 2010. Doi: 10.1007/s12199–009–0086–9.
8. A. Tucker, "The army veteran who became the first to hike the entire Appalachian Trail". *Smithsonian*, jul. 2017. Disponível em: <www.smithsonianmag.com/smithsonian-institution/army-veteran-became-firsthike-entire-appalachian-trail-180963678/>.
9. C. Strayed, *Wild: From Lost to Found on the Pacific Crest Trail*. Nova York: Random House, 2012. [Ed. Bras.: *Livre: a jornada de uma mulher em busca do recomeço*. Trad. Débora Chaves. Objetiva, 2013.]
10. H. D. Thoreau, "Walking". In.*Collected essays and poems*, vol. 124. Nova York: Library of America, 2001. [Ed. bras.: *Caminhando*. Trad. Roberto Muggiati. José Olympio, 2006.]

CAPÍTULO 15 • TERAPIA ANIMAL

1. Therapy Dogs International, "DSRD (Disaster Stress Relief Dogs)". Disponível em: <https://www.tdi-dog.org/OurPrograms.aspx?Page=DSRD+(Disaster+Stress+Relief+Dogs)>.
2. CRC Health, "What is equine therapy?". Disponível em: <www.crchealth.com/types-of-therapy/what-is-equine-therapy/>.
3. Equestrian Therapy, "History of animal assisted therapy". Disponível em: <www.equestriantherapy.com/history-animal-assisted-therapy/>.

4. C. Braun, "Animalassisted therapy: Analysis of patient testimonials". *Journal of Undergraduate Nursing Scholarship* 8, n. 1, outono de 2006.
5. "Beside Freud's couch, a chow named Jofi", *Wall Street Journal*, 21 dez. 2010. Disponível em: <www.wsj.com/articles/SB1000142405274870388690457603163012408 7362>.
6. E. P. Cherniack e A. R. Cherniack, "The benefit of pets and animal-assisted therapy to the health of older individuals". *Current Gerontology and Geriatrics Research* 2014 (2014). Doi: 10.1155/2014/623203.
7. J. S. Odendaal, "Animal-assisted therapy — magic or medicine?". *Journal of Psychosomatic Research* 49, n. 4, pp. 275-80, out. de 2000. Doi: 10.1016/s0022–3999(00)00183–5.
8. E. Friedmann, A. H. Katcher, J. J. Lynch e S. A. Thomas, "Animal companions and one-year survival of patients after discharge from a coronary care unit". *Public Health Reports* 95, n. 4, pp. 307-12, jul.-ago. 1980.
9. M. E. O'Haire, S. J. McKenzie, A. M. Beck e V. Slaughter, "Social behaviors increase in children with autism in the presence of animals compared to toys". *PLoS One* 8, n. 2, 2013: e57010. Doi: 10.1371/journal.pone.0057010.
10. C. Siebert, "What does a parrot know about PTSD", *New York Times*, 28 jan. de 2016. Disponível em: <https://www.nytimes.com/2016/01/31/magazine/what-does-a--parrot-know-about-ptsd.html>.

CAPÍTULO 16 • RINDO PARA QUEBRAR O FEITIÇO DO TRAUMA

1. N. Cousins, "Anatomy of an illness (as perceived by the patient)". *New England Journal of Medicine* 295, n. 26, pp. 1458-63, 23 dez. 1976. Doi: 10.1056/nejm197612232952605.
2. N. Cousins, *Anatomy of an illness as perceived by the patient: reflections on healing and regeneration*. Nova York: W. W. Norton, 1979.
3. L. Erdman, "Laughter therapy for patients with cancer". *Journal of Psychosocial Oncology* 11, n. 4, pp. 55-67, 1994.
4. M. Gelkopf, S. Kreitler e M. Sigal, "Laughter in a psychiatric ward: Somatic, emotional, social, and clinical influences on schizophrenic patients". *Journal of Nervous and Mental Disease* 181, n. 5, pp. 283-89, maio 1993.
5. J. Yim, "Therapeutic benefits of laughter in mental health: A theoretical review" *Tohoku Journal of Experimental Medicine* 239, n. 3, pp. 243-49, jul. 2016.
6. F. Nietzsche e T. Common, *Thus spake Zarathustra*. Mineola, NY: Dover Publications, 1999. [Ed. bras.: *Assim falou Zaratustra*. Trad. Paulo César de Souza. Cia. de Bolso, 2018.]
7. M. Yazdani, M. Esmaeilzadeh, S. Pahlavanzadeh e F. Khaledi, "The effect of laughter Yoga on general health among nursing students". *Iranian Journal of Nursing and Midwifery Research* 19, n. 1, pp. 36-40, jan. 2014; D. Louie, K. Brook e E. Frates, "The laughter prescription: A tool for lifestyle medicine", *American Journal of Lifestyle Medicine* 10, n. 4262-67, jun. 2016.

8. J. Gordon, "For Syrian refugees, a mental health emergency". *The Atlantic*, 30 mar. 2013. Disponível em: <https://www.theatlantic.com/health/archive/2013/03/for-syrian-refugees-a-mental-health-emergency/274176/>.

CAPÍTULO 17 • LENDO AS FOLHAS DA SUA ÁRVORE GENEALÓGICA

1. T. B. Franklin, H. Russig, I. C. Weiss, J. Gräff, N. Linder, A. Michalon, S. Vizi e I. M. Mansuy, "Epigenetic transmission of the impact of early stress across generations". *Biological Psychiatry* 68, n. 5, pp. 408-15, set. 2010.
2. K. Gapp, A. Jawaid, P. Sarkies, J. Bohacek, P. Pelczar, J. Prados, L. Farinelli, E. Miska e I. M. Mansuy, "Implication of sperm RNAs in transgenerational inheritance of the effects of early trauma in mice" *Nature Neuroscience* 17, n. 5, pp. 667-69, maio 2014.
3. R. Yehuda, L. M. Bierer, J. Schmeidler, D. H. Aferiat, I. Breslau e S. Dolan, "Low cortisol and risk for PTSD in adult offspring of holocaust survivors". *American Journal of Psychiatry* 157, n. 8, pp. 1252-59, ago. 2000.
4. M. McGoldrick, R. Gerson e S. S. Petry, *Genograms: Assessment and Intervention*. Nova York: W. W. Norton, 2008.

CAPÍTULO 18 • O CÍRCULO DA CURA

1. S. E. Taylor, L. C. Klein, B. P. Lewis, T. L. Gruenewald, R. A. Gurung e J. A. Updegraff, "Biobehavioral responses to stress in females: Tend-and-befriend, not fight-or-flight". *Psychological Review* 107, n. 3, pp. 411-29, jul. 2000. Doi: 10.1037/0033–295X.107.3.411.
2. R. Afrisham, S. Sadegh-Nejadi, O. SoliemaniFar, W. Kooti, D. Ashtary-Larky, F. Alamiri, M. Aberomand, S. Najjar-Asl e A. Khaneh-Keshi, "Salivary testosterone levels under psychological stress and its relationship with rumination and five personality traits in medical students". *Psychiatry Investigation* 13, n. 6, pp. 637-43, nov. 2016.
3. T. J. Shors, J. Pickett, G. Wood e M. Paczynski, "Acute stress persistently enhances estrogen levels in the female rat". *Stress* 3, n. 2, pp. 163-71, dez. 1999. Doi: 10.3109/10253899909001120.
4. J. Gordon, J. Staples, A. Blyta, M. Bytyqi e A. Wilson, "Treatment of posttraumatic stress disorder in postwar Kosovar adolescents using mind-body skills groups", *Journal of Clinical Psychiatry* 69, n. 9, pp. 1469-76, dez. 2008.
5. J. S. Gordon, "Mind-body skills groups for medical students: Reducing stress, enhancing commitment, and promoting patient-centered care". *BMC Medical Education* 14, n. 1, p. 198, 2014.
6. C. G. Jung, *Synchronicity: an acausal connecting principle.* Vol. 8, *Collected Works of C.G. Jung*. Princeton, NJ: Princeton Univ. Press, 2010. [Ed. Bras.: *Sincronicidade: A dinâmica do inconsciente*, Obra Completa, vol. 8. 21. ed. Trad. Mateus Ramalho Rocha. Vozes, 2014.]

CAPÍTULO 19 • A GRADITÃO MUDA TUDO

1. H. Walters, "Want to be happy? Be grateful: Brother David Steindl-Rast at TEDGlobal 2013". *TED Blog*, 14 jun. 2013. Disponível em: <https://blog.ted.com/want-to-be-happy-be-grateful-brother-david-steindl-rast-at-tedglobal-2013/>.
2. R. A. Emmons e M. E. McCullough, "Counting blessings versus burdens: An experimental investigation of gratitude and subjective well-being in daily life". *Journal of Personality and Social Psychology* 84, n. 2, pp. 377-89, fev. 2003.
3. P. J. Mills, K. Wilson, M. A. Punga, K. Chinh, C. Pruitt, B. H. Greenberg, O. Lunde, A. Wood, L. Redwine e D. Chopra, "The role of gratitude in well-being in asymptomatic heart failure patients". *Integrative Medicine: A Clinician's Journal* 14, n. 1, p. 51, fev. 2015.
4. A. M. Wood, S. Joseph, J. Lloyd e S. Atkins, "Gratitude influences sleep through the mechanism of pre-sleep cognitions". *Journal of Psychosomatic Research* 66, n. 1, pp. 43-48, jan. 2009.
5. Y. Israel-Cohen, F. Uzefovsky, G. Kashy-Rosenbaum e O. Kaplan, "Gratitude and PTSD symptoms among Israeli youth exposed to missile attacks: Examining the mediation of positive and negative affect and life satisfaction". *Journal of Positive Psychology* 10, n. 2, pp. 99-106, 2015.
6. Robert A. Emmons e Michael E. McCullough, *The psychology of gratitude*. Nova York: Oxford Univ. Press, 2004.

CAPÍTULO 20 • PERDÃO

1. C. vanOyen Witvliet, T. E. Ludwig e K. L. Vander Laan, "Granting forgiveness or harboring grudges: Implications for emotion, physiology, and health". *Psychological Science* 12, n. 2, pp. 117-23, mar. 2001. Doi: 10.1111/1467–9280.00320.
2. E. Ricciardi, G. Rota, L. Sani, C. Gentili, A. Gaglianese, M. Guazzelli e P. Pietrini, "How the brain heals emotional wounds: The functional neuroanatomy of forgiveness". *Frontiers in Human Neuroscience* 7, 2013.
3. Ö. Karaırmak e B. Güloğlu, "Forgiveness and PTSD among veterans: The mediating role of anger and negative affect", *Psychiatry Research* 219, n. 3, pp. 536-42, nov. 2014. Doi: 10.1016/j.psychres.2014.05.024.
4. International Forgiveness Institute, "How to forgive". Disponível em: <http://www.internationalforgiveness.com/need-to-forgive.htm>.
5. G. L. Reed e R. D. Enright, "The effects of forgiveness therapy on depression, anxiety, and posttraumatic stress for women after spousal emotional abuse". *Journal of Consulting and Clinical Psychology* 74, n. 5, pp. 920-29, out. 2006. Doi: 10.1037/0022–006x.74.5.920.

CAPÍTULO 21 • AMOR, SIGNIFICADO E PROPÓSITO

1. J. M. Smyth e J. W. Pennebaker, "Exploring the boundary conditions of expressive writing: In search of the right recipe". *British Journal of Health Psychology* 13, n. 1, pp. 1-7, fev. 2008.
2. M. M. Filkowski, R. N. Cochran e B. W. Haas, "Altruistic behavior: Mapping responses in the brain". *Neuroscience and Neuroeconomics* 5, pp. 65-75, 2016. Doi: 10.2147/NAN.S87718.
3. K. Wolf, *Give Yourself to Love*. Kaleidoscope Records C-3000, 1983, K-7.

APÊNDICE: ENCONTRANDO OUTRA AJUDA

1. J. S. Gordon, *Unstuck: Your Guide to the Seven-Stage Journey out of Depression*. Nova York: Penguin Books, 2009.
2. C. R. Rogers, *On becoming a person: a therapist's view of psychotherapy*. Boston: Houghton Mifflin, 1961. [Ed. Bras.: *Tornar-se pessoa*. Trad. Manuel José do. Canno Ferreira c Alvamar Lamparelli. Martins Fontes, 2009.]
3. N. Kar, "Cognitive behavioral therapy for the treatment of post-traumatic stress disorder: A review". *Neuropsychiatric Disease and Treatment* 7, pp. 167-81, 2011.
4. J. S. Beck, *Cognitive Behavior Therapy: Basics and Beyond*. Nova York: Guilford Press, 2011. [Ed. Bras.: *Terapia cognitivo-comportamental: teoria e prática*. Trad. Sandra Mallmann da Rosa. 2. ed. Artmed, 2013.]
5. P. P. Schnurr, M. J. Friedman, C. C. Engel, E. B. Foa, M. T. Shea, B. K. Chow, P. A. Resick, *et al.*, "Cognitive behavioral therapy for posttraumatic stress disorder in women: A randomized controlled trial". *JAMA* 297, n. 8, pp. 820-30, 28 fev. 2007. Doi: 10.1001/jama.297.8.820.
6. J. A. Cohen, A. P. Mannarino, L. Berliner e E. Deblinger, "Trauma-focused cognitive behavioral therapy for children and adolescents: An empirical update". *Journal of Interpersonal Violence* 15, n. 11, pp. 1202-23, nov. 2000.
7. A. L. Chapman, "Dialectical behavior therapy: Current indications and unique elements", *Psychiatry* (Edgmont) 3, n. 9, pp. 62-68, set. 2006.
8. K. Tran, K. Moulton, N. Santesso e D. Rabb, "Cognitive Processing Therapy for Post-Traumatic Stress Disorder: A Systematic Review and Meta-Analysis". CADTH Health Technology Assessment, n. 141. Ottawa: Canadian Agency for Drugs and Technologies in Health, 2016. Disponível em: <https://www.ncbi.nlm.nih.gov/books/NBK362346/>.
9. S. C. Hayes, M. E. Levin, J. Plumb-Vilardaga, J. L. Villatte e J. Pistorello, "Acceptance and commitment therapy and contextual behavioral science: Examining the progress of a distinctive model of behavioral and cognitive therapy". *Behavior Therapy* 44, n. 2, pp. 180-98, jun. 2013.
10. E. B. Foa, E. A. Hembree, S. P. Cahill, S. A. Rauch, D. S. Riggs, N. C. Feeny e E. Yadin, "Randomized trial of prolonged exposure for posttraumatic stress disorder

with and without cognitive restructuring: Outcome at academic and community clinics". *Journal of Consulting and Clinical Psychology* 73, n. 5, pp. 953-64, out. 2005; A. Eftekhari, L. R. Stines e L. A. Zoellner, "Do you need to talk about it? Prolonged exposure for the treatment of chronic PTSD". *Behavior Analyst Today* 7, n. 1, pp. 70-83, jan. 2006). Disponível em: <https://www.ncbi.nlm.nih.gov/pmc/articles/PMC2770710/>.

11. N. Gwozdziewycz e L. Mehl-Madrona, "Meta-analysis of the use of narrative exposure therapy for the effects of trauma among refugee populations". *Permanente Journal* 17, n. 1, pp. 70-76, inverno de 2013.
12. M. A. Polusny, C. R. Erbes, P. Thuras, A. Moran, G. J. Lamberty, R. C. Collins, J. L. Rodman e K. O. Lim, "Mindfulnessbased stress reduction for posttraumatic stress disorder among veterans: a randomized clinical trial". *Jama* 314, n. 5, pp. 456-65, 2015; J. Boyd, R. Lanius e M. McKinnon, "Mindfulness-based treatments for post-traumatic stress disorder: a review of the treatment literature and neurobiological evidence". *Journal of Psychiatry & Neuroscience*, pp. 7-25, 2018.
13. Orme-Johnson, D. W., & Barnes, V. A. "Effects of the transcendental meditation technique on trait anxiety: A meta-analysis of randomized controlled trials". *Journal of Alternative and Complementary Medicine* 19, pp. 1-12, 2013.
14. Barnes, V. A. "Transcendental meditation and treatment for post-traumatic stress disorder". *Lancet Psychiatry* 5, n. 12, pp. 946-947, dez. 2018. Doi: 10.1016/S2215-0366(18)30423-1.
15. F. Shapiro, "The role of eye movement desensitization and reprocessing (EMDR) therapy in medicine: Addressing the psychological and physical symptoms stemming from adverse life experiences" *Permanente Journal* 18, n. 1, pp. 71-77, inverno 2014. Doi: 10.7812/TPP/13–098.
16. M. Sack, S. Zehl, A. Otti, C. Lahmann, P. Henningsen, J. Kruse e M. Stingl, "A comparison of dual attention, eye movements, and exposure only during eye movement desensitization and reprocessing for posttraumatic stress disorder: results from a randomized clinical trial". *Psychotherapy and Psychosomatics* 85, n. 6, pp. 357-65, 2016. Doi:10.1159/000447671.
17. J. C. Markowitz, E. Petkova, Y. Neria, P. E. Van Meter, Y. Zhao, E. Hembree, K. Lovell, T. Biyanova e R. D. Marshall, "Is exposure necessary? A randomized clinical trial of interpersonal psychotherapy for PTSD". *American Journal of Psychiatry* 172, n. 5, pp. 430-40, maio 2015. Doi: 10.1176/appi.ajp.2014.14070908.
18. D. Brom, Y. Stokar, C. Lawi, V. Nuriel-Porat, Y. Ziv, K. Lerner e G. Ross, "Somatic experiencing for posttraumatic stress disorder: A randomized controlled outcome study". *Journal of Traumatic Stress* 30, n. 3, pp. 304-12, jun. 2017.
19. G. Craig, *The EFT Manual*. Santa Rosa, CA: Energy Psychology Press, 2011.
20. R. Callahan e J. Callahan, *Thought Field Therapy (TFT) and trauma: treatment and theory*. Nellysford, VA: Thought Field Therapy Training Center, 1996.

21. D. Church, S. Stern, E. Boath, A. Stewart, D. Feinstein e M. Clond, "Emotional freedom techniques to treat posttraumatic stress disorder in veterans: Review of the evidence, survey of practitioners, and proposed clinical guidelines". *Permanente Journal* 21, n. 4, pp. 27-34, outono 2017.
22. M. E. Charney, S. N. Hellberg, E. Bui e N. M. Simon, "Evidence-based treatment of posttraumatic stress disorder: An updated review of validated psychotherapeutic and pharmacological approaches" *Harvard Review of Psychiatry* 26, n. 3, pp. 99-115, maio-jun. 2018.
23. James M. Ferguson, "SSRI Antidepressant Medications: Adverse Effects and Tolerability", *Primary Care Companion to the Journal of Clinical Psychiatry* 3, n. 1, pp. 22-27, fev. 2001.
24. I. Galizia, L. Oldani, K. Macritchie, E. Amari, D. Dougall, T. N. Jones, R. W. Lam, G. J. Masei, L. N. Yatham e A. H. Young, "S-adenosyl methionine (SAMe) for depression in adults", *Cochrane Databse of Systematic Reviews*, 10 de outubro de 2016. Disponível em: <https://www.cochranelibrary.com/cdsr/doi/10.1002/14651858.CD011286/media/CDSR/CD011286/rel0001/CD011286/CD011286.pdf>.

Agradecimentos

Para mim, escrever é solitário e misterioso. Este livro pareceu às vezes evoluir facilmente, outras com dificuldade, no escuro. No entanto, sua base e suas fontes, o alimento que o tornou possível, partiram de muitas pessoas. Chegou a hora de agradecer àqueles que apoiaram *Transformação* e a mim.

Primeiro, aos meus pais, Jules e Cynthia Gordon. Eles me deram a vida, sugeriram e incentivaram que eu me tornasse médico e assentaram em mim o poder das palavras, mesmo quando me desafiavam a lidar com seus traumas e com a turbulência, assim como com o amor, que eles trouxeram à minha vida e à de meus queridos irmãos, Andy e Jeff.

Agradeço aos que são meus guias nesse trajeto, especialmente Bill Alfred e Bob Coles, a quem dedico este livro, mas nenhum agradecimento será o bastante. E a R. D. Laing, Lynne Dwyer, Edward Burchard, Gregory Bateson, David Cheek, Jose Rosa e Credo Mutwa.

Agradeço também às instituições que me acolheram incondicionalmente e receberam minhas experiências, como o Harvard College e o Mount Zion Hospital. E as que ofereceram, além de oportunidades e apoio, desafios que me ajudaram a me encontrar: a Faculdade de Medicina de Harvard, a Faculdade de Medicina Albert Einstein, o Instituto Nacional de Saúde Mental e Institutos Nacionais de Saúde.

Neste livro, mencionei pessoas que há mais de cinquenta anos me ajudam a descobrir quem eu sou. Mais uma vez, minha gratidão a Sharon Curtin, um grande espírito, soberba contadora de histórias, minha ex-esposa e minha amiga; e a Shyam Singha, curador e brincalhão, que iluminou minha vida como o sol que lhe dá nome.

Neste livro aparecem dezenas de outras pessoas que foram, como disse, meus professores, pacientes e alunos. Com permissão deles, usei os prenomes reais de alguns, porque seus nomes estão intimamente conectados à nossas experiências comuns. Eles foram absurdamente generosos em compartilhar suas histórias comigo e com você. Sou profundamente grato a todos eles. Mudei os sobrenomes e outros detalhes de identidade. Apenas eles, ou talvez seus(suas) parceiros(as) ou esposos(as), o pai, a mãe ou um amigo íntimo, vão saber quem são.

Embora tenha omitido muitos detalhes e mudado a ocupação e os lugares, os participantes do capítulo "O círculo da cura" provavelmente vão se reconhecer. Espero que sintam o respeito e o reconhecimento que sinto por terem se aberto de maneira tão poderosa e sincera.

Os trinta membros do CMBM e nossos 130 professores internacionais são o núcleo da comunidade de cura e de curadores que há trinta anos eu quis criar e integrar. Além daqueles sobre quem escrevi em *Transformação*, quero agradecer particularmente a alguns que têm sido meus parceiros há mais de vinte anos: Amy Shinal, nossa diretora clínica, que orienta de maneira terna e sábia nossos professores; Tina Fisher, que primeiro administrou meu consultório em Washington, D.C. e depois estendeu seus braços para nosso trabalho em Kosovo e no Oriente Médio; Julie Staples, nossa incansável e escrupulosa diretora de pesquisa; Kathie Swift, a arquiteta de nosso programa "comida como remédio", que leu, releu e comentou atentamente o capítulo sobre "A dieta de cura do trauma"; Lynda Richtsmeier-Cyr, nossa diretora clínica associada; Susan Blum; Monique Class; Joel Evans; Kathy Farah; Carol Jacobs; Debra Kaplan; Jerrol Kimmel; Lora Matz; Gjorgi (Goce) Nikoloski; e Cheri Snyder.

Há dez anos, Rosemary Lombard-Murrain, minha afilhada, começou a trabalhar no CMBM como uma voluntária cética, mas curiosa. "O que será que Jim está fazendo?", ela se perguntava. Agora ela sabe. Ela é nossa diretora administrativa e trabalhamos próximos e carinhosamente para desenvolver, expandir e garantir que tudo o que fazemos continue.

O alcance do CMBM é surpreendentemente global. Somos tanto um movimento de autocuidado e de apoio grupal, cura comunitária e compaixão, quanto uma intervenção terapêutica. Trabalhar e viver nesse espaço mais amplo deu amplitude e profundidade a tudo o que faço no CMBM, a mim mesmo e a este livro.

Quero agradecer especialmente a Jamil Abdel Atti e sua equipe, que nos últimos quinze anos coordenaram com coragem nosso programa em Gaza, onde trabalhamos com mais de 170 mil crianças e adultos; Afrim Blyta e Jusuf Ulaj, meus irmãos adotivos, que com Murat Butyai e outros professores de Suhareka tornam possível nosso trabalho em Kosovo; Rhonda Adessky, Naomi Baum, Danny Grossman e Naftali Halberstadt em Israel; Linda Metayer, Regine Laroche e o bispo Pierre André Dumas no Haiti; e Anyieth D'Awol, que agora comanda os esforços para levar nosso programa para pessoas traumatizadas por guerras na África Oriental e Austral.

Quero agradecer à equipe norte-americana, tão aventureira quanto competente e responsável, que ao longo dos anos tornou esse trabalho internacional possível. Além de Tina Fisher, o grupo é formado por Margaret Gavian, Dan Sterenchuk, Lee-Ann Gallarano, Jesse Harding e, nos últimos anos, Musarrat Al-Azzeh, nosso incrivelmente gentil e habilidoso diretor associado para alívio global do trauma.

Sou grato também a Klara Royal, que tem apoiado todos os nossos trabalhos; Cathy Furst e Hannah Quinn, que organizam muitos de nossos programas nos Estados Unidos com graça e eficiência; e Elizabeth Kaplan, que nos ajuda a conseguir os fundos para o que fazemos.

Sou grato à diretoria que fundou o CMBM. Ela inclui Don DeLaski, Rick deLone, William Fair, Marc Grossman, Tom Joe, Mary-Lynn Kotz, Lyn Rales, Robert Schwartz, Robert Shaye, Fera Simone e Michael Tigar. Nossa atual diretoria — Whitey Bluestein, Ann Hoopes, Mark Hyman, Dennis Jaffe, Dave Levy, Karen Saverino e Barbara Stohlman — continua a nos dar orientações, encorajamento e apoio. Um agradecimento especial a Dave, que, atendendo ao chamado da amizade e por sua afinidade com nossa missão, foi um dos responsáveis por obter os fundos que tornam tudo que fazemos possível.

Sou enormemente grato às milhares de pessoas que me apoiaram e apoiaram o CMBM. Quero agradecer especialmente a Don DeLaski, cuja generosidade e bons conselhos tornaram tudo possível, e sua filha Kathleen, que honra o legado de Don; a Charles ("Chuck") Feeney, o diretor fundador dos Atlantic Philanthropies, que viu em nosso trabalho em Gaza e Israel algo análogo ao processo de paz da Irlanda do Norte, no qual ele trabalhou, e nos deu uma apoio comparável; a Penny George, que, com seu marido Bill e a George Family Foundation, esteve conosco em momentos críticos; a Liz Salett, que apoiou com generosidade nosso trabalho em Gaza; a Lisa Harris e Steve Simon, com quem estabelecemos uma parceria para levar cura e bem-estar a populações inteira em Indianápolis; e ao ex-senador americano Tom Harkin. Foi Tom quem assegurou a Bill e Hillary Clinton que eu era a pessoa certa para comandar o conselho consultivo dos Institutos Nacionais de Saúde e a Comissão da Casa Branca para uma Política de Medicina Alternativa e Complementar.

Este livro contou com a ajuda de muitas pessoas. Primeiro, minha gratidão às minhas quatro assistentes executivas, que ao longo dos anos de idealização e desenvolvimento de *Transformação* trabalharam duro e gentilmente para interpretar garranchos ilegíveis, transcreveram esboços, deram sugestões úteis, lembraram-me de prazos e organizaram e garantiram minha agenda: Amberjade Mwekali-Tsering, Hope Rubin, Bexia Shi e Linda Hanes. Não sei se conseguiria ter feito este livro sem elas. A inteligência, o apoio e o amor delas tornou possível que eu o fizesse tão bem quanto eu pude.

Outros membros e residentes deram ajudas inestimáveis à pesquisa. Primeiro a equipe: Tim Eden e Nosheen Hayatt. E os residentes: David Belton II, Tiffany Chiu, Laura Farnsworth, Emily Fitzpatrick, Rachel Rubin, Seleena Saad, Harlove Singh, Monika Stedul, Kyle Tran, Sarah Woody e Sadie Zuch.

Três outros residentes foram exemplos de comprometimento, inteligência, cuidado e gentileza que quero agradecer particularmente. Catherine Parkhurst cuidou das referências da "dieta de cura do trauma" e estabeleceu um padrão para todos nós. Aproteem Choudhury, com muita perícia e paciência, produziu e editou a versão final das notas que, espero, vão ajudar os leitores de *Transformação* a explorar a literatura científica que embasa o livro. Tatiana Znayenko-Miller trabalhou com Apro e sempre esteve disponível quando surgiram outras demandas.

Minha antiga agente, Chris Tomasino, me ajudou a pensar neste livro, e Richard Pine e Aviva Romm me guiaram na direção correta.

Bonnie Solow, minha nova agente, trabalhou — me orientando, inspirando e, de maneira alegre e hábil, me pressionando — para tornar minha visão uma realidade. Gideon Weil, meu editor na HarperOne, acolheu *Transformação* com entusiasmo imediato e uma inteligência delicada, e conduziu o livro até a publicação. Lisa Zuniga cuidou da preparação do texto e nos fez seguir adiante.

Menciono brevemente em *Transformação* meus dois camaradas, George Blecher e Howard (Mahadeva) Josepher. Com Lynne e Bill Twist e Allison Berardi, a mãe de meu filho Gabe, eles me ofereceram lares longe do meu lar, atenção e encorajamento irrestritos e, no caso de George, orientação editorial lúcida e amor.

Os amigos ausentes, Marshall Berman, Bob Buckley, Alan Cheuse, Ragi Doggweiler e Brenda Sowder para mim estavam presentes.

A cada respiração com o abdômen relaxado, agradeço por minha ligação amorosa e pelo apoio de meus afilhados, os irmãos de Rosemary, Matt e George Lombard, e Lilly-Marie Blecher, suas famílias e, é claro, meus dois filhos, Gabriel Gordon-Berardi e Jamie Lord, para quem dedico este livro.

A cada dia, todos vocês me ajudam a lembrar que, como meus irmãos Dacota me ensinaram, estamos todos relacionados uns com os outros.

Sobre o autor

James S. Gordon é formado em medicina com especialização em psiquiatria por Harvard. É um especialista de renome mundial nas técnicas da medicina mente-corpo para tratar e prevenir depressão, ansiedade e doenças crônicas, assim como traumas psicológicos. Ele é fundador e diretor-executivo do Centro de Medicina Mente-Corpo (CMBM) e professor dos departamentos de psiquiatria e de medicina da família da Faculdade de Medicina de Georgetown. Foi diretor da Comissão da Casa Branca para uma Política de Medicina Alternativa e Complementar e o primeiro diretor do Conselho Consultivo do Programa do Escritório de Medicina Alternativa dos Institutos Nacionais de Saúde dos Estados Unidos.

Dr. Gordon dedicou quase cinquenta anos à exploração e à prática da medicina mente-corpo. Depois de se formar na Faculdade de Medicina de Harvard e completar a residência em psiquiatria na Faculdade de Medicina Albert Einstein, ele foi por onze anos pesquisador psiquiátrico do Instituto Nacional de Saúde Mental. Lá, desenvolveu o primeiro programa nacional para jovens desabrigados ou fugidos, coorganizou os primeiros estudos abrangentes sobre medicina alternativa e holística, dirigiu o Estudo Especial sobre Serviços Alternativos da Comissão de Saúde Mental do presidente Jimmy Carter e organizou um programa nacional de tutoria para estudantes de medicina.

Por mais de vinte anos, o dr. Gordon e o CMBM se dedicam a aliviar o trauma psicológico de populações, trabalhando com crianças e famílias traumatizadas pela guerra na Bósnia, em Kosovo, Israel e Gaza e com refugiados sírios na Jordânia; com militares e veteranos de guerra americanos e com bombeiros e suas famílias após o Onze de Setembro em Nova York. Dr. Gordon também coordenou programas sustentáveis comunitários de cura do trauma na Reserva Indígena Pine Ridge na Dakota do Sul; no condado Broward, na Flórida, após o tiroteio numa escola em Parkland; e após desastres naturais ou relacionados à mudança climática na Louisiana (Furacão Katrina), Haiti (terremoto de 2010), Houston (Furacão Harvey), Puerto Rico (Furacões Irma e Maria) e Sonoma, na Califórnia (incêndios). Além disso, o dr. Gordon e sua equipe do CMBM criaram programas inovadores de cura abrangente mente-corpo para médicos, estudantes de medicina e outros profissionais de saúde e para pessoas com câncer, depressão e outras doenças crônicas.

Dr. Gordon é autor ou organizador de doze livros além deste, entre eles *Unstuck: your guide to the seven-stage journey out of depression* (Penguin Press), *Manifesto for a new medicine: Your guide to healing partnerships and the wise use of alternative therapies* (Perseus Books) e o premiado *Health for the whole person*. Ele é autor de diversos capítulos de livros e publicou mais de 130 artigos em revistas científicas e publicações de interesse geral, como *American Journal of Psychiatry, Journal of Clinical Psychiatry, Journal of Traumatic Stress, Traumatology, International Journal of Stress Management, Psychiatry, American Family Physician* e *BMC Medical Education*, além de *New York Times, Washington Post, The Atlantic* e a versão norte-americana do *Guardian*.

O trabalho do dr. Gordon e do CMBM foi tema de matérias do *New York Times, Washington Post, The Atlantic, USA Today, Newsweek, People, American Medical News, Clinical Psychiatry News, Town and Country, Hippocrates, Psychology Today, Vegetarian Times, Natural Health, Health, Prevention* e *Psychotherapy Networker*, e apareceu no *60 Minutes* da CBS, no *Good Morning America, The Today Show*, na CNN, no *Sunday Morning* da CBS, na FOX News, na National Public Radio e em sua palestra no TedMed sobre trauma.

Você pode acompanhar o trabalho do dr. Gordon em todo o mundo no endereço www.cmbm.org e nos seus perfis no Twitter, Facebook e Instagram. Pode também contatá-lo pelo site do CMBM. Ele vive atualmente em Washington, D.C.

Este livro foi impresso pela Exklusiva,
em 2021, para a HarperCollins Brasil.
O papel do miolo é Pólen Soft 80g/m^2,
e o da capa é Cartão 250g/m^2.